Baldur R. Ebertin

Wenn die Seele den Körper nicht gesunden läßt

Baldur R. Ebertin

Wenn die Seele den Körper nicht gesunden läßt

EBERTIN INSTITUT
EDITION

Die Deutsche Bibliothek – CIP-Einheitsaufnahme

Ein Titeldatensatz für diese Publikation
ist bei der Deutschen Bibliothek erhältlich

6. Auflage 2007
ISBN 978-3-00-021107-2

Umschlaggestaltung: Sandra Bator, Villingen-Schwenningen
Satz: Dr. Baldur R. Ebertin, Bad Wildbad
Druck und Bindung: Buchproduktion Ebertin, Uhldingen-Mühlhofen

Gedruckt auf chlorfrei gebleichtem Papier

**Von guten Mächten wunderbar geborgen,
erwarten wir getrost, was kommen mag.**
Dietrich Bonhoeffer

Inhalt

Seite

Verzeichnis der Fotos und Abbildungen

Einige Vorbemerkungen zur Arbeit mit diesem Buch

Meine sehr verehrten Leserinnen und Leser!
Sie halten ein Buch in der Hand, dessen Inhalt aus der psychologisch-psychotherapeutischen und heilkundlichen Praxis entstanden ist. Sie werden Manches lesen, was zunächst für Ihren bisherigen Erfahrungsschatz neu und ungewohnt sein mag; es kann sogar sein, daß Sie sich mit Gedanken und Ereignissen konfrontiert sehen, die Sie in den Bereich des Aberglaubens verweisen würden.
Auch ich stand immer wieder vor Symptomen meiner Patienten, die ich zunächst von meiner akademischen Ausbildung her für völlig uneinsehbar oder gar verrückt hätte halten müssen. Aber bei genauem Hinhören auf das, was mir berichtet wurde, Kombinieren der einzelnen Fakten, Nachdenken über mögliche Zusammenhänge, konnte ich meistens zu sinnvollen Erklärungen und sich daraus ergebenden Behandlungsmöglichkeiten gelangen.
Ich möchte Sie an meinen Überlegungen, die sowohl aus dem üblichen wissenschaftlichen Bereich, als auch alternativen, spirituellen Erfahrungen stammen, teilnehmen lassen. Ich kann mir vorstellen, daß Sie da und dort neue, wenn auch ungewohnte Erkenntnisse gewinnen können.

Stellen Sie sich vor, Ihre Nachbarin, Frau Stankowitz*, erzählt Ihnen, sie sei in der letzten Nacht schweißgebadet aufgewacht. Sie habe gespürt, wie sich ihre Matratze bewegte und jemand auf ihrer Bettkante gesessen habe. Weder in der Dunkelheit noch bei hellem Licht habe sie jedoch jemanden erkennen können. Sie musste sich also getäuscht oder einen lebhaften Traum gehabt haben, den sie jedoch nicht erinnern würde. Ob Frau Stankowitz Halluzinationen, vielleicht zuviel Alkohol genossen hat?

---

*) Namen und nebensächliche Details, die zu einer Identifizierung der besprochenen Personen führen könnten, wurden aus Gründen des Personenschutzes geändert.

Im ärztlichen Wartezimmer von Dr. Stein hören Sie zwei miteinander bereits bekannte Patienten, Herrn Gradmeier und Frau Köpf, miteinander sprechen; ohne es zu wollen, werden Sie Zeuge des Gesprächs und mit dem Bericht von Frau Köpf konfrontiert:

> *„Stellen Sie sich vor, vor einigen Tagen fing mein Hund im Wohnzimmer an zu knurren, ohne dass ich irgendetwas erkennen konnte, was ihn hätte aufgeregt werden lassen können. Fasziniert schaute er auf einen alten Stilschrank, den ich von meiner verstorbenen Großmutter geerbt habe. Plötzlich bekam ich eine Gänsehaut, obwohl das Zimmer angenehm geheizt war. Komisch, nicht? Ich fragte mich, ob mein Hund verrückt geworden sei, denn da war doch niemand da, den er hätte anknurren sollen. Ob mein Hund plötzlich spinnt, was meinen Sie?"*

Sie lesen in einer Zeitung von einem merkwürdigen, mit dem Verstand nicht nachvollziehbaren Unfall. In einer leichten Kurve kam Petra Schuster mit ihrem Auto von der Straße ab; auf einem Acker überschlug sich der Wagen, Petra war sofort bewusstlos und musste in ein Unfallkrankenhaus eingeliefert werden. Gab es irgendeinen Grund dafür, dass das Fahrzeug von der Straße abwich und es zu einem Unfall kam, hatte sie vielleicht vorher Schmerzmittel oder Psychopharmaka eingenommen oder war sie nur übermüdet?

Herr Konrad hatte vor einem Jahr seine schwer kranke 70jährige Frau durch Tod verloren. Immer wieder zog es ihn in die nahe gelegene Kirche, um dort für die Verstorbene eine Kerze anzuzünden und für sie zu beten. Die Ehe war zwar seit Monaten voller Spannungen, gegenseitiger Vorwürfe, Beleidigungen und Schuldzuweisungen gewesen; auch noch einige Tage vor ihrem Tod hatte Hedwig ihm verbittert gesagt, jetzt könne er ja endlich die junge Nachbarin heiraten, bald sei sie ja sowieso nicht mehr da, aber Glück werde ihm die neue Frau auf gar keinen Fall bringen.

Herr Konrad kannte seine impulsive und eifersüchtige Frau und wollte durch eine unbedachte Äußerung nicht noch „Öl ins Feuer gießen“ und seine Frau unnötig aufregen. Aber zwei Wochen nach ihrem Tod besuchte er eine Messe, verweilte nach dem Gottesdienst noch einige Augenblicke in seiner Bank und schloß die Augen. Wieder zuhause murmelte er vor sich hin:

> *„Plötzlich hatte ich doch so ein Gefühl, wie wenn mir eine weibliche Hand über den Kopf streicheln würde. Ob Hedwig mir mitteilen wollte, daß jetzt Frieden zwischen uns beiden einkehren soll?*

Sind Sie, liebe Leser, auch schon einmal nachts schweißgebadet aufgewacht, so wie Frau Stankowitz, und bekamen ein merkwürdiges Gefühl?
Natürlich kann uns nächtlicher Harndrang oder ein kaum noch erinnerbarer Angsttraum aus dem Schlaf reißen. Aber Bewegungen am Bett spüren, das scheint doch seltener zu sein.
In einem späteren Gespräch mit Frau Stankowitz stellte sich heraus, dass sie seit einem Jahr Witwe und der Zeitpunkt ihres nächtlichen Aufwachens genau der Augenblick war, an dem ihr Mann damals nach einem Herzanfall im Ehebett neben ihr verschied.
Sie erinnerte sich, dass sie und ihr Mann sich in den letzten Jahren häufiger gestritten hatten, worauf immer wieder bei ihm Atembeschwerden ausbrachen. Die letzten Tage vor seinem Tod waren reich an Aufregungen wegen der Ehescheidung des ältesten Sohnes und der Sorgen wegen der Rückzahlung eines Bankkredits. Ob der verstorbene Ehemann sich bei seiner hinterbliebenen Frau melden, nochmals in ihrer Nähe sein und ihr etwas mitteilen wollte?
Vererbte Möbel, Schmuckstücke und andere Gegenstände können nach heutigen Erkenntnissen nicht nur an den vorherigen Eigentümer erinnern, es kann auch sein, daß Verstorbene sich nicht von ihrer früheren Umgebung trennen können und wie mit einem unsichtbaren Band daran gebunden bleiben. Allem Anschein nach konnte der wahrscheinlich sehr sensible Hund die Verstorbene an

deren früherem Stilschrank stehen sehen, und die Gespürigkeit der Frau Köpf ließ bei ihr eine Gänsehaut entstehen.

Petra hatte immer wieder den Drang, sie müsse abends zwei Stunden lang mit hoher Geschwindigkeit über die Autobahn rasen, wie wenn sie vor etwas Unbekanntem fliehen müsste. Ein merkwürdiges Gefühl entstand dann in ihr, sie spürte an ihrer rechten Körperseite, wie sie zu frieren anfing, und wenn sie nicht völlig „spinnen" würde, hörte sie sogar eine leise Stimme in ihr Ohr flüstern:

> *„Mach`s doch, mach`s doch, dort ist eine gute Kurve! Du wirst sehen, es geht ganz schnell!"*

Petra schrak am Steuer wie aus einem Angsttraum auf. Mit letzter Energie konnte sie den Wagen weitgehend abbremsen, aber das Fahrzeug kam von der Straße ab und überschlug sich auf dem neben der Straße befindlichen Acker. Trotz ihrer Bewusstlosigkeit hatte sie einen Gedanken:

> *„War das die Stimme von Bernd, der kurz vor unserer Verlobung einen tödlichen Autounfall hatte? Wollte er mich zu sich hinüberholen?"*

Als Petra nach dem Klinikaufenthalt wieder zuhause war, spürte sie, daß sie noch einmal mit dem Leben davongekommen war. Allem Anschein nach hatte der viel zu früh von ihr gegangene Freund sie auf sich aufmerksam machen wollen.
Merkwürdigerweise hatte Petra während der nächsten Tage ständig Kopfschmerzen, wie wenn sie durch einen Sturz eine Gehirnerschütterung erlitten hätte. Hatte sich ein Schmerz, den Bernd wahrscheinlich durch seinen eigenen tödlichen Unfall noch gespürt hatte, auf sie übertragen?

Solche und ähnliche Erlebnisse haben viele Menschen, aber sie trauen ihren Empfindungen und Gefühlen nicht und halten das, was sie erlebten, für Unsinn, Gefühlsduselei, Blödsinn. Und dann will doch niemand für „verrückt" erklärt werden, nur weil er etwas erlebt hat, was gegenwärtig nicht erklärbar ist!

Weitere Beispiele für außergewöhnliche Zustände, Erlebnisse und Erfahrungen sind das Hören von Stimmen, das Auftauchen von Erscheinungen, Visionen, Halluzinationen, das „Abschalten" der Stimmungen und Gefühle, das zwanghafte Wiederholen von „sinnlosen" Tätigkeiten, das Aufbrechen unkontrollierbarer Aggressionen, Selbstverletzungen, Selbstmordphantasien, die Vorstellung, keinen eigenen Willen mehr zu haben, manipuliert zu werden, wie von einer unbekannten Macht besetzt zu sein, das Sehen von Verstorbenen.
Außergewöhnliche Zustände finden wir heute auch bei einer Reihe von Menschen, denen die Diagnose „Borderline-Syndrom" für ihre körperlichen und seelischen Beschwerden aufgeprägt wurde. Die übliche Psychotherapie tut sich bei einer solchen Diagnose erfahrungsgemäß schwer mit den „wissenschaftlich anerkannten" Methoden. Da und dort ist es deshalb nach meinem Dafürhalten nötig, auch alternative Denkmodelle und Behandlungsmöglichkeiten ins Auge zu fassen und anzuwenden. Es ist mir ein besonderes Anliegen, auch im Bereich von Grenzsituationen menschlichen Lebens Chancen für Regeneration und Gesundung aufzuzeigen.

Die erste Auflage dieses Buches erschien 1991 und war innerhalb weniger Monate vergriffen. Die neue 6. Auflage wurde völlig neu überarbeitet, erweitert und auf den neuesten Stand gebracht.

In unserem Gästehaus „Haus Waldesruh am Sommerberg" in Bad Wildbad sind wir auf Menschen eingestellt, die sich eine Zeitlang Ruhe, Geborgenheit, Schutz, Hilfe und Heilung, regenerierende Lichtkräfte wünschen. Wir werden sie gern dabei unterstützen.

Mit allen guten Wünschen für Frieden unter den Menschen und Gottes Segen!

Bad Wildbad, Februar 2007

Baldur R. Ebertin

Denk-Anstöße

Innsbruck ist eine landschaftlich reizvoll gelegene Stadt, die nicht nur gern von zahlreichen Touristen besucht wird, sondern auch zu den beliebtesten Universitätsstädten gehört. Ich studierte dort zwar nicht, aber am 29. Februar 1956 fuhr ich von München, meiner Universitätsstadt, in die Tiroler Landeshauptstadt. Ein Praktikum von knapp zwei Monaten wartete auf mich an der Psychiatrisch-Neurologischen Universitätsklinik, eine damals nicht sehr häufige Gelegenheit für einen Psychologie-Studenten mit Interesse an der Psychiatrie.
Ich wünschte mir reichhaltige Informations- und Lernmöglichkeiten aus den Grenzbereichen der Psychologie: Leidenden und kranken Menschen zu begegnen und mit ihnen sprechen zu können, mit den Behandlern darüber nachzudenken, wie man den Patienten helfen oder zumindest ihre körperlichen und seelischen Schmerzen lindern könnte; erkennen zu lernen, sei es aus der Krankengeschichte, den psychologischen Tests, dem körperlichen und mimischen Ausdruck, welche Hintergründe eine Manie, eine Depression, ein Zwang, eine Epilepsie, eine Schizophrenie und andere sogenannte Geisteskrankheiten haben könnten.
Professor Hubert Urban, als Ordinarius für Psychiatrie und Neurologie Leiter der Klinik, ließ damals nicht nur mit den gängigen psychiatrisch-neurologischen Methoden behandeln, sondern war auch offen für ergänzende psychotherapeutische Behandlungen und bis dato „nicht wissenschaftlich anerkannte Methoden". So wurde damals schon eine Arbeits- und Beschäftigungs-Therapie eingeführt, jeden Donnerstag Nachmittag war Tanz für die Patientinnen und Patienten mit Kaffee und Kuchen; Ausfahrten mit Spaziergängen auf den zahlreichen Wanderwegen um Innsbruck herum gehörten zur Therapie, und der begonnene Sozialdienst zur Nachbetreuung von Patienten, wenn sie wieder in ihre Familien zurückgekehrt waren und sich integrieren sollten, wurde weiter ausgebaut. Auch mit der Heil-Hypnose wurde experimentiert.

Die sogenannten Geisteskrankheiten wie Depression, Manie, Wahn, Zwang, Epilepsie, Katatonie, Stupor, Schizophrenie (1) wurden damals, in den fünfziger Jahren des letzten Jahrhunderts, noch mehr oder weniger unter rein körperlichen Gesichtspunkten gesehen. Deshalb standen die über den Körper wirkenden Methoden im Vordergrund. Man beschäftigte die Patienten zwar mit gestalterischen Tätigkeiten wie dem Umgang mit Ton, Holz, Farben, aber die Anleitung zu kreativen Prozessen, wie wir sie heute in gut geführten psychiatrischen Kliniken und Landesanstalten kennen, gab es noch nicht. Auch die schöpferischen Möglichkeiten, die in der Gestalt-Therapie liegen, waren noch unbekannt.

Zu den über den Körper wirkenden Methoden gehörte noch die von dem Wiener Psychiater Sakel 1935 vorgestellte Insulin-Koma-Behandlung: Durch tägliche Insulingaben wurde ein hypoglykämisches Koma erzeugt, wobei man mit 20 – 30 Insulin-Einheiten begann und sie bis auf 300 Einheiten steigern konnte. Der Patient fiel durch die Überdosen an Insulin in eine tiefe Ohnmacht, die an Todesnähe grenzte. Nach 30 – 45 Minuten wurden die Patienten durch eine Traubenzucker-Lösung, die durch eine Nasensonde zum Magen eingeführt wurde, wieder ins Bewußtsein zurückgeholt.

Unangenehm war, daß die Patienten durch den vielen zugeführten Zucker meist sehr dick wurden; erwünscht waren dagegen die cerebralen, vom Gehirn ausgehenden epilepsieartigen Krampfanfälle, die Jahre später leichter mit den Elektroschocks ausgelöst werden konnten. Meistens traten nach solchen Behandlungen erhebliche Gedächtnisstörungen auf, die sich jedoch meistens innerhalb von Tagen und Wochen auflösten (2). Der medizinische Sinn dieser Therapie sollte sein, diejenigen Gehirnzellen zu zerstören, in denen depressive oder sonstige den Patienten belastende Inhalte gespeichert sein sollten..

Eine andere noch häufig angewandte Behandlungsform war die seit 1939 durch die beiden italienischen Psychiater Cerletti und Bini entwickelte Heilkrampfbehandlung, der Elektro-Schock. Ströme von 400 – 800 mA und 60-130 Volt wurden ungefähr eine halbe Sekunde lang durch Elektroden an der rechten und linken Schläfe durch den Kopf geleitet (3). Auch bei dieser Behandlung fiel der Patient sofort in Ohnmacht und erlitt einen epilepsieartigen Krampf, der ihn durchschüttelte und ihn sogar blau anlaufen ließ. Danach konnte der Patient für einige Stunden bewusstlos sein, bis er wie aus einem tiefen Schlaf wieder erwachte. Auch hier ging es darum, möglichst Gehirnzellen mit belastenden Inhalten zu zerstören und eine damit eine Art Reinigung zu vollziehen.

Diese den Patienten körperlich und seelisch aufs äußerste belastenden, meist täglichen Behandlungen waren nicht ungefährlich (4):

> *„Bei der Heilkrampfbehandlung kommt es infolge der Heftigkeit der Muskelkontraktion zuweilen zu Knochenbrüchen, besonders Wirbelfrakturen. Eine andere unerwünschte Nebenwirkung der Heilkrampfbehandlung sind Gedächtnisstörungen; sie verschwinden aber gewöhnlich in einigen Tagen oder Wochen."*

Auf einen Psychologiestudenten wie mich wirkten diese damaligen psychiatrischen Behandlungen im wahrsten Sinne des Wortes schockierend und bedrückend, vor allem wenn bei den Schockbehandlungen zu sehen war, wie die Patienten nicht nur epilepsieartig zitterten, sondern wie bei einem Sterbeprozeß blau anliefen. Man muß aber der Psychiatrie der Vor- und Nachkriegszeit zugutehalten, daß die Pharmako-Therapie, wie sie heute klinisch und ambulant angewendet wird, noch in den Kinderschuhen steckte.

Immerhin war schon seit 1922 die von dem Schweizer Psychiater Klaesi eingeführte Dauerschlaf-Behandlung bekannt und wurde in der Innsbrucker Klinik auch eingesetzt. In höherer Dosierung wurden Narkose- oder Schlafmittel injiziert, so daß der Patient tagelang schlafen konnte und nur zur Entleerung von Blase und Darm das Bett verlassen musste (5).

Der Münchner Psychiater Kurt Kolle, bei dem ich auch studierte und einen Teil meines Rigorosums ablegte, schrieb darüber (6):

„Das seelische Leben wird für einige Zeit ausgeschaltet. Nach dem Erwachen soll der Kranke den Weg ins gesunde Leben zurückfinden. Hier setzt die eigentliche ärztliche Arbeit ein, indem der Arzt den Kranken mit kundiger Hand führt. Gelingt es nicht, mit dem wie aus einem Rausch oder Dämmerzustand erwachenden Kranken Rapport zu finden, misslingt der Versuch."

Angenehmer und optimistischer klingt eine Erlebnis, das Kolle von Klaesi berichtete. Dieser sollte einen schwer kontaktgestörten Londoner Patienten aus seinem Heimatland zu einer Schlafkur in sein Züricher Sanatorium bringen. Da der Patient freiwillig nicht mit ihm gereist wäre, folgte Klaesi einem plötzlichen genialen Einfall (7):

„Er ging mit dem Kranken in ein vornehmes Hotel, das dem Lebensstil des Kranken in früheren Zeiten entsprach, hieß ihn einen Smoking anziehen und sich mit ihm zum Dinner setzen. Zum größten Erstaunen aller Beteiligten benahm sich der Kranke tadellos. Mit dem Anziehen des Smokings und dem Umzug ins Hotel hatte er auch seine schizophrenen Manieren abgelegt. Als wir in Zürich ankamen, sagte Klaesi in seinem Vortrag scherzhaft, war der Kranke schon fast gesund, bedurfte jedenfalls keiner Schlafkur mehr."

Diese Geschichte zeigt uns, wie schon das Ernstnehmen des leidenden Menschen und seiner Symptome, Veränderungen in der Umwelt und neue Eindrücke, ja, der berühmte „Tapetenwechsel", bereits eine helfende und heilende Wirkung haben können.
Auch die Erfahrungen der modernen Psychotherapie zeigen in diese Richtung. Die Verarbeitung von einschneidenden Erlebnissen in Kindheit und Jugend und in der Eltern-Kind-Beziehung muß im Zusammenhang mit dem zeitlichen, familiären und beruflichen Umfeld gesehen werden.
Als ich 1959 an meiner Dissertation arbeitete, für die mir das medizinisch-psychologisch-philosophische Thema „Gehirn und

Secle“ (8) gestellt wurde, dachte ich an meine Innsbrucker Klinikzeit zurück und erarbeitete eine Theorie über die möglichen Wirkungen der Insulin- und Elektroschocks.
Klinische Berichte und eigene Beobachtungen ließ mich vermuten, daß belastende Gedächtnisinhalte durch die Schocktherapien eine Zeitlang zurückgedrängt und vergessen werden konnten. Damit erhielt der Patient eine „Verschnaufpause“. Verbesserten sich nach der Behandlung die familiären, sozialen, beruflichen Verhältnisse, dann war eine Chance für einen Neuanfang ohne oder mit schwächerer Erinnerung an die früheren Traumata gegeben. Änderte sich nichts zum Positiven hin, dann musste über kurz oder lang mit einem Rückfall in die frühere Symptomatik gerechnet werden, nachdem ein Teil der Gedächtnisausfälle sich zurückgebildet hatte und Erinnerungen an frühere Zeiten wieder möglich waren.

Was für Patienten waren nun auf der Station? Einer davon war der zweiundzwanzig Jahre alte Karl. Vor einigen Wochen war er zuhause mit dem Kopf gegen eine Wand gerannt. Dabei hatte er sich einen Halswirbel angebrochen und musste deshalb eine „Halskrause“ tragen, einen Gipsverband. Ein Gespräch mit ihm war nicht möglich, er schaute sein Gegenüber ohne besondere Mimik an und schwieg. Mehrere Versuche, mit ihm in Kontakt zu kommen, führten zwar nach einigen Tagen zu einem leichten Lächeln, aber Karl blieb stumm. Klinisch gesehen litt er unter einem Stupor. Stupuröse Menschen werden in die verschiedenen Krankheitsbilder der Schizophrenie eingereiht. Sie wirken wie bewegungs- und empfindungslos, isoliert und abgeschaltet.
Dann war da Hans, ein einundfünfzigjähriger lediger Bahnarbeiter. Er hatte deutlich Angst vor Begegnungen mit anderen Menschen, vor allem mit Frauen. Gegenüber jungen Mädchen hatte er exhibitionistische Verhaltensweisen entwickelt. Deshalb war er auch mehrfach angezeigt und gerichtlich bestraft worden. Als er in einer Kirche vor einer Marienstatue onanierend überrascht worden war, begab er sich freiwillig in die psychiatrisch-neurologische Klinik, weil er meinte, geisteskrank zu sein. Seine Gewissensnot

ging so weit, daß er auf Empfehlung eines Arztes auch mit einer Sterilisation einverstanden gewesen wäre.
Klinisch gesehen dachte man damals an eine Reihe von Elektroschockbehandlungen, um ihn von den ihn bedrängenden sexuellen Gedanken und Wünschen zu befreien.
Auch auf einen fünfundsechzigjährigen Patienten wurde ich aufmerksam. Er war der Typ eines freundlichen Großvaters. Was ihn umtrieb, waren Angstzustände, die ihn unfähig zu irgendeiner Tätigkeit gemacht hatten. Wenn ich ihn fragte, wie es ihm gehe, antwortete er stets:

„Angst, Angst, Angst, wenn ich sie nur los wäre!“

Täglich fragte er den Oberarzt, ob der ihm nicht helfen könne, er halte es einfach nicht mehr aus.
Nach einem Wochenende, das für Herrn Steidl besonders belastend war, fragte er nach einer Operation, durch die er vielleicht die ihn umtreibende Unruhe und Angst verlieren könnte. Der behandelnde Arzt berichtete ihm von einer solchen operativen Möglichkeit, die jedoch nicht frei von Risiken wäre. Gemeint war die Lobotomie, die damals in Deutschland schon verboten, in Österreich aber noch erlaubt war. Das Verfahren: In die Schädeldecke mussten zwei Löcher gebohrt werden, durch die ein feines Skalpell in das Gehirn einzuführen war. Die damit ausgeführten Schnitte sollten das Mark der beiden Stirnlappen des Gehirns durchtrennen, so daß eine nervliche Verbindung zwischen Stirnhirn und Thalamus nicht mehr gegeben war. Als Folge entstand dann eine emotionale Armut, das heißt, es konnten keine Gefühle und damit auch keine Angst mehr erlebt werden.

Die Lobotomie wurde 1927 von dem spanischen Neurologen und Psychiater Egas Moniz (1874-1955) entwickelt und angewendet, und in den dreißiger Jahren erhielt er für seine Operationsmethode den Nobelpreis.
Herr Steidl stimmte einer solchen Operation zu, um nicht mehr so entsetzlich beunruhigt und bedrängt zu sein. Die Operation wurde durchgeführt, weil man sich bei diesem Patienten keinen anderen Rat mehr wusste.

Am folgenden Tag befand sich der Patient wieder in seinem Bett auf der psychiatrischen Station. Als er gefragt wurde, wie es ihm gehe, antwortete er, daß er keine Angst mehr spüre, er sei zufrieden.
Nun passierte ein Zwischenfall. Herr Steidl wollte sich im Bett aufrichten, um dem visitierenden Professor die Hand zu geben. Der Oberarzt bat ihn jedoch, liegen zu bleiben. Der schon leicht erhobene Kopf und Oberkörper sanken wieder zurück, jedoch stieß der operierte Patient mit seinem eingebundenen Kopf auf die eiserne Querstange am Kopfteil des Bettes und schlug ihn auf. Vermutlich löste dieser Aufprall eine Gehirnblutung aus, denn am nächsten Tag war Herr Steidl verstorben. Er war Opfer seines Befreiungswunsches geworden. Seine Angst war weg, aber er bezahlte gleichsam mit seinem Leben.
In Österreich gibt es ein Gesetz, wonach jeder in einer Klinik verstorbene Patient, dessen Todesursache man nicht genau kennt, obduziert werden muß. Für den nach der Operation Verstorbenen galt dieses Gesetz natürlich auch.
Als junger Student war ich überzeugt, Haltung bewahren und mir mit zwei anderen Studenten den geöffneten Leichnam und seine herausgenommenen Organe anschauen zu müssen. Ich meinte, ich müsse mich auch im Angesicht des Todes eines Menschen „abhärten". Eine ganze Reihe solcher und ähnlicher Abhärtungsversuche führten nach einigen Wochen bei mir zu einer psychosomatischen Reaktion. Ich bekam eine schwere Angina, die mich tagelang schwächte. Der mit mir das Klinikzimmer teilende indische Arzt empfahl mir einige Penicillin-Tabletten, von denen ich auch einige schluckte, um eine vermeintliche Erkältung zu kupieren. Aber es ging mir tagelang nicht besser. Noch fiebernd beendete ich mein Praktikum und fuhr zurück nach München. Damals wußte ich noch nicht, daß meine Seele sich mit einem körperlichen Symptom bemerkbar machen wollte: Ich hatte mich bei meinen klinischen Abhärtungsversuchen, bei möglichst vielen Elektro- und Insulinschocks, Punktionen an der Wirbelsäule, Injektionen, Luftfüllungen des Gehirns als Vorbereitung für die Röntgenaufnahmen, weiteren

Sektionen verstorbener Patienten dabei zu sein, zu beobachten und zu lernen, völlig übernommen. Hinzu gekommen waren natürlich auch die zu schreibenden Krankenberichte und psychodiagnostischen Arbeiten. Ich konnte es einfach „nicht mehr schlucken".

Damals war mir auch noch nicht genügend geläufig, daß man mit auf den Körper bezogenen Methoden kaum Angstzustände und unbewußte Todeswünsche eines Menschen behandeln konnte. Aber ich musste mich wohl auch mit den Erfahrungen der „Schulmedizin" und „Schulpsychologie" auseinandersetzen, bevor mir klar wurde, in welch` hohem Maße unsere Seele am Entstehen von seelisch-geistigen und auch körperlichen Erkrankungen mitwirkt.
Die heutigen Erfahrungen mit der psycho-somatischen Denkweise, der Tiefenpsychologie und Psychotherapie zeigen demjenigen, der beobachten, sich einfühlen und helfen will, Möglichkeiten, Körper und Seele miteinander in Einklang zu bringen, ohne daß gewaltsame Methoden angewendet werden müssen.
Und wenn wir noch in spirituelle Bereiche unseres Wissens vordringen, dann wissen wir, daß die Seele ja schon im voraus auf ihre Zukunft eingestellt zu sein scheint, also eine prophetische Gabe besitzt. Eine genauere Aufnahme der Lebens- und Krankengeschichte des Patienten Steidl mit dem heutigen Wissen hätte vielleicht mehr Licht in die Hintergründe seiner Angst und seines unbewussten Todeswunsches bringen können. Es kann aber auch sein, daß die Todessehnsucht des Patienten schon so unausweichlich für ihn geworden war, daß ihm nur noch der Tod selbst als Erlösung übrig blieb.

Professor Urban beobachtete zwei Medizin-Studentinnen und mich immer wieder, wenn wir auch abends noch auf Station bei den Patienten saßen und mit ihnen sprachen oder tagsüber mit ihnen Tischtennis spielten. Eines Tages fragte er uns, ob wir denn wüssten, was wir da im Umgang mit den Patienten eigentlich tun würden. Wir konnte nur antworten, daß wir hier möglichst viel mit den Patienten sprechen, ihre Krankengeschichte erfahren und über Hilfen für sie nachdenken wollten. Er meinte dagegen, wir würden, wie man das in Österreich nenne, „Herzl-Therapie" machen. Die Patienten würden unser persönliches Engagement spüren, und das würde ihre Seele öffnen und sie sich aussprechen lassen.

Als Studenten wurden wir so einerseits mit den auf den Körper hin ausgerichteten medizinischen Maßnahmen bekannt, die beiden schon erwähnten Schocktherapien, die Dauerschlaf-Behandlung und beruhigende oder krampfunterdrückende Medikamente; und andererseits hörten wir von der Herzl-Therapie, die die Seele der Patienten ansprechen sollte. Aber dieses Verfahren wurde wohl viel zu selten angewendet!

Es soll an dieser Stelle angemerkt werden, daß in den fünfziger Jahren des letzten Jahrhunderts die Psychotherapie in Deutschland noch relativ unbekannt war und die Tiefenpsychologie bei weitem nicht genügend ernst genommen wurde.

Dabei mag mitgewirkt haben, daß die moderne Tiefenpsychologie auf die jüdischen Psychiater und Neurologen Sigmund Freud und Alfred Adler zurückgeht. Es gab zwar während des Dritten Reiches in Berlin ein Psychotherapeutisches Institut, aber letztlich wurde doch alles Jüdische, auch die Psychoanalyse, nicht ernst genommen, abgelehnt, verdrängt. Nach dem letzten Krieg mussten die inzwischen im In- und Ausland entstandenen Erkenntnisse aus Psychologie, Tiefenpsychologie, Psychotherapie und Psychiatrie erst nachgearbeitet und auf den neuesten Erkenntnisstand gebracht werden.

Während meines nächsten Praktikums im Herbst 1956 an der „Psychosomatischen Beratungsstelle für Kinder", die der Universitäts-Kinderpoliklinik in München angeschlossen war, lernte ich die Spiel-Therapie kennen, die bei psychosomatisch erkrankten Kindern und Jugendlichen angewendet wurde. Diese Behandlungsform geht vor allem auf Sigmund Freuds Tochter Anna (9) wie auch Freuds Schüler zurück (10), Ansätze dazu finden wir auch bei Maria Montessori (11).

Ausgegangen wurde an der „Psychosomatischen Beratungsstelle“ von einer sehr ausführlich aufgenommenen Krankengeschichte (Anamnese) mit den Eltern, psychologischen Tests und Gesprächen mit den jungen Patienten wie auch deren genaue Beobachtung ihres Verhaltens, ihrer Mimik, ihrer Sprechstimme.
Behandelt wurden Kinder und Jugendliche mit Symptomen wie Bettnässen, Einkoten, Stottern, Asthma bronchiale, schweren Kontaktstörungen wie Autismus und Mutismus (12), Verwahrlosung, Aggressionen mit mutwilliger Zerstörung, milieubedingtem Leistungsversagen in der Schule (psychogener Intelligenzhemmung), um nur einige Beispiele zu nennen. Diese Kinder und Jugendlichen wurden uns gebracht, weil man weder zuhause noch unter ärztlicher Betreuung die Symptomatik ausheilen konnte.
In besonders schwierigen Fällen wurden die Patienten in die Universitäts-Kinderpoliklinik aufgenommen, in anderen wurde ambulant behandelt.
Im Vordergrund der kinderpsychotherapeutischen Materialien standen alle Formen von Farben, vor allem die damals aufgekommenen Fingerfarben (13), Bauklötze, Brettspiele, Puzzles, Kasperltheater, Rollenspiele bis hin zum körperlichen Ringen. Hinzu kamen Gespräche über Eltern, Schule, Kameraden, Interessen und was sonst noch den kleineren und größeren Jungens und Mädchen am Herzen lag.
Es zeigte sich, daß vor allem über die Fingerfarben eine Art Nachreifung vollzogen werden konnte. Die Kinder schmierten und malten ohne autoritäre Einengung nach Herzenslust. Symbolisch gesehen konnten sie nochmals in die Kleinkinderrolle im Sinne der Schmutzhase, die zwischen anderthalb und zweieinhalb Lebensjahren liegt, hineinschlüpfen und von da aus ihr Charaktergebäude stabil aufbauen.
Wie intensiv sich Konflikte über die Spieltherapie auswirken können, wurde mir seinerzeit an den erheblichen Aggressionen des vierzehnjährigen Hans-Joachim gegenüber seinem Vater bewußt. Eines Tages betrat er sehr aufgeregt das Spielzimmer und verlangte nach einem Blatt Papier und zwei Reißzwecken. In eiligen Strichen skizzierte der erheblich gestörte Junge das Bild

eines Mannes, heftete dann das fertige Bild an die Wand, zückte sein Taschenmesser und zielte damit auf das von ihm gezeichnete Bild. Hans-Joachim hatte das Gesicht seines Vaters gemalt. Indem er mit dem Messer auf ihn anlegte, brachte er seinen Vater symbolisch um, so stark war der Haß auf ihn.
Aus der Anamnese des Jungen wusste ich, daß die Ehe der Eltern sehr gestört war. Der Vater war ein extremer Pedant, den jede Fliege an der Wand aufregte. Die Auseinandersetzungen zwischen Vater und Sohn waren damals so weit ausgeartet, daß der Junge das Wohnzimmer verlassen und in der Küche bleiben musste, wenn der Vater heimgekommen war und es sich im Wohnzimmer gemütlich machen wollte.
Die psychotherapeutische Arbeit mit dem Jungen erwies sich nur dann als weiterhin sinnvoll, wenn für ihn ein Platz in einem guten Internat gefunden werden konnte. Das Milieu musste gewechselt werden; ansonsten war jede Form der Behandlung zum Scheitern verurteilt, weil der Vater selbst nicht im geringsten zu einem beratenden und klärenden Gespräch bereit war und die Mutter nicht stark genug war, ihrem Sohn zu helfen.

Nach meinem Examen hatte ich die Möglichkeit, für knapp zwei Jahre an die „Psychosomatische Beratungsstelle" zurückzukehren und mich intensiv in die Kinderpsychotherapie einzuarbeiten, bevor ich 1959 eine eigene freie Praxis für Erziehungsberatung und Kinderpsychotherapie eröffnete.
Ich erkannte immer deutlicher, daß Spielen heilende Kräfte wecken kann, wie auch einer der Pioniere der Kinderpsychotherapie und Heilpädagogik, Hans Zulliger, in seinem lesenswerten Buch „Heilende Kräfte im kindlichen Spiel" (14) zum Ausdruck brachte. Solche heilenden Kräfte wirken sich auch regenerierend aus, wenn eine Zeitlang wegen einer Kinderkrankheit das Bett gehütet werden muß und dann besondere Zuwendung durch Eltern, Geschwister, Freunde erlebt wird (15).
Nicht nur in Kindern, sondern auch in Erwachsenen schlummern im Spiel außerordentliche kreative und heilende Kräfte. Beobachten Sie nur einmal die Kurgäste in Kurorten bei Dame-

und Schachspielen oder beim Ballschlagen in Minigolf-Anlagen! Und wie sagte doch Schiller (16) so richtig:

„Der Mensch spielt nur, wo er in voller Bedeutung des Wortes Mensch ist, und er ist nur da ganz Mensch, wo er spielt."

Hat unsere Seele ein Immun-System?

Unser Immunsystem hat eine Art Polizei-Funktion in unserem Organismus. Es soll Gefahren für den Körper in Form von Bakterien, Viren, Pilzen, Parasiten erkennen und ihn davon befreien. Darüber hinaus spielen heute den lebenden Organismus bedrohende Umweltgifte, zunehmende Verschmutzung von Luft und Wasser, Elektrosmog, Genussmittel, Aromastoffe, die vielfachen Nebenwirkungen chemo-pharmazeutischer Medikamente (z. B. Schmerzmittel, Schlafmittel, Psychopharmaka, Betablocker, Lipidsenker, Antikonzeptiva), bis hin zu den immer mehr um sich greifenden Impfungen eine große Rolle. Durch eine möglichst gesunde Lebensweise und schadensfreie Heilmittel können wir versuchen, dieser kollektiv wirkenden Eingriffe Herr zu werden.
Aber können wir auch von einem die seelisch-geistigen Vorgänge schützenden Immunsystem, von einem „Immunsystem der Seele“ sprechen?

1. Anzeichen körperlicher und seelischer Widerstandsfähigkeit

Können wir unsere Seele heute noch gesund halten bei der Vielzahl von auf sie einwirkenden Einflüssen? Grundsätzlich ja! Wir müssen aber den Gefahren für unsere seelische Gesundheit ins Auge schauen: Da spielen die Zeitverhältnisse mit kollektiv und global ablaufenden Ereignissen eine nicht unbeträchtliche Rolle; wir lesen beunruhigende, ängstigende und schockierende Berichte in den Zeitungen und Zeitschriften, wir hören Nachrichten im Rundfunk, wir sehen und erleben im Fernsehen Szenen von Kriegen, Katastrophen, Greueltaten, Folterungen, nicht zuletzt konsumieren wir Filme mit aggressiv-sadistischem Inhalt.
Auf der psychischen Ebene kennen wir seelische Schäden, die wir entweder in dieses Leben konstitutionell schon mitbringen oder die im Laufe der Zeit entstanden sind. Dazu gehören Fehlhaltungen oder Neurosen, Vermeidungshaltungen, Schlafstörungen, Depressionen, Posttraumatische Belastungsstörungen

nach Entführungen, Geiselnahmen, Vergewaltigung, Gefangenschaft, Folterungen, Verwundungen und Todesgefahr.
Darüber hinaus finden wir bei Kindern und Jugendlichen immer häufiger das ADS- und ADHS-Syndrom (ADS = Aufmerksamkeits-Defizit-Syndrom, ADHS = Aufmerksamkeits-Defizit-Hyperkinetisches Syndrom), das sich in Form von Lese-Rechtschreibschwäche, ständiger Unruhe, Schlaf- und Konzentrationsstörungen, impulsiver Aggressivität u. a. äußert.

Wenn wir heute annehmen würden, daß Quälereien von Menschen, Folterungen, bewusstes Setzen von körperlichen und seelischen Schmerzen längst der Vergangenheit, z. B. im Mittelalter, angehören, dann sind wir „auf dem Holzweg". Denken wir nur an die Kriege, Anschläge, Entführungen und Morde in Afghanistan und dem Irak, in Tschetschenien, dem Nahen Osten, um nur einige Beispiele zu nennen.
Am 2. Dezember 2002 unterschrieb der frühere und seit November 2006 entlassene Verteidigungsminister der USA, Donald Rumsfeld, ein Memorandum über den Einsatz von Verhörtechniken in Guantánamo. Eine der Folgen davon wurde im November 2006 in der Wochenzeitung „Die Zeit" abgedruckt (17): Über 50 Tage lang wurde ein Gefangener bis zu 20 Stunden am Tage verhört:

> *„Das Protokoll beginnt am 23. November 2002 nachts um 2:25 Uhr. Der Häftling wird in die Verhörzelle in Camp X-Ray geführt, seine Gesichtsmaske wird ihm abgenommen, und er wird an den Boden gekettet. Über die nächsten 50 Tage wird Mohammed Al-Qahtani täglich bis zu 20 Stunden lang verhört und lebt in Einzelhaft. Eine Kombination aus den Techniken `Pride and ego down` (Brechen von Stolz und Ego), `Fear up` (Steigerung der Furcht), `Futility` (Aufzeigen der Sinnlosigkeit seines Verhaltens) wird an ihm ausprobiert. Al-Qahtani ist oft nackt, muß einen Damen-BH tragen, wird an einer Hundeleine herumgeführt und soll `Tricks` zeigen wie das Ausführen von Kommandos: `Steh!`, `Komm`, `Bell!`...*

Er muß mit Wärtern tanzen, Vernehmer beschimpfen ihn als `Homosexuellen` und seine Mutter und Schwester als `Huren`. Im Protokoll wirk vermerkt, daß Al-Qahtani darüber `sehr verärgert` sei. Es wird ihm verboten, zu beten und auf die Toilette zu gehen, deshalb macht er sich mehrmals in die Hosen. Er soll sich Bilder von wenig bekleideten Frauen ansehen, eine weibliche Vernehmerin kommt ihm immer wieder sehr nahe, Hunde werden eingesetzt.
Im Protokoll steht, daß Al-Qahtani ab und zu in Tränen ausbricht, manchmal wird er aggressiv, oder er wirkt apathisch und verwirrt. Zwischendurch kommt er einmal ins Krankenhaus, weil sein Puls zu langsam ist und der Blutdruck zu hoch. Dann geht es weiter. Nach etwa einem Monat, am 26. Dezember, sagt Al-Qahtani seinem Vernehmer, er halte es nicht mehr aus und wolle sich umbringen. Mit einem Bleistift verfasst er sein Testament. Darin bittet er, seinen Leichnam in die Heimat zu überführen und seine Mutter zu benachrichtigen. Der Vernehmer zerreißt das Blatt vor seinen Augen. Am 11. Januar endet das Protkoll um sieben Uhr früh ...
Vier Tage darauf nimmt Ronald Rumsfeld die Erlaubnis für den Einsatz `härterer Verhörmethoden` wieder zurück, weil Militärjuristen und das FBI Bedenken haben, sie könnten nicht rechtmäßig sein und die Tatbestände `grausamer und unwürdiger Behandlung` oder der Folter erfüllen ...“

Die amerikanische Anwältin Gitanjali Gutierrez vom „Center for Constitutional Rights“ konnte den Gefangenen im September 2006 in Guantánamo mehrfach besuchen. Sie berichtete über ihn, er sei psychisch nicht in Ordnung. Es falle ihm schwer zu sprechen, schlafen könne er kaum, und er lebe noch immer in Einzelhaft.

Das vorstehende Protokoll ist nur ein kleiner Ausschnitt aus den zahlreichen Folterungen an Menschen aus Afghanistan und dem Irak. Es ist kaum glaublich, daß politische Verantwortung

tragende Menschen aus der „freien Welt“, in diesem Fall der amerikanische Präsident George W. Bush, Gesetze erlassen können, die Foltermaßnahmen sanktionieren.
Die international agierende Institution „Amnesty International“ teilte in ihrem „Jahresbericht 2006“ vom 1. 1. 2006 (18) u. a. mit:

> *„In Afghanistan, Irak, auf dem US-Marinestützpunkt Guantánamo Bay und in geheimen Haftzentren, die von den USA in Europa, Nordafrika und anderenorts betrieben worden sein sollen, sahen sich Tausende Gefangene ohne Anklageerhebung ihrer Freiheit beraubt. Nach wie vor trafen von dort auch Berichte über Folterungen und Misshandlungen ein. Zudem verdichteten sich Hinweise darauf, daß die US-Behörden bei Folterungen `Outsourcing` betrieben haben, indem sie unter anderem Gefangene ohne rechtliches oder sonstiges ordnungsgemäßes Verfahren in den Gewahrsam von Drittstaaten überstellten. Diese als `renditions` bekannt gewordenen Gefangentransfers fanden bisweilen unter völliger Geheimhaltung statt.*
>
> *Auf dem US-Marinestützpunkt Guantánamo Bay saßen nach wie vor rund 500 Gefangene unter Bedingungen ein, die grausamer, unmenschlicher oder erniedrigender Behandlung gleichkamen. Ihnen wurde weiterhin das Recht verwehrt, die Gesetzmäßigmäßigkeit ihrer Inhaftierung anzufechten.*
>
> *Zunehmend traten Hinweise dafür zutage, daß die US-Regierung das `Verschwindenlassen` von Menschen sanktioniert und Verhörmethoden genehmigt hat, die den Tatbestand der Folter oder Misshandlung erfüllen. Amtsträger in höchsten Positionen wurden nicht zur Rechenschaft bezogen, nicht einmal Personen, gegen die der Verdacht bestand, für Kriegsverbrechen und Verbrechen gegen die Menschlichkeit verantwortlich zu sein ...*
>
> *Gegen Widerstände der Bush-Regierung verabschiedete der Kongreß ein Gesetz, das Folterungen und die*

unmenschliche Behandlung von Gefangenen im Gewahrsam US-amerikanischer Behörden weltweit untersagte ...“

Für unsere Thematik ist wichtig, daß es weltweit, so auch in Afrika, Tibet, China, leider auch in Deutschland so gravierende Grausamkeiten gegen Kinder, Jugendliche und Erwachsene gibt, wonach nicht nur die seelische, sondern auch die körperliche Regeneration soviel wie unmöglich ist.
Aber fassen wir uns auch an der eigenen Nase. Es gab und gibt in Deutschland fremdenfeindliche Ausschreitungen, vor allem aus der Szene der Neo-Nazis, die im Nachhinein sicher auch zu posttraumatischen Belastungsstörungen führen, sofern die Opfer nicht gleich totgeschlagen wurden.
Umstehend wird eine Übersicht gezeigt, wie körperliche und seelische Immunität und damit Widerstandsfähigkeit sich ausdrücken kann. Es müßte fast an ein Wunder grenzen, wenn Menschen nach Quälereien, wie oben vorstehend skizziert, nochmals ganz gesund werden könnten. Aber auch in „leichteren“ Fällen menschlicher Quälereien ist mit gravierenden Schädigungen der Seele und des Körpers zu rechnen.

2. Die Zwiespältigkeit der Verdrängungen

Seit den Zeiten von Sigmund Freud, dem Vater der modernen Tiefenspsychologie, kennen wir den Begriff der Verdrängung. Es gehört heute zu den Aufgaben der Psychotherapie, Verdrängungen zu erkennen und sie nach Möglichkeit in das Bewusstsein zu holen und verarbeiten zu helfen. Alle Antriebe, Hoffnungen, Sehnsüchte, Wünsche, die als unerfüllbar in den Bereich des Unbewußten verdrängt werden, weil sie gegen Moral, Konventionen, Zeitgeist verstoßen oder überhaupt nicht realisierbar sind, tragen in sich eine gewisse Energie, die zur Verwirklichung drängt. Aber wer kann schon alle seine Vorstellungen und Phantasien in die Tat umsetzen? Wir alle müssen da und dort zurückstecken!

Darüber hinaus dienen Verdrängungen auch dem Leben. In diesem Sinne werden Schmerzen nicht wahrgenommen, wenn in extremen Situationen Lebensgefahr besteht, z. B. auf der Flucht.

Zeichen körperlicher und seelischer Widerstandsfähigkeit

Körperliche Widerstandsfähigkeit	Seelische Widerstandsfähigkeit
❑ Aufrechte Haltung	❑ Wachsen und Reifen
❑ Blickrichtungen einnehmen	❑ Flexibel u. umstellungsfähig
❑ Beweglichkeit	❑ Selbständig und eigenverantwortlich
❑ Aufrechter Gang	❑ Selbstwertgefühl, Selbstsicherheit, Selbstvertrauen
❑ Leistungsfähigkeit	❑ Antriebe und Initiative
❑ Sprechen, aussprechen, ausdrücken	❑ Selbsterziehung
❑ Beachten, beobachten, reagieren, zuhören können	❑ Risikobereitschaft
❑ Erkältungen und Krankheiten durchstehen und überwinden	❑ Kritik und Angriffe aushalten
❑ Verdrängungen in das Unbewußte bilden	❑ Verdrängungen aus dem Unbewussten zurückholen und auflösen lernen

Abb. 1

Die steuernde Instanz des Bewusstsein, das Ich, muß ein erhebliches Maß an Kraft aufbringen, um unpassende, belastende, moralisch unvertretbare Inhalte der Seele in das Unbewußte abzudrängen; andererseits wirken aus dem Unbewussten Kräfte in das Bewusstsein hinein, um das, was die Seele belastet, in einer akzeptablen Form ans Licht zu bringen, z. B. in der Form von

Assoziationsketten, Versprechern, impulsiven und überschießenden Reaktionen und natürlich von Träumen (19).

Das Modell des Bewusstseins und des Unbewussten von Sigmund Freud

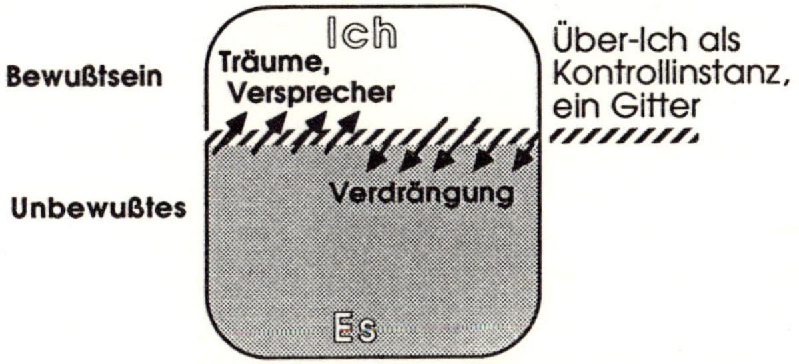

Abb. 2

3. Die Differenzierung des Unbewussten durch C. G. Jung

In seinem Werk „Die Beziehungen zwischen dem Ich und dem Unbewussten“ (20) setzt sich Jung mit dem Unbewussten im Sinne von S. Freud und seiner eigenen Definition auseinander. Dazu ein Zitat:

> *„Wie bekannt, beschränken sich die Inhalte des Unbewussten nach der Freud`schen Anschauung auf infantile Tendenzen, die ihres imkompatibeln Charakters wegen `verdrängt` sind. Die Verdrängung ist ein Prozeß, der in der frühen Kindheit unter dem moralischen Einfluß der Umgebung einsetzt und das ganze Leben hindurch anhält. Durch die Analyse werden die Verdrängungen aufgehoben und die verdrängten Wünsche bewußt gemacht ...*
>
> *Das Unbewußte hat auch noch eine andere Seite: In seinen Umfang sind nicht nur die verdrängten Inhalte*

einzubeziehen, sondern auch alles dasjenige psychische Material, das den Schwellenwert des Bewusstseins nicht erreicht. Es ist unmöglich, die Unterschwelligkeit aller dieser Materialien aus dem Prinzip der Verdrängung zu erklären, sonst müsste ja durch Aufhebung der Verdrängung der Mensch ein phänomenales Gedächtnis bekommen, das nichts mehr vergisst ...“

Das Modell des Bewusstseins und des Unbewussten
Nach C. G. Jung

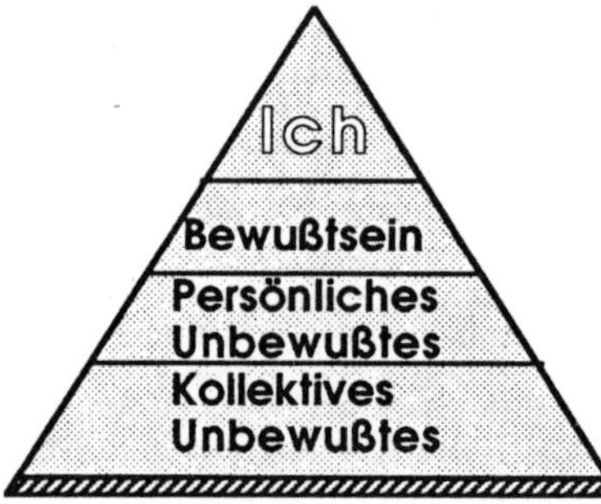

Abb. 3

Die psychotherapeutische Arbeit mit Patienten und damit deren Erhellung des Unbewussten führte Jung zu der Überlegung, daß es außer einem „Persönlichen Unbewussten“, das aus individuellen Inhalten gespeist ist – z. B. Eindrücke aus der frühen Kindheit, vergessenen und verdrängten Erlebnissen und Erfahrungen -, es ein „Kollektives Unbewusstes“ geben müsse, das über die individuellen Erfahrungen hinausreichen würde. Ausdruck dafür sind z. B. Träume mit archaischen und mythologischen Inhalten. In diesem Sinne konnte jemand von Pyramiden, Engeln, Erdgeistern, märchenhaften Gestalten träumen, die er noch nie gesehen hatte, aber doch für ihn Wirklichkeit waren.

4. Die weitere Differenzierung des Unbewussten durch L. Szondi

Der Psychiater Lipod Szondi differenzierte den von S. Freud und C. G. Jung definierten Bereich des Unbewussten, indem er zwischen das „Persönliche Unbewußte" und „Kollektive Unbewußte" noch ein „Familiäres Unbewusstes" einbezog.

Das Modell von Lipod Szondi

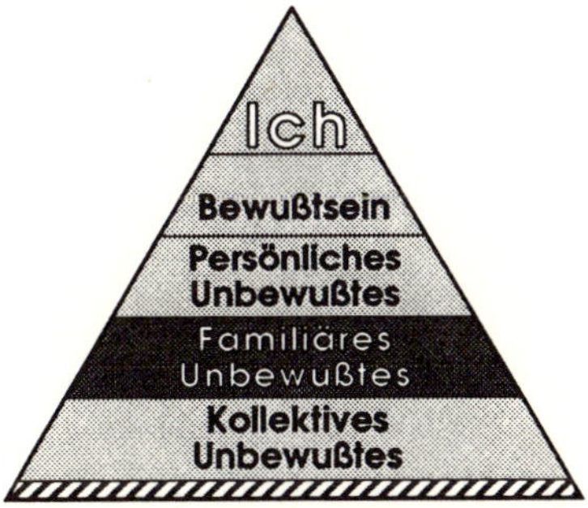

Abb. 4

In seinem Werk „Schicksals-Analyse" (21) nahm Szondi an, daß die menschlichen Gene

> *„als Überträger der verborgenen Ahnenansprüche schicksalslenkende Faktoren darstellen, indem sie die schicksalsformende Wahl in Liebe, Freundschaft, Beruf, Krankheit und Tod bestimmen."*

Er nimmt also an, daß es noch ein über-individuelles Unbewusstes gibt, das aus den Schicksalsabläufen der Eltern und Voreltern gespeist wird bis hin zu den verdrängten Familiengeheimnissen, z. B. früheren Abtreibungen, kriminellen Handlungen, Selbstmorden, Schuldverstrickungen, geistigen Defekten, unheilbaren Krankheiten.

Wenn wir den Gedanken der Reinkarnation folgen, dann läßt sich zwischen dem „Familiären Unbewussten“ und Rückerinnerungen an frühere Existenzen, vielleicht sogar innerhalb des Stammbaums, durchaus eine Brücke schlagen. Wir werden im Kapitel „Der Strom der Zeiten – Entwicklung durch Reinkarnation?“ hierauf zu sprechen kommen und Sie werden dann auch ein entsprechendes Denkmodell zur näheren Erklärung finden.

Krankheiten ohne Sinn und ohne Einsicht?

Wer hat nicht schon andere Menschen mit ihrem Schicksal hadern und Gott wegen seiner angeblichen Ungerechtigkeit anklagen hören?

In der Tat könnten wir mit unserem beschränkten Wissen da und dort „Gottes Gerechtigkeit“ anzweifeln, wenn wir sehen, wie Menschen an schweren körperlichen Gebrechen leiden oder sogar geistesverwirrt sind, ohne daß wir eine Ursache oder Schuld erkennen könnten. Unsere Unfähigkeit, „hinter die Kulissen zu sehen“ und Symptome und Verhaltensweisen zu verstehen, führt dann zur Anklage gegen vermutete „göttliche Willkür“. Auch wenn viele Menschen das Bibelwort kennen ... „meine Wege sind nicht Eure Wege, spricht der Herr ...“ finden sie nicht unbedingt Frieden mit sich selbst.

Dabei sind körperliche Leiden durchaus „salonfähig“, man braucht sich ihrer nicht zu schämen, man kann darüber reden – oft sogar sehr gerne – und sich des Mitgefühls und Mitleids seiner Mitschen sicher sein. Ganz anders ist es mit Beschwerden, Schmerzen, Krankheiten der Seele. Je nach der Größe des Ortes und der Gegend kann man schon als „verrückt“ gelten, wenn man psychologische Beratung wünscht oder sich in eine psychotherapeutische Behandlung begibt. „Das Letzte“ kann es sein, wenn man in eine psychiatrische Klinik eingewiesen und mit der Frage: „Hören Sie Stimmen?“ konfrontiert wird.

Von alters her gelten die Geisteskrankheiten als höchst verdächtig, viel zu häufig hat man sich in früheren Zeiten von daran leidenden Menschen abgewandt, sie sogar grausam umgebracht. Ihr Verhalten, ihre Lebensweise, ihr Denken, vielleicht ein Muttermal, gaben zu Vermutungen Anlaß, sie seien vom Teufel besessen oder hätten anderen Menschen bewußt geschadet. Die Geschichte der Psychiatrie legt ein beredtes Zeugnis darüber ab, wie in früheren Jahrhunderten mit geisteskranken und angeblich geisteskranken Menschen umgegangen wurde.

Auch die Hexenverfolgungen des Mittelalters sind ein trauriges und schockierendes Beispiel dafür, wie mit andersartigen und nicht in den üblichen Rahmen passenden Menschen umgegangen wurde. Aus heutiger Sicht sprechen wir von einem Massenwahn, der die Menschen damals erfasst hatte.

Bis heute werden Menschen als verrückt abgestempelt, wenn es nicht gelingt, ihr Verhalten, ihre Worte, ihre von üblichen Gewohnheiten und Moralvorstellungen abweichenden Verhaltensweisen zu verstehen. So schrieb der frühere Ordinarius für Psychiatrie an der Münchner Universität, Kurt Kolle, in seinem damals viel gelesenen „Lehrbuch der Psychiatrie" (22):

> *Erlebnisweisen, die sich jedem Vergleich mit dem normalen Seelenleben entziehen, nennt man auch primär abnorme, weil sie sich aus anderen Seelenvorgängen nicht ableiten lassen und überhaupt unverstehbar bleiben.*
>
> *Allerdings sind, wie so oft im lebendigen Geschehen, die Grenzen nicht überall scharf. Zwang läßt sich einerseits bis in die Gesundheitsbreite hinein verfolgen und ist andererseits in der ausgeprägten Form der Zwangskrankheit uneinfühlbar, nicht nacherlebbar für den Gesunden. Alles Seelische steht dann unter Zwang: es muß das und das gedacht oder getan werden.*
>
> *Wird dem Zwang nicht nachgegeben, so steigern sich Angst und innere Unruhe. Hier ergeben sich Übergänge zu den Zwangsantrieben. Zwangsbefürchtungen richten sich meist auf gemeinschädliches Verhalten: die verlorene Stecknadel könne von einem Kind verschluckt werden; beim Gang über die Brücke könne man jemanden ins Wasser stoßen. Der Zwang erfasst schließlich die tiefsten Schichten des Wertens und Glaubens: Gewissensängste, religiöse Skrupel.*
>
> *Zwang wächst einerseits aus dem Gefüge besonders gearteter, selbstunsicher-grüblerischer Persönlichkeiten hervor und ist andererseits genau bestimmbares Zeichen schwerster seelischer Abnormität.*

Vom Wahn unterscheidet sich der Zwang dadurch, daß die Unsinnigkeit des Zwanges stets eingesehen wird. Doch sind die Grenzen nicht immer scharf.“

Die Worte dieses erfahrenen Psychiaters, zu dessen Studenten ich einst gehörte, haben etwas Endgültiges an sich. Es drängt sich die Einsicht auf, daß es Menschen gebe, die jenseits des Normalen leben, denken und handeln und uns niemals einen Zugang zu ihrer Welt ermöglichen.

Vor einigen Jahren lernte ich Frau Richter aus München kennen. Ihre Tochter erwartete in Hamburg gerade ihr zweites Kind. Deshalb bat sie ihre Mutter, ebenso wie nach der Geburt ihres ersten Kindes, für einige Wochen nach Hamburg zu kommen und ihr nach dem Klinikaufenthalt bei der Pflege der beiden Kinder zu helfen.

Gern wollte Frau Richter der Bitte Ihrer Tochter nachkommen, wenn sie nicht in sich einen entsetzlichen Zwang gespürt hätte, der ihr extrem zu schaffen machte:

Als Frau Richter nach der Geburt ihres ersten Enkelkindes ihrer Tochter im Haushalt geholfen hatte, entstand in ihr der Zwang, das gerade eine Woche alte Baby aus der Wohnung im dritten Stock des Hauses hinunterwerfen zu müssen. Täglich spürte sie die Macht des Zwanges, den sie kaum noch abwehren konnte, und sie war wie erlöst, als sie nach vierzehn Tagen abreisen konnte, ohne dass dem Baby etwas zugestoßen war.

Einer erneuten für sie entsetzlichen Situation wie damals wollte sich Frau Richter nicht mehr aussetzen, aber ihre Tochter brauchte doch ihre Hilfe. Also, was tun?

Es gab keinerlei übliche tiefenpsychologische Hinweise, die einen solchen Zwang erklärt hätten. Keine Eifersucht auf ihre Tochter und deren Kinder, keine aufgestauten Aggressionen gegen andere Menschen, die sich über das wehrlose Baby hätten entladen können.

Wenn die im Allgemeinen eingesetzten psychotherapeutischen Methoden, die im Übrigen bei Zwangskrankheiten nur eine höchstens 5%ige Hilfe versprechen, wenig praktikabel sind, bieten

sich alternative Methoden an, beispielsweise die Reinkarnations-Therapie. Diesen methodischen Weg ging ich mit Frau Richter.
Und tatsächlich, in der Tiefenentspannung entstand vor dem inneren Auge von Frau Richter eine Szene, die uns weiterhelfen konnte: Sie sah eine Frau mit einem kleinen Kind auf dem Arm. Frau Richter erkannte und erlebte sich selbst in dieser weiblichen Gestalt. Sie sah, wie sie plötzlich an ein Fenster rannte und den Säugling, den sie im Arm gehalten hatte, hinauswarf.
Mit tiefer Erschütterung hatte Frau Peters eine Rückerinnerung aus einer ihrer früheren Inkarnationen erlebt. Sie war damals die Hebamme einer Frau, auf die sie einen fürchterlichen Haß entwickelt hatte. Warum? Weil sie damals kinderlos geblieben war und ihr ursprünglicher Geliebter diese Frau geheiratet hatte, von dessen Kind sie die Gebärende entbunden hatte.
Die Verhaltensweise aus längst vergangener Zeit war noch wie ein altes Programm in Frau Richter wirksam. Die Geburt des ersten Enkelkindes hatte es wieder aktiv werden lassen.
Weiterhin konnte Frau Richter mit ihrem inneren Auge sehen, dass sie einige Zeit nach der Kindstötung sich selbst durch einen Sturz in die Tiefe umgebracht hatte. Die schweren Schuldgefühle hatten es ihr nicht erlaubt, ihr schon zerstörtes Leben fortzusetzen.
Das Nacherleben und nachträgliche Verarbeiten von Schuld und Sühne halfen Frau Richter, sich von ihren Zwangsvorstellungen und alten Schuldgefühlen zu lösen. Sie kann heute angstfrei ihre Tochter und deren Familie mit den zwei Enkeln besuchen.

„Alles Gute zum Geburtstag ... vor allem Gesundheit!“

Unsere Gesundheit gilt allgemein als „unser höchstes Gut“. Das Angebot, für die eigene Gesundheit zu sorgen, war sicher noch nie in der uns bekannten Menschheitsgeschichte so reichhaltig wie heute; allerdings sind auch die Gefahren für unsere Gesundheit gestiegen, beispielsweise: Beruflicher Stress, die steigenden Kosten der Lebenshaltung, die schnelle, geschönte, mit Farb- und Aromastoffen angereicherte Nahrung, die zunehmende Einnahme von Tabletten gegen Schmerzen und für tieferen Schlaf, zu hohes Körpergewicht, Bluthochdruck, die Nebenwirkungen chemo-pharmazeutischer Medikamente, die oft unnötigen Operationen.
Sportvereine, nationale und internationale Spiele, Volkswandern, Dauerlauf oder Jogging; Schwimmbäder, Thermalbäder, Saunas; Arten des Volkssports wie Skifahren, Tennis, Reiten, Golf; Kurorte und Sanatorien, Naturschutzgebiete, Freizeit, Feiertage, Urlaub, Reisen, Programme zur Förderung der Gesundheit durch Krankenkassen, private Initiativen in Form von Fitness-Studios, Kursen und Seminaren, all das steht dem Bundesbürger heute zur Verfügung, er muß seine Möglichkeiten nur nützen.
Auch finanziell wird von jedem von uns ein hoher Einsatz für den Krankheitsfall erbracht. Es wird also Vorsorge, eine sehr teure Vorsorge, getroffen! Von 100 verdienten Euro wandern gegenwärtig 12 - 15 € zu den Krankenkassen, wobei die Leistungen der Krankenkassen ständig eher abnehmen als zunehmen. In der Bundesrepublik Deutschland haben wir die folgenden Zahlen in Eurowährung:

Gesundheitsausgaben 1992	163,2 Milliarden Euro
Gesundheitsausgaben 2001	225,9 Milliarden Euro
Kosten für Arzneimittel 2000	32,4 Milliarden Euro

Es fehlt also nicht an finanziellen Opfern der Bundesbürger. Wir tun schon finanziell etwas für unsere Gesundheit! Und trotzdem:

Herz-Kreislauf-Erkrankungen stehen heute an erster Stelle, Krebserkrankungen an zweiter Stelle der Todesursachen. Hinzu kommt eine steigende Zahl von diabetes-kranken Menschen. Jeden Tag sterben 200 Menschen an Lungenkrebs durch Zigarettenrauchen.

Gehen wir über zu den Kindern und Jugendlichen. Auch hier in beredtes Beispiel:
Über 50 000 Kinder bekommen in Deutschland Ritalin gegen das „Aufmerksamkeits-Defizit-Syndrom (ADS), das häufig mit „Hyper-Aktivität“ einhergehen soll, es heißt dann „Aufmerksamkeits-Defizit-Hyperaktivitäts-Syndrom“ (ADHS). Das dagegen verschriebene Medikament Ritalin mit dem unter das Betäubungsmittel-Gesetz fallenden Wirkstoff Methylpenidat, der direkt auf das Gehirn wirkt und die Aufmerksamkeit erhöhen soll, hat auf Dauer erhebliche Nebenwirkungen. Dazu gehören psychomotorische Erregungszustände, häufig auftretende Angst, Schlaflosigkeit, Verfolgsideen, Appetitstörungen, Zuckungen an den Händen, Wachstumsstörungen, um nur einige der Symptome zu nennen, die in der „Roten Liste“ (23) genannt sind.

Die operative Entfernung der Gebärmutter ist heutzutage der häufigste Eingriff, der an Frauen während ihrer zweiten Lebenshälfte vorgenommen wird. In Deutschland werden jährlich rund 160 000 Gebärmütter entfernt, wobei Experten zufolge mindestens 60 000 Operationen überflüssig sind. Nur in 10 – 15 % der Fälle geht es darum, ernste oder gar lebensbedrohliche Krankheiten wie etwa Krebs zu bekämpfen. Häufigste Indikationen sind starke oder unregelmäßige Blutungen, sowie Schmerzen und Druckgefühle im Unterleib.
Auf Intensivstationen wird häufig quälend und sinnlos Leben verlängert, in der klinischen Forschung werden Patienten ohne deren bewusste Einwilligung als Versuchskaninchen missbraucht.

Nach wie vor sind nach solchen Berichten die guten Wünsche zu unseren Geburtstagen berechtigt. Und was sagen wir gern zu den Geburtstagskindern, die wir beglückwünschen?

„Alle guten Wünsche zum Geburtstag ... vor allem Gesundheit, das ist doch das Wichtigste!“

Und wer kennt ihn nicht, diesen Satz:

„Gesundheit ist nicht alles, aber ohne Gesundheit ist alles nichts!“

Der Philosoph Arthur Schopenhauer schrieb in den „Aphorismen zur Lebensweisheit“ (24):

„Neun Zehntel unseres Glückes beruhen allein auf der Gesundheit. Mit ihr wird alles eine Quelle des Genusses. Hingegen ist ohne sie kein äußres Gut, welcher Art es auch sei, genießbar ...
Die größte aller Torheiten ist, seine Gesundheit aufzuopfern, für was es auch sei, für Erwerb, für Beförderung, für Gelehrsamkeit, für Ruhm, geschweige für Wollust und flüchtige Genüsse: vielmehr soll man ihr alles nachsetzen.“

Recht haben wir mit unseren Erkenntnissen und Wünschen und den überzeugenden Worten des Philosophen! Aber werden diese gute Erkenntnisse auch verwirklicht?

Unser Thema „Wenn die Seele den Körper nicht gesunden läßt“ kann wie ein Widerspruch in sich klingen. Wer von uns will schon bewußt krank sein? Kann es wirklich ein Anliegen unserer Seele sein, das Instrument ihres gegenwärtigen Daseins, den Körper, krank werden oder ihn nicht wieder gesund werden zu lassen? Angenommen es wäre so, dann müßte Krankheit in solchen Fällen für uns wichtig sein, einen bestimmten Sinn in unserem Leben haben, der gleich hoch oder noch höher zu werten wäre, als unsere Gesundheit!

Auf solche Gedanken kommen wir, wenn wir über die oben genannten Krankheiten nachdenken und dazu auch Überlegungen zu den von uns verwendeten Genussmitteln bis hin zu den Süchten einbeziehen. Wir stoßen dann auf den übertriebenen Einsatz von Medikamenten wie Schmerzmitteln, Schlafmitteln, Psycho-

pharmaka, Drogen, nicht zu vergessen die „legitimen“ Genussmittel wie Kaffee, Schwarzen Tee, Alkohol, Tabak.
Jedermann weiß, daß man sich durch bestimmte Substanzen krankmachen oder sogar selbst zerstören kann. Aber warum macht man es dann? Vielleicht hatte Sigmund Freud doch recht, als er dem lebensfördernden Sexualtrieb den lebensvernichtenden Todestrieb gegenüberstellte!
Heroin und Kokain sind harte, Haschisch und Marihuana weiche Drogen. Alkohol und Nikotin dagegen gelten als „legale Drogen“.
Rauschgift-Fander der USA schätzten 1988 das weltweite Drogen-Geschäft auf fünfhundert Milliarden Dollar. Das entspricht mehr als der Hälfte des Bruttosozialprodukts der Bundesrepublik Deutschland!
Der Alkoholismus ist in der Bundesrepublik die häufigste Suchterkrankung. Etwa 3% der erwachsenen Bevölkerung über 18 Jahren gelten in Deutschland als alkoholabhängig, weitere 5% werden als Alkoholmissbraucher eingestuft.
Nach einer Untersuchung der Freien Universität Berlin kostet der Alkoholismus in Deutschland 20 Milliarden Euro im Jahr.
Alarmierend muß wirken, daß in Deutschland pro Jahr über 1800 Neugeborene gesundheitliche Schäden aufweisen wie Kleinwuchs, Herzfehler, Hirnschädigungen, weil die Mütter während der Schwangerschaft alkoholabhängig waren. Das heißt mit anderen Worten, daß Kinder mit gesundheitlichen Schäden geboren werden, ohne daß sie etwas dafür oder dagegen tun konnten, ihrem Schicksal also total ausgeliefert waren.
Zugegeben, wir haben uns mit statistischen Zahlen befasst, die noch nichts über den individuellen Fall eines Menschen aussagen. Aber müssen wir nicht annehmen, daß es Tausende von Menschen allein in unserem Land gibt, denen ihre Gesundheit bei weitem nicht so viel wert ist, wie ihre Freude an Genussgiften?
Das Rauchen von Zigaretten beispielsweise müsste einen solchen hohen Stellenwert an Lebens- und Genussfreude haben, daß das Nachdenken über die eigene Gesundheit keine oder nur eine untergeordnete Rolle spielt.

Echte und angebliche Lebensfreude in der Gegenwart können also völlig die Vorstellung von möglichen künftigen Leiden und damit eingeschränkter Lebensqualität überdecken. Gegenwärtige Bedürfnisse und Antriebe sind dann stärker als Befürchtungen um Konsequenzen in der Zukunft. Dem Sollen steht also ein Nicht-Wollen gegenüber. Viktor von Weizsäcker schrieb dazu in seinem Buch „Pathosophie" (25):

> *„Die konkrete Erfahrung zeigt unerschöpfliche Beispiele dafür, daß die Anwesenheit eines Sollens sich indirekt kundgibt durch etwas, was man summarisch als Widerstand bezeichnen kann ...In der psychischen Ebene trifft man zum Beispiel auf den Eigensinn des Patienten, der sich nicht operieren lassen will, oder auf die Schwäche dessen, der das Rauchen nicht lassen kann, oder die Ungeduld dessen, der nicht im Bette bleibt, oder auf die Einsichtslosigkeit dessen, der von einem anderen Arzt oder einer anderen Kur mehr erwartet ... Nachdem Freud begriffen hatte, daß der Widerstand des Neurotikers aus ihm unbewussten Widerständen gegen den Therapeuten stammt, wurde ihm weiter klar, daß es auch einen Widerstand gegen die Gesundheit, das Leben überhaupt gibt."*

In der Tat werden wir im Rahmen dieser Arbeit auf krankheitsfördernde Kräfte stoßen, die so wirksam sind, daß viele Wege zur Gesundheit blockiert sein können. In diesem Sinne kann Krankheit ein nachvollziehbarer Grund dafür sein, Unangenehmes zu vermeiden und bestimmten Konsequenzen zu entgehen.
Wir werden aber auch sehen, daß es transzendente Kräfte gibt, von denen derjenige, der ihnen ausgesetzt ist, nichts weiß und deshalb von seinem Bewusstsein aus zunächst nichts dagegen tun kann.

Was ist das eigentlich, Gesundheit?

Wenn unsere Organe störungsfrei funktionieren, wir uns wohlfühlen und leistungsfähig sind, dann erleben wir uns als gesund. Übertragen auf unser Auto könnten wir sagen: Wenn wir uns in unseren Wagen setzen können, der Motor sich sofort starten läßt, wir stundenlang, ohne anhalten zu müssen, bequem fahren können, dann gehen wir davon aus, daß unser Fahrzeug, im Schwäbischen „Heiligsblechle“ genannt, in Ordnung ist.
Aber wehe, wenn der Motor nicht gleich anspringt, ein Geräusch zu hören ist, beim Bremsen die Räder ausscheren, Öl verloren wird, der Verbrauch an Kraftstoff zu hoch ist; dann werden wir nervös und suchen möglichst schnell eine Reparaturwerkstatt auf. Schließlich wollen wir auf unseren geliebten Untersatz nicht verzichten und umgehend weiterfahren!
Achten wir in gleicher Weise auf unseren Organismus? Nehmen wir Schmerzen so ernst wie die roten Warnlämpchen am Armaturenbrett unseres Autos? „Hand suf`s Herz!” Wer achtet schon genügend auf seine “Karosserie”, also das Skelett, die Knochen und Muskeln, die Haut?
Und wie ist es mit unserem „Motor“, dem Herzen, dem Blutkreislauf, dem Stoffwechsel, den Gelenken, dem Nervensystem?
Nun gut, wenn wir schon erhebliche Schmerzen und an gewohnter Leistungsfähigkeit verloren haben, dann lassen wir nach der Diagnose suchen und begeben uns in eine Behandlung. Mit vermeintlich weniger Aufwand und ohne Verzicht auf liebgewordene Gewohnheiten können wir jedoch Schmerz- und Schlafmittel einnehmen, die uns die „Warnlampen“ des Körpers vergessen und eine an sich nötige „Reparatur“ aufschieben lassen. Schließlich verfügen wir ja heute über Medikamente, die unsere Sichtweise, unscre Körperempfindungen, unsere Gefühle verändern, Kummer und Angst geringschätzen und alles leichter hinnehmen lassen. Eine Zeitlang können wir dann annehmen, daß „alles in Ordnung“ sei und wir abends getrost einschlafen können.

„Glückspillen“ und Beruhigungsmittel, die Tranquilizer, machen es möglich! Ein paar Zehn-Euroscheine pro Monat hingeblättert, und wir übersehen „die paar Kratzer“, die hörbaren Geräusche in Brust oder Bauch, die Konzentrations- und Gedächtnisstörungen, die gelegentlich auftauchen.
Nichts gegen sinnvoll eingesetzte Heilmittel! Wir sind dankbar dafür und brauchen sie. Wir sollten aber den Missbrauch durch zu häufige und intensive Einnahme meiden, vor allem wenn es sich um chemo-pharmazeutische Medikamente mit erheblichen Nebenwirkungen handelt.
Wir werden uns wohl fast alle „an der Nase packen“ müssen! Häufig nehmen wir unseren Körper und auch unsere Seele nicht ernst, wir über-gehen, über-sehen, über-hören, über-decken, überfahren sinnvolle Anzeichen und wundern uns nach Monaten oder Jahren, was inzwischen alles zu Schaden kam.
Laut einer Studie der „Deutschen Hauptstelle für Suchtgefahren (DHS)“ vom November 2006 sind heute in Deutschland genau so viele Menschen von Medikamenten abhängig wie vom Alkohol. Besonders süchtig nach Tabletten sind Frauen und ältere Menschen. Nach der Erhebung der DHS sind 1,4 – 1,9 Millionen Bundesbürger von Arzneien abhängig. Missbrauch und Abhängigkeit von Medikamenten sind in Deutschland ein Massenphänomen geworden. Die Studie konzentrierte sich vor allem auf Schmerz-, Schlaf- und Beruhigungsmittel.
Diese Angaben bedeuten, daß Tausende von Menschen in unserem Land ständig medikamentöse Hilfe suchen, um sich ihrer Gesundheit zu versichern oder sich Gesundheit vortäuschen zu lassen.
Gründe für dieses Verhalten können sein, daß viele Menschen leistungsfähig bleiben, Stress-Situationen vergessen, Müdigkeit und Erschöpfung übergehen und weiterhin so tun wollen, als ob sie nach wie vor im vollen Besitz ihrer Kräfte wären.
Wirklich gesund fühlen wir uns, wenn ... ja, was vorhanden ist? Kann man eigentlich Gesundheit beschreiben? Müßte man nicht zahllose Zustände beobachten, um damit zu erklären, was alles mit Gesundheit verbunden ist? Mit der Beschreibung von Krankheiten

Was empfinden und fühlen Sie, wenn Sie gesund sind? I Streichen Sie selbst an, was für Sie zutrifft

- ❑ Ich kann mich bewegen (gehen, laufen, springen)
- ❑ Ich kann handlungsfähig sein
- ❑ Ich kann arbeiten
- ❑ Ich kann Interessen pflegen, „Steckenpferde reiten“
- ❑ Ich kann frei und unabhängig sein
- ❑ Ich kann wegfahren, verreisen
- ❑ Ich kann Lebensfreude haben
- ❑ Ich kann Lebensziele entwickeln
- ❑ Ich kann eine Schule besuchen
- ❑ Ich kann eine Ausbildung machen
- ❑ Ich kann eine Karriere aufbauen
- ❑ Ich kann Freundschaften pflegen
- ❑ Ich kann Partnerschaft/Ehe eingehen
- ❑ Ich kann eine Familie gründen
- ❑ Ich kann Kinder haben
- ❑ Ich kann die Zukunft gestalten
- ❑ Ich kann Vorsorge treffen (gegen Krisen, Verluste)
- ❑ Ich kann Angst bewältigen
- ❑ Ich kann das Alter vorbereiten
- ❑ Ich kann mich auf den Tod einstellen

Ich habe also Möglichkeiten und Chancen, ich kann mein Leben optimal gestalten.

Abb. 5

Was empfinden und fühlen Sie, wenn Sie gesund sind? II
Streichen Sie selbst an, was für Sie zutrifft

- ❑ Ich soll etwas für mich tun
- ❑ Ich soll etwas für andere tun
- ❑ Ich soll Leistungen erbringen
- ❑ Ich soll Pflichten übernehmen
- ❑ Ich soll Verantwortung tragen
- ❑ Ich soll für andere sorgen
- ❑ Ich soll Rücksicht nehmen
- ❑ Ich soll auf Verwöhnung verzichten
- ❑ Ich soll mit anderen teilen
- ❑ Ich soll für andere bezahlen
- ❑ Ich soll mich fortbilden
- ❑ Ich soll Risiken eingehen
- ❑ Ich soll andere Menschen in mein Leben einbeziehen
- ❑ Ich soll mich finanziell und räumlich beschränken
- ❑ Ich soll mich für lange Zeit festlegen
- ❑ Ich soll „mit dem Schlimmsten rechnen"
- ❑ Ich soll Mut zeigen und an „vorderster Stelle" stehen
- ❑ Ich soll mit der Vorstellung leben, daß eines Tages „alles vorbei" ist
- ❑ Ich soll für andere verteidigen und kämpfen

Ich habe mit einem Sollen und Müssen umzugehen, Gesundheit hat ihren Preis.

Abb. 6

Was empfinden und fühlen Sie, wenn Sie krank sind? I Streichen Sie selbst an, was für Sie zutrifft

- ❑ Ich lerne mit meinen Kräften haushalten
- ❑ Ich lerne Zufriedenheit
- ❑ Ich lerne Beschäftigung mit mir selbst
- ❑ Ich lerne Innenschau und Meditation
- ❑ Ich lerne Selbsthilfe
- ❑ Ich lerne Bescheidenheit
- ❑ Ich lerne „Loslassen“
- ❑ Ich lerne Würde auch ohne Gesundheit gewinnen
- ❑ Ich lerne Verpflichtungen auflösen
- ❑ Ich lerne von bisherigen Aufgaben entbunden zu sein
- ❑ Ich lerne auf Konkurrenzkampf zu verzichten
- ❑ Ich lerne Rivalitäten aufzulösen
- ❑ Ich lerne Neid zu überwinden
- ❑ Ich lerne Chancen für andere anzunehmen
- ❑ Ich lerne gute von schlechten Freunden unterscheiden
- ❑ Ich lerne Zugang zu Transzendenz und Religion
- ❑ Ich lerne verstehen und verzeihen
- ❑ Ich lerne die Versuchung, andere zu erpressen
- ❑ Ich lerne die frühzeitige Beschäftigung mit dem Tod

Ich gewinne Erkenntnisse, die vielen Gesunden fremd oder schwer einsehbar sein können.

Abb. 7

Was empfinden und fühlen Sie, wenn Sie krank sind?
Streichen Sie selbst an, was für Sie zutrifft

- ❑ Ich muß mich zurückhalten
- ❑ Ich muß mit weniger als bisher zufrieden sein
- ❑ Ich muß zuhause bleiben
- ❑ Ich muß Aufenthalt im Krankenhaus annehmen
- ❑ Ich muß Leistung abgeben
- ❑ Ich muß Kontakte beschränken und/oder auflösen
- ❑ Ich muß allein sein
- ❑ Ich muß Manches/Vieles aufgeben
- ❑ Ich muß auf bestimmte Speisen/Getränke verzichten
- ❑ Ich muß Erfolgserlebnisse beschränken
- ❑ Ich muß Lebensqualität einbüßen
- ❑ Ich muß Operationen/Amputationen erdulden
- ❑ Ich muß vorzeitig altern
- ❑ Ich muß Ratlosigkeit erleben
- ❑ Ich muß mich mit lebenslanger Krankheit abfinden
- ❑ Ich muß auf Erotik/Sexualität verzichten
- ❑ Ich muß Gehhilfen, Krücken in Anspruch nehmen
- ❑ Ich muß Pflege durch andere Personen annehmen
- ❑ Ich muß früher sterben

Ich muß vielfache Einschränkungen hinnehmen, die zum Teil Anteilnahme, Hilfe, Verständnis, Sorge, Mitleid, Schuldgefühle bei den Mitmenschen auslösen können.

Abb. 8

ist das einfacher: Wir zählen eine Reihe von Symptomen auf, und das ist es dann auch!
Verlieren wir uns nicht in Schwierigkeiten der Definition, greifen wir einfach eine Reihe von Empfindungen, Gefühlen, Zuständen heraus, die mit Gesundheit verbunden sein können. Die beiden Abbildungen 5 und 6 zeigen eine Auswahl, die mit Gesundheit zu tun hat. Aus der – sicher nicht umfassenden – Übersicht können wir entnehmen, daß den vorwiegend wohl angenehmen Gefühlen der Freiheit und Unabhängigkeit auch solche der Pflicht, der Verantwortung und des Verzichts auf bestimmte Privilegien des Kranken gegenüberstehen. Es hat also alles „zwei Seiten", auch unsere Gesundheit.
Wenn das so ist, dann wird auch Kranksein seine Vor- und Nachteile haben. Betrachten wir dazu die nächsten zwei Abbildungen 7 und 8. Beim Durchlesen und Anstreichen könnten wir kritisch, reserviert, skeptisch werden. Wir müssen uns tatsächlich überlegen, ob Krankheit auch „Mittel zum Zweck" werden, dem Prestige, dem eigenen Selbstwertgefühl dienen kann.
„Mittel zum Zweck?" werden Sie fragen. Kann etwas so Unangenehmes wie eine Krankheit zu etwas dienen? Bei einigem Nachdenken werden Sie vielleicht meinen, daß es auf die Art der Erkrankung ankommt. Haben nicht Kopfschmerzen oder Zahn-Schmerzen vor Schulbeginn uns vor einer schlechten Klassenarbeit bewahren können? Oder konnte ein bestimmtes Leiden einen Wehrpflichtigen nicht von dem ungeliebten Wehrdienst befreien? Wurden wir durch eine Krankheit nicht von bestimmten Verpflichtungen entbunden? Erhielten wir nicht zusätzlich zum Urlaub einen Sanatoriumsaufenthalt? „Nun, ja, es kommt eben darauf an", werden Sie vielleicht antworten.

Ein bisschen oder zeitlich überschaubar krank zu sein, mag ja annehmbar sein; aber für immer krank sein, vielleicht auf ein Bein zu verzichten, das amputiert werden musste, das ist wohl etwas anderes. Und trotzdem riskiert jeder Raucher ein Raucherbein, den Verlust eines oder beider Beine. Läßt er sich deshalb vom Rauchen abhalten? In der Mehrzahl der Fälle leider nicht.

Gegenwärtiger Genuß scheint höher geschätzt zu werden als späterer Verzicht auf gesunde Organe und Glieder, ganz einfach auf Lebensqualität! Der amerikanische Psychologe Bloomfield schrieb einmal (26):

> *„Die meisten von uns nehmen sich mehr vor, als sie jemals erledigen können. Wir kommen kaum zum Luftholen bei den unzähligen Pflichten, die wir haben, den Krisen zuhause, am Arbeitsplatz und zwischendurch, den sportlichen Aktivitäten, unseren gesellschaftlichen Verpflichtungen. Schließlich wollen wir uns ja auch noch amüsieren.*
> *Wenn wir versuchen, mehr und mehr in immer kürzerer Zeit zu erledigen, wird der Körper sich früher oder später dagegen wehren. Menschen erleiden nicht `wie aus heiterem Himmel` einen Herzinfarkt oder entwickeln Magengeschwüre. Eine ernsthafte Krankheit schlägt dann zu, wenn man vorher schon jahrelang jeden Hinweis darauf, daß man eigentlich langsamer treten, Prioritäten noch einmal neu überdenken und auf Warnsignale des Körpers achten sollte, unterdrückt hat.“*

Auch bei diesem Autor stoßen wir auf „Warnsignale des Körpers“, die oft nicht beachtet werden. So müssten wir tatsächlich annehmen, daß Krankheiten auch einen positiven Wert haben müssen, sonst würden wir doch alles vermeiden, um nur ja nicht krank zu werden.
Die vorstehenden 4 Übersichten Abb. 5 – 8 sollen uns helfen, die Vor- und Nachteile unserer Gesundheit wie auch möglicher Krankheit zu erfassen. Sie sollen zeigen, daß es sowohl für unsere Gesundheit als auch für unsere Krankheiten Vor- und Nachteile gibt. Wer kennt nicht das Wort: „Wer A sagt, muß auch B sagen“? Alles hat seine Konsequenzen, seine Licht- und Schattenseiten.

Von einem Gesunden erwartet die Mitwelt Einsatz, Leistung, Engagement für die Schwächeren, beispielsweise im Sinne von

Nachbarschaftshilfe, Spenden, Krankenkassenbeiträgen, Steuern, Wehrdienst.

Der Kranke erfährt Mitgefühl, Mitleid, Zuwendung, Hilfe, aber er muß auch Verzicht leisten und kann sich „in die Ecke gestellt" und zurückgesetzt fühlen.

Beenden wir diese Kapitel mit einem Wort des vorsokratischen Philosophen Demokrit (27), das bis heute Gültigkeit hat:

> *„Da flehen die Menschen die Götter an um Gesundheit und wissen nicht, daß sie die Macht darüber selbst besitzen. Durch ihre Unmäßigkeit arbeiten sie ihr entgegen und werden so selbst durch ihre Begierden zu Verrätern an ihrer Gesundheit!"*

Die Fragen nach Befinden und Schmerz

„Was fehlt Ihnen? – Wo tut es Ihnen weh?“ Das sind zwei der ersten Fragen, die in der Sprechstunde eines Arztes, eines Heilpraktikers, eines Psychologen oder Psychotherapeuten nach der Begrüßung gestellt werden können. Vielleicht wird noch die freundliche Aufforderung hinzugefügt: „Was kann ich für Sie tun?“

In eine Praxis gehen wir, wenn wir selbst uns nicht mehr zu helfen wissen, ratlos sind. Irgend etwas ist dann mit uns nicht in Ordnung, wir fühlen uns nicht wohl, erleben uns als geschwächt und unzufrieden mit uns selbst, leiden an einem Schmerz, haben Symptome wie Fieber Appetitlosigkeit, Verstopfung, Durchfall, Schlaflosigkeit, Erschöpfung, wird fühlen uns ganz einfach krank.

Krankheit wird also als unangenehm, belastend, schmerzend erlebt und hat mit Sorgen zu tun, an körperlicher und geistiger Leistung zu verlieren, „zum alten Eisen zu gehören“, in seinen Lebensfunktionen wie auch im seelischen Gleichgewicht empfindlich eingeschränkt und gestört zu sein.

Viktor von Weizsäcker, der bedeutende Psychosomatiker, spricht in seinem Werk „Pathosophie“ (28) Kranksein nicht nur von der körperlichen, sondern auch der seelischen Seite aus an:

> *„Krank oder krankhaft ist also der vielleicht größere Teil unseres Lebens und jedenfalls ein viel größerer Teil als das, was davon bemerkt und anerkannt wird. Es ist ja nur unsere abgestumpfte Empfindlichkeit, die uns übersehen läßt, daß ein fetter Bauch, ein schlechter Zahn, eine gelangweilte oder unzufriedene Stimmung bereits zu den Abweichungen gehören, die nur dem Grade, nicht der Art nach von den größeren Krankheiten sich unterscheiden. Auch ist es bei den meisten Menschen so, daß ihr Instinkt für das Krankhafte missleitet ist ...*

Man versteht das kranke Wesen am besten, wenn man sich das ganze Leben als einen unablässigen Krieg mit der Krankheit vorstellt ...
Eine üble Stimmung, ein apathischer Zustand, eine schlaflose Stunde haben doch zu bedeuten, daß mein Körper sich meinen Wünschen widersetzt, daß er mich zu einem anderen Wunsch oder zu einem anderen Weg überzeugen möchte. Ich soll anscheinend meine Gedanken ändern oder meine Handlungen durch andere ersetzen ...“

Krankheit fordert uns zu etwas auf, zum Innehalten, zum Nachdenken, zur Innenschau, zur intensiven Beschäftigung mit uns selbst, zum Ringen um etwas, zum Verändern, zum Sinnfinden, zur Frage nach dem Tod und der Zeit danach; auch andere für uns wichtige Themen können in Phasen des Krankseins auftauchen und uns zu weiterem Nachdenken in der Ruhe anregen.
Setzen wir unsere Überlegungen fort, dann kommen wir auch zu den Krankheiten, die schon von Geburt an uns begleiten können. Denken wir an die körperlich und/oder geistig Behinderten, die Contergan-Geschädigten mit verkrüppelten Armen und Händen, die durch übermäßigen Alkohol- oder Nikotinkonsum der Eltern schon während der Schwangerschaft geschädigten Babys. Sie haben ja selbst nicht falsch gelebt und sich dann den körperlichen oder geistigen Schaden zugezogen. Ihnen kann man aus irdischer Sicht kein eigenes Verschulden zuweisen wie den Kettenrauchern, den Alkoholgeschädigten, den Suchtkranken.
In dem Buch „Gespräche mit Seth“ (29), das dem inzwischen verstorbenen Medium Jane Roberts „von drüben“ durchgegeben wurde, finden wir Bemerkungen, die den vorstehend genannten Beispielen eine besondere Betrachtungsweise einräumen. Es wird dort ausgeführt, daß eine Seele, die sich inkarnieren will, ihre künftigen Eltern und die Zeitverhältnisse auswählen könnte, lange bevor ihr Körper gezeugt und geboren werde.
Wenn das so sein sollte, muß es auch vor der Zeugung und Geburt eine Art Auswahlmöglichkeit von Behinderung oder Krankheit geben. Warum? Um etwas Bestimmtes zu erleben und zu lernen?

Mit solchen Überlegungen sind wir an Grenzsituationen unseres gegenwärtigen Wissens angekommen.
Wer den Gedanken der Reinkarnation annehmen will, wonach wir nicht nur einmal, sondern viele Male, irdische Leben durchwandernd, Reifungsprozesse absolvieren, dem könnte sich zumindest teilweise eine Erklärung und Sinnfindung anbieten.
Dabei wäre es sicher falsch, ausschließlich von irgendeiner Schuld in früheren Inkarnationen auszugehen, die dann durch eine bestimmte Krankheit zu tilgen wäre.
Wir müssen wohl auch davon ausgehen, daß sich bestimmte Erkenntnisse nur einstellen können, wenn der eine und andere Verzicht geleistet, ein Opfer gebracht, Einschränkung und Schmerz angenommen werden.
Besonders deutlich wird das, wenn wir das außergewöhnliche Buch „Das wiedergefundene Licht“ (30) des mit acht Jahren erblindeten Jacques Lusseyran lesen. Für ihn, den späteren Universitätsprofessor für französische Literatur, war seine Blindheit ein geistiger Reichtum. Er entdeckte, daß er nicht in der Dunkelheit lebte, sondern mit einem inneren Licht sehen konnte, wenn er sich dessen Helligkeit anvertraute.

Nachdem unser Gästehaus „Haus Waldesruh am Sommerberg“ in Bad Wildbad neben der früheren „Kurklinik für Kriegsblinde“ steht, kam ich früher immer wieder mit Kriegsblinden und deren Ehefrauen oder Pflegerinnen ins Gespräch. Viele von ihnen strahlten trotz ihrer schweren Behinderung Selbstvertrauen und Selbstsicherheit, Lebensfreude und Optimismus aus, spielten zusammen gern Karten oder beherrschten sogar ein Instrument wie Akkordeon oder Klavier. Einer der Kriegsblinden sagte mir einmal, wenn er sich so etwas wie eine Kerze oder einen Baum vorstelle, könne er ihre Bilder vor sein inneres Auge holen und sie sehen. Wenn man nicht wüsste, daß diese Menschen blind sind, würde man es im Gespräch mit ihnen kaum bemerken.
Die Erfahrung mit Menschen, deren inneres Auge sich für die Erinnerung an frühere Inkarnationen öffnen durfte, zeigt sich häufig, daß es Schuldverstrickungen gab, die in früherer Zeit nicht

aufgelöst werden konnten. In solchen Fällen können körperliche wie auch seelische Symptome als Fortsetzung früherer Lebensprogramme angesehen werden.
Gegenwärtige Schmerzen und vor allem psychosomatische Erkrankungen, oft ohne klinischen Befund, können Hinweise darauf sein, daß ein früheres Leben noch keinen endgültigen Abschluß, Schuldgefühle noch keine Erlösung gefunden haben, göttliche Gnade noch nicht angenommen werden konnte.
Auch habe ich gerade in vielen Jahren psychotherapeutischer Arbeit immer wieder miterlebt, daß Verwünschungen und Flüche aus längst vergangener Zeit bis zur Gegenwart ihre zerstörerische Kraft behalten können, wenn man sie nicht eines Tages erkennt und auflösen kann.
Auch Verstorbene, wenn sie sogenannte erdgebundene Seele sind, können „von drüben“ her bei den Hinterbliebenen und Lebenden Krankheiten auslösen oder bestehende verstärken, bis sie mit unserer Hilfe Ruhe gefunden haben und dann ihren Weg ganz hinüber in die andere Welt gehen können und wollen.
Nimmt man die Überlieferungen ernst, dann gibt es seit Jahrtausenden Erfahrungen, die in diese Richtung weisen, und man sollte sie nicht abschätzig in den Bereich des Aberglaubens verweisen. Dazu einige Beispiele (31):

> *„Die unterschiedlichen Begräbnisstätten der merowingischen Zeit (5./6. Jahrhundert n. Chr.) verraten, daß das Verhältnis der Lebenden zu den Toten von Nähe und Ferne zugleich geprägt war. Oberste Pflicht war, dafür zu sorgen, daß der Leichnam ordentlich beerdigt wurde und im Leben nach dem Tode bestehen konnte ...*
> *Um die Toten im Jenseits festzuhalten, wurden dem Grab Talismane und Reliquienkästchen beigegeben ...*
> *Der Einfluß des Christentums führte dazu, daß dem Toten mitunter auch Reliquien beigegeben wurden ...*
> *Alles Erdenkliche wurde getan, um die Toten froh zu stimmen – in ihrer eigenen Welt. Manchen Leichen, die für besonders gefährlich galten, wurde grausam ihr böser Geist ausgetrieben. Totgeborenen Kindern wurde ein*

Pfahl ins Herz geschlagen, denn man meinte, daß unschuldige Wesen nicht unter der Erde bleiben könnten, es zog sie empor, auf die Erde, wo sie den Lebenden nachstellten, weil sie nicht hatten leben dürfen. Andere, vielleicht Zauberer oder Verbrecher, wurden in ihrem Sarg festgenagelt, verstümmelt, enthauptet oder mit einem Kreis Kohle aus reinigendem Feuer umgehen ...“

Nun sind wir heute sicher weit entfernt von solchen Riten, und trotzdem haben viele Menschen Angst vor Toten; manche weigern sich, in ein Leichenhaus zu gehen und einen Toten ein letztes Mal zu betrachten; andere meiden Räume, in denen jemand verstarb.

Christiaan Barnard weist in seinem Buch „Glückliches Leben, würdiger Tod“ (32) auf eine in Kanada durchgeführte Meinungsumfrage hin, wonach 80 % der Verwandten es bevorzugen, wenn todkranke Familienmitglieder in ein Krankenhaus gebracht würden, um dort zu sterben, während 80% der Sterbenden lieber zuhause im Kreis ihrer Familie ihr Leben aushauchen würden.
Wer für seine Nachkommen Verantwortung empfindet, wird bestrebt sein, vor seinem Tode „sein Haus zu bestellen“, Fragen um mögliche Erbschaften zu klären, die Versorgung der Familienmitglieder sicherzustellen, um eines Tages friedlich den Weg in die Transzendenz antreten zu können. Zeichen des Friedens war und ist von alters her der väterliche und mütterliche Segen, der den Kindern gespendet wird. Wer auf diese Weise sich von dieser Welt lösen kann, wird nach seinem Tode sicher keinerlei Gefahr für die Lebenden darstellen.
Von der christlichen Seite her gesehen stellt die Fürbitte für die Verstorbenen sicher eine starke Kraft dar, die ihnen den Weg nach drüben und den Abschied von hier erleichtert.
Im Rahmen meiner psychotherapeutischen und vor allem reinkarnationstherapeutischen Arbeit mit Patienten stieß ich immer wieder auf Fälle, bei denen der Frieden mit Sterbenden zu deren Lebzeiten nicht mehr möglich war. Verständnis füreinander konnte fehlen, Verzeihen wurde nicht angeboten, Vergeben konnte

nicht angenommen werden. Da und dort starben Menschen mit einer Verwünschung oder einem Fluch auf den Lippen gegen die Lebenden.
Wenn solche Belastungen bestehen bleiben, können sie im Hier und Jetzt der Lebenden gravierende Schicksalsschläge auslösen. Ich bin der Auffassung, wir sollten alle danach streben, in Frieden mit der diesseitigen und jenseitigen Welt zu leben. Manches Krankheitsprogramm hat mit Verflechtungen zwischen den beiden Welten zu tun. Deshalb werden in diesem Buch eine Reihe von Beispielen besprochen, damit möglicherweise vorhandene eigene Verstrickungen gelöst und körperliche und seelische Gesundheit zurückgewonnen werden können.

Die Polarität zwischen Gesundheit und Krankheit

Beobachtung und Erfahrung zeigen uns eine Polarität zwischen Gesundheit und Krankheit. Gesundheit stellt dabei für die meisten von uns sicher ein Ideal dar; denn wer ist tatsächlich ohne irgendwelche Einschränkungen vollkommen gesund?
Wir fühlen uns gesund, wenn wir Lebensfreude besitzen und etwas Sinnvolles leisten können. Wir fühlen uns krank, wenn unser Befinden reduziert ist, wir müde und erschöpft sind, einige Zeit „aus dem Rennen geworfen" sind, das Bett hüten müssen, an einer Krankheit leiden, die als chronisch – also langdauernd und unheilbar – eingestuft wird.
Diese Polarität, dieser Spannungszustand zwischen Gesundheit und Krankheit, wurde von dem Philosophen Jean Gebser als bedeutsam für die Persönlichkeitsreifung gehalten. In diesem Sinne schrieb er (33):

> *„Solange er (der Mensch, d. V.) diesen Spannungszustand im Gleichgewicht zu halten vermag, ist er lebens- und wirkfähig. Überwiegt der andere Pol, so nähert er sich, gleichgültig ob krank oder gesund, der Todesgrenze oder dem bloßen Vegetieren, welches Vegetieren vom Psychischen aus gesehen mit dem Tode verwandt ist."*

Man kann daraus schließen, daß „etwas krank" oder „ein bißchen krank" die Lebenskräfte anregt, weil man ja wieder gesund werden will. Treffend und humorvoll drückt das ein Schweizer Wort aus, wonach jeder sein „Neurösli" haben darf, so lange er die anderen damit nicht zu sehr stört! Also, ein bißchen krank oder sogar verrückt kann demnach nicht schaden, sondern kann unseren kreativen Kräften nur gut tun. So könnte man annehmen.
Nun gibt es genügend Zeiten in unserem Leben, die man weder als gesund noch als krank bezeichnen kann. Leichtes Fieber zu haben, erkältet oder verschnupft zu sein, bedeutet noch nicht, daß wir im Bett bleiben oder der Arbeit fernbleiben müssten. Auch mit einem gebrochenen Arm oder Bein im Gips können wir noch dies und jenes tun, zumindest lesen. Aber nicht jeder macht von dieser

Gelegenheit Gebrauch. Es gibt genügend Menschen, die Zeiten der Krankheit vertrödeln, statt sie zum Nachdenken und zu neuen Einsichten zu nützen.
Wenn wir nach einer festlichen Veranstaltung zuviel gegessen und getrunken haben und uns das „übel bekommen" ist, sind wir nicht direkt krank, wir müssen vielleicht nur „den Kater ausschlafen".
Aber je älter wir werden, desto mehr spüren wir, daß Gesundheit uns nicht einfach zufällt, sondern wir etwas dafür tun müssen:
Körperpflege, sinnvolle Bewegung und Gymnastik, Sport, gesunde Ernährung, Beachten des Schlaf-Wach-Rhythmus, bewusste und unserer Leistungsfähigkeit entsprechende Zeiteinteilung, dem Körper und den Interessen entsprechende Freizeitgestaltung.
Der Wunsch, gesund zu bleiben und Krankheit zu vermeiden, aktiviert uns, das Leben ernst zu nehmen und zu meistern.
In diesem Zusammenhang sei auf einen interessanten Artikel hingewiesen, den der schon zitierte Philosoph Jean Gebser unter der Überschrift „Normalgesund" aus der Zeitschrift „Wendepunkt" (34) zitierte:

> *Fünfzig Männer wurden von den Psychiatern der Universität Minnesota ausgesucht, die der heutigen Definition von geistiger Normalgesundheit so genau wie möglich entsprachen: gut umweltangepasst, häuslich, stabil, verlässlich, berufstüchtig.*
> *Man untersuchte diese Elite und fand, daß alle ausgesprochen phantasielos, interessenbegrenzt, sozial uninteressiert, ja sogar unaufmerksam für die Erziehung und Laufbahn der eigenen Kinder waren ... Normalgesundheit bedeutet Mangel an schöpferischer Fähigkeit, Vorstellungskraft und Ursprünglichkeit."*

So wie Tag und Nacht, Morgen und Abend, Oben und Unten, Rechts und Links einander bedingen, gehören Gesundheit und Krankheit zusammen. Phasen der Gesundheit und Krankheit entstehen innerhalb der Zeit zwischen Geburt und Tod. Für den Normalfall kann dann eine Kurve entstehen, wie in Abb. 9a dargestellt. Schwingungen zwischen Wohlbefinden und vitaler Schwäche, zwischen Gesundheit und Krankheit.

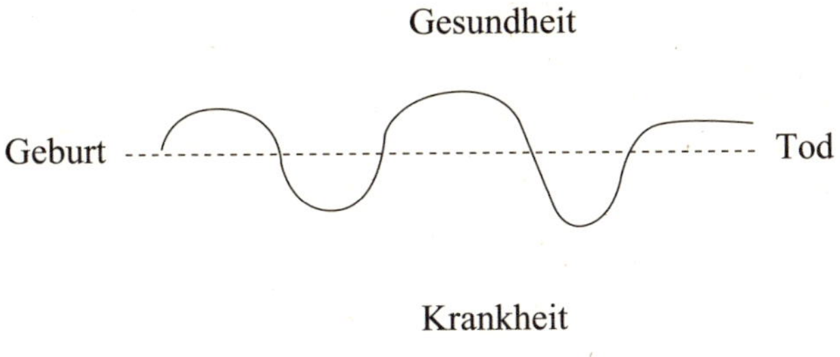

Abb. 9a

Nun gibt es auch den angeblichen Idealfall „Normalgesund", wonach sich jemand mit leichten Schwankungen stets gesund fühlt. Wessen Lebenskurve in dieser Richtung abläuft, neigt dazu, egoistisch bis egozentrisch nur noch der eigenen Gesundheit zu leben. Graphisch kann das wie in Abb. 9b aussehen:

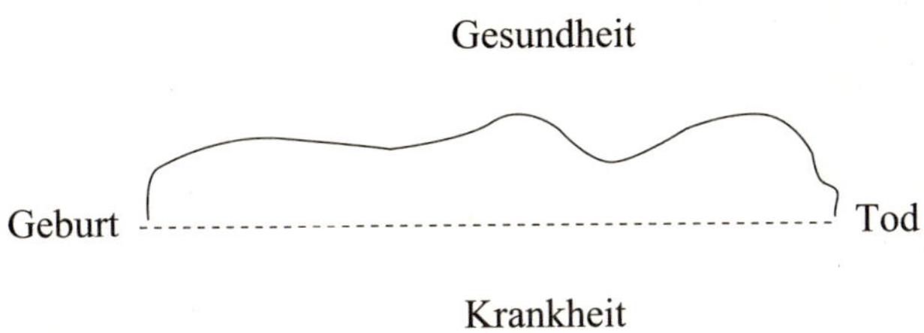

Abb. 9b

In unserer Mitwelt finden wir auch Menschen, die von ihrer Geburt an oder zumindest seit den ersten Lebensjahren noch nie gesund waren, also mit einem angeborenen oder früh erworbenen Leiden in dieser Welt leben. Beispiele können körperlich und/oder geistig behinderte Menschen sein.

Eines der bekanntesten Beispiele ist die Amerikanerin Helen Keller (1880 – 1968). Sie wurde durch eine schwere Erkrankung schon mit 19 Monaten blind und taubstumm, war also noch mehr geschädigt, als der schon erwähnte Professor Jacques Lusseyran, der im Alter von knapp acht Jahren sein Augenlicht verlor. Von ihrem siebten Lebensjahr an wurde Helen Keller von der Lehrerin Anna M. Sullivan betreut, lernte die Taubstummensprache und die Blindenschrift. Ab 1890, also zehnjährig, lernte sie durch eine andere Lehrerin, Sarah Fuller, auch sprechen.
Die Begabung Helen Kellers wurde intensiv gefördert, so daß sie, trotz ihrer dreifachen Behinderung, studieren und ihre Ausbildung mit Auszeichnung beenden konnte. Zwischen 1903 und 1955 schrieb sie zehn Bücher. Besonders aktiv war sie nach dem Zweiten Weltkrieg durch Vorträge vor Kriegsblinden.

Abbildung 9c zeigt eine graphische Darstellung dieser angeborenen oder sehr früh aufgetretenen Erkrankungen.

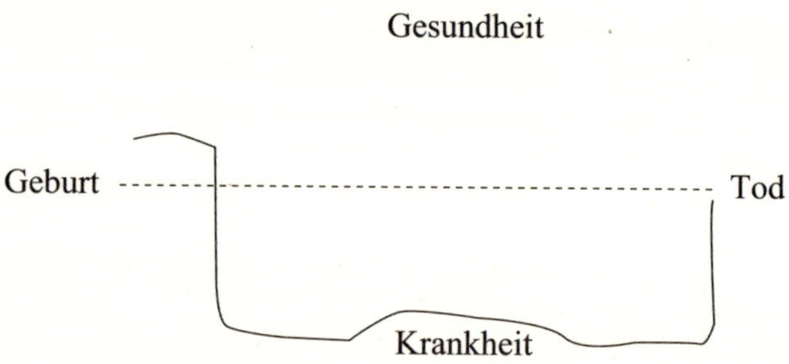

Abb. 9c

Aus einer solchen Disposition können zwei Extreme entstehen:
Wird der Kranke durch seine Mitwelt – Eltern, Geschwister, Lehrer – immer wieder ermutigt und gefördert, dann kann der Ehrgeiz zu optimaler Leistung entstehen, wie wir bei Helen Keller sahen.

Fehlen Zuspruch, Anregung, Lob und sonstige motivationsfördernde Anregungen, dann entstehen leicht Entmutigung, Gleichgültigkeit, Verzweiflung, Resignation, Depression.
Menschen mit Ausfällen körperlicher und/oder geistiger Art müssen natürlich keine außergewöhnlichen oder genialen Leistungen zuwege bringen. Aber sie freuen sich natürlich über Anerkennung und Bestätigung. Grundsätzlich spielen also die Mitmenschen eine große Rolle. Ihr persönliches Engagement ist erforderlich, damit kranke und behinderte Menschen nach ihren Fähigkeiten optimal gefördert und der Isolation entrissen werden können.

Ganz anders sieht die Lebenskurve eines Menschen aus, der gesund war und chronisch krank wurde, wie Abbildung 9d zeigt.

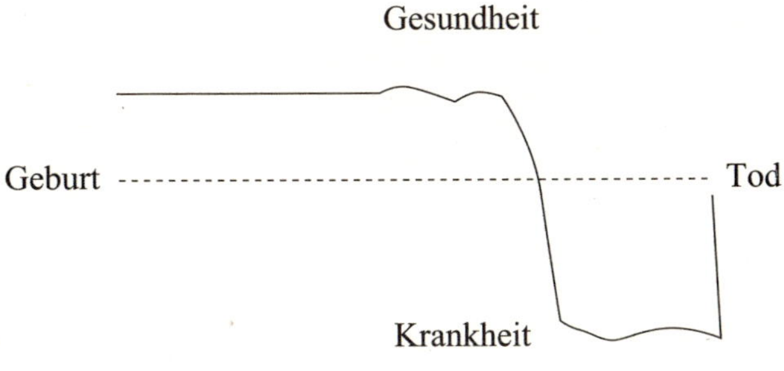

Abb. 9d

Denken wir an Menschen, die durch einen Unfall, eine Katastrophe, Gefangenschaft, Kriegsereignisse, Folter geschädigt wurden, einen Arm oder ein Bein einbüßten, einen Schaden an der Wirbelsäule oder am Kopf erlitten, zu Rollstuhlfahrern wurden, Teile ihrer Intelligenz verloren, wie das Gedächtnis, die Erinnerung, die Kommunikationsfähigkeit, die Sprache.
In solchen Fällen wird der Ausfall körperlicher oder geistiger Leistungsfähigkeit meistens erst wie ein Schock erlebt, der bis zu Selbstmordtendenzen gehen kann.

Aber auch in solchen Fällen können wir immer wieder staunen, welche Energien entstehen können, wenn man den körperlichen und/oder seelischen Schaden erst einmal akzeptiert hat. Die heutigen Rehabilitationsmaßnahmen in den REHA-Kliniken zeigen immer wieder erstaunliche Resultate. Beruflich müssen diese Menschen zwar meist eine andere Richtung einschlagen, doch in der überwiegenden Mehrzahl der Fälle zeigen sich gute Chancen für einen neuen beruflichen Einsatz. Ausschlaggebend sind dabei immer wieder der Wille und die Motivation des Patienten.
In diesem Zusammenhang erinnere ich mich an einen Frührentner, der bis zu seinem 50. Lebensjahr als Werkmeister in einem bedeutenden Unternehmen angestellt war. Wegen einer unheilbaren schweren Darm-Krankheit musste er vorzeitig in Rente gehen. Nun entdeckte er ein besonderes Geschick für das Schnitzen. Nach einer Reihe von Lehrgängen war er in der Lage, aus Holz Teller, Krippenfiguren, Marienstatuen in künstlerischer Qualität zu gestalten. Ohne das Trauma, nicht mehr berufstätig sein zu können, hätte er wohl kaum seine besondere Begabung entdeckt.

Noch eine fünfte Möglichkeit wollen wir erörtern: Krank oder sogar schwer krank gewesen sein und gesund werden. Das betrifft vor allem diejenigen, die als Kind in ihrer körperlichen und seelisch-geistigen Entwicklung eingeschränkt waren, im Laufe ihres Lebens jedoch genesen konnten.
Als Beispiel wollen wir Alfred Adler (1878 – 1937) herausgreifen, den Schüler von Sigmund Freud (1856 – 1939) und späteren Begründer der Individualpsychologie. Er war Jude wie Freud auch und in einer Vorstadt Wiens aufgewachsen. Dort lernte er früh die noch schlechten sozialen Verhältnisse der armen Menschen, der Handwerker und Arbeiter des ausgehenden 19. Jahrhunderts, kennen. Er selbst war ein kränkliches Kind und hatten wegen einer Rachitis erst mit vier Jahren laufen gelernt. Mit den anderen Kindern konnte er nicht herumtollen, wie er es gern gewollt hätte. An sich selbst lernte er, daß das Erleben einer Organschwäche,

von ihm später als Organ-Minderwertigkeit definiert, gegenüber anderen Menschen außergewöhnliche Kräfte zu deren Überwindung freisetzen kann. Er wurde später nicht nur der Begründer der Erziehungsberatungsstellen, sondern er ist auch der geistige Vater des heute Begriffes „Minderwertigkeits-Komplex“. Mit der von ihm entwickelten Therapieform erstrebte er ein hohes Maß an Selbstverwirklichung des Menschen, auch wenn bestimmte Schwächen vorliegen sollten.
Die Abbildung 9e skizziert die Lebenskurve solcher Menschen:

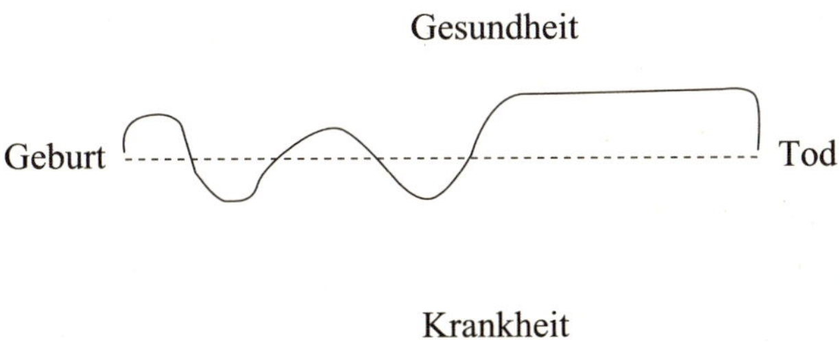

Abb. 9e

Die Lebenslinie von der Geburt bis zum Tod kann also in vielen Fällen durch die Lebenskurve zwischen den Polen Gesundheit und Krankheit geschnitten werden. In der Mehrzahl der Fälle haben wir es mit Pendelbewegungen zu tun.
Wenn wir dem Beispiel von „Normalgesund“ folgen, das J. Gebser zitierte, dann dürfte bei „ewig anhaltender Gesundheit“ so etwas wie Langweiligkeit und Spannungslosigkeit entstehen. Wir wären da mit einem Schwimmer vergleichbar, der unbegrenzte Zeit im Wasser „den toten Mann spielen“ und sich auf den Wellen treiben lassen kann. Aber irgendwann will sich der Schwimmer im Wasser bewegen, sei es, daß er an ein Ziel schwimmen oder sich durch seine Bewegungen nur wieder erwärmen will.

So könnte der Gedanke entstehen, daß wir die Polarität von Gesundheit und Krankheit brauchen, um uns immer wieder zu aktivieren und etwas Sinnvolles für unsere Gesundheit zu tun.

Die seit 2007 in Kraft getretene Gesundheitsreform hat einen bisher nicht verwendeten Patienten-Status hervorgebracht, den Chroniker. Dieser Begriff, der vielleicht zum „Unwort des Jahres" wird, kann wie ein Programm wirken, krank zu bleiben und sich mit diesem Schicksal abzufinden.
Im Internet finden wir zum Stichwort Chroniker „Erläuterungen und Informationen im Glossar zur Gesundheitsreform". Dort lesen wir folgende Definitionen:

> *„Als schwerwiegend chronisch krank gilt, wer mindestens einen Arztbesuch pro Quartal wegen derselben Krankheit wenigstens ein Jahr lang nachweisen kann und zusätzlich eines der folgenden Kriterien erfüllt: Entweder Pflegebedürftigkeit der Pflegestufe 2 oder 3 oder aber ein Grad der Behinderung beziehungsweise eine Minderung der Erwerbstätigkeit von mindestens 60 %.*
> *Außerdem ist Chroniker, wer eine kontinuierliche medizinische Versorgung benötigt, ohne die nach ärztlicher Einschätzung eine lebensbedrohliche Verschlimmerung der Erkrankung, eine Verminderung der Lebenserwartung oder eine dauerhafte Beeinträchtigung der Lebensqualität durch die von der Krankheit verursachte Gesundheitsstörung zu erwarten ist. Zu den chronischen Krankheiten, die eine Dauerbehandlung erfordern, gehören zum Beispiel Diabetes mellitus, Asthma, chronisch obstruktive Atemwegserkrankungen oder koronare Herzkrankheit.*
> *Die Behandlung chronischer Erkrankungen erfordert in der Regel eine intensive Betreuung durch Ärzte verschiedener Fachrichtungen und andere Heilberufliche, sowie eine aktive Mitwirkung der Patientinnen und Patienten: Ihre Behandlung kann nur dann optimal sein, wenn sie strukturiert und koordiniert erfolgt ..."*

Nehmen wir als chronische Erkrankungen nur diejenigen, die oben angeführt wurden: Diabetes mellitus, Asthma, chronisch obstruktive Atemwegserkrankungen oder koronare Herzkrankheit.
Zumindest für einen großen Teil dieser Krankheiten kennen wir heute heilkundliche Möglichkeiten der Hilfe für diese Patienten. Dazu gehören Umstellung der Ernährung, vor allem bei Diabetes, ausreichend Vitamine und Mineralstoffe, aktive Bewegungs-Therapie, Verzicht auf nebenwirkungsreiche chemo-pharmazeutische Medikamente, Vitamin C-Infusionen, biochemische und homöopathische nebenwirkungsfreie Medikamente.

Ich gehe nicht davon aus, daß wir mit dem hier vorgeführten Denkmodell genügend über unheilbar kranke Menschen aussagen können, weil sie in der oben skizzierten Polarität zwischen Gesundheit und Krankheit nur begrenzt leben. Es muß hier noch einen tieferen Sinn geben, der sich nur aus dem individuellen Leben selbst erschließen läßt. Eine Reihe der in den nächsten Kapiteln besprochenen Lebensgeschichten soll uns dieser Problematik näher bringen.

Kränkung und Krankheit, Ermutigung und Gesundheit

Die beiden Worte „Krankheit“ und „Kränkung“ haben einen sprachgeschichtlichen und engen inhaltlichen Zusammenhang miteinander. Krank sein heißt leiden, Schmerzen haben, in seinen körperlichen Funktionen eingeschränkt zu sein. Gekränktsein bedeutet noch nicht Krankheit, aber eine Mehrzahl oder sogar Vielzahl von Kränkungen kann Krankheiten auslösen.
Darüber hinaus hat in unserem Sprachverständnis Kränkung weniger mit körperlicher Krankheit, als mit seelischem Leid zu tun.
Das kann heißen: Mit Worten, Verhalten, Gesten, Mienenspiel, Nachrede, Gerüchten oder gar mit Telefonaten, e-mails und Briefen kann ein Mensch einem anderen wehtun, ihn belasten, ihn kränken, letztlich auf Dauer gesehen sogar umbringen.
Reicht es schon, jemanden „den Vogel zu zeigen“, indem wir mit dem Zeigefinger an unsere Stirn tippen? Der eine und andere mag sich ärgern, wenn ihm auf diese Weise gezeigt wird, er habe ungeschickt oder dumm reagiert. Aber wird er gleich gekränkt sein? Nicht unbedingt! Anders dürfte es sein, wenn zwei Damen den folgenden Dialog miteinander führen:

Frau Boser trifft auf der Straße Frau Bitter und eröffnet das Gespräch:
Frau Boser: *„Wie nett, Sie zu sehen, wie geht es Ihnen!“*
Frau Bitter: *„Danke der Nachfrage, und Ihnen?“*
Frau Boser: *„Was haben Sie für ein schönes Kleid an?“*
Frau Bitter: *„Ja, da haben Sie Recht, ich trage es gern, mein Mann brachte es mir kürzlich von einer Geschäftsreise mit!“*
Frau Boser: *„Oh, wie nett von ihm, er hat einen guten Geschmack. Meine ältere Schwester in München hat letztes Jahr das gleiche schöne Muster erstanden, sie zieht es auch sehr gern an!“*
Freundliche Worte, nicht wahr? Aber hinter Frau Bosers Worten steht die Mitteilung: „Sie sehen mit dem Kleid zwar gut aus, aber

es ist aus der Mode und wird von einer anderen älteren Frau getragen!" Welche Dame, die etwas auf sich hält, hat da noch Freude an einem solchen Kleid, auch wenn es vom eigenen Mann gekauft wurde? Frau Bitter muß sich gekränkt fühlen!
Häufiger Tadel, abwertende Kritik, beleidigende Worte, die einen anderen Menschen „ins Herz treffen", ihn schlecht machen, entwürdigen, miesmachen, sein Selbstvertrauen „ankratzen", ihm Schuldgefühle beibringen sollen, können kränken.

1. Worte können „wie ein scharfes Messer" wirken

Bestimmte Worte wirken wie eine Waffe, sie können die Seele verletzen, ja, sie können sogar töten. Denken wir dabei an Worte wie „jemanden anschwärzen" oder „Rufmord".

Beispiele für Kränkungen

- ❑ **„Was kann man von Dir schon erwarten!"**
- ❑ **„Du bist doch sowieso viel zu blöde!"**
- ❑ **„Das wirst Du nie lernen!"**
- ❑ **„Du wirst es nie zu etwas bringen!"**
- ❑ **„Mit Dir wird es noch einmal ein schlimmes Ende nehmen!"**
- ❑ **„Du wirst noch einmal in der Gosse landen!"**
- ❑ **„Man sollte Dich windelweich schlagen!"**
- ❑ **„Du taugst einfach zu gar nichts!"**
- ❑ **„Bei Dir sind Hopfen und Malz verloren!"**
- ❑ **„Dumm geboren, nichts dazu gelernt!"**
- ❑ **„Komm schon, ich mache es lieber selbst, bevor Dir etwas passiert!"**

Haben Sie die eine oder andere Äußerung auch schon gehört oder sind mit ähnlichen Worten konfrontiert worden? Wie wurde sie von Ihnen erlebt?

Abb. 10

Diese Reaktionen werden oft nicht sichtbar oder hörbar. Es sind unausgesprochene Worte, die man „zu sich selbst sagt", deren Inhalt man „in sich hereinfrist". Worte können eine Person und ihr Prestige „auf Null bringen", ja sogar körperlich und seelisch vernichten. Nur mit der Sprache und ohne Waffen, kann man Ruf, Ansehen, bisherige Anerkennung und Leistung eines Menschen so zerstören, so daß ihm „kein Hund mehr aus der Hand frisst."

Auf der vorstehenden Übersicht können Sie, verehrte Leserinnen und Leser, ankreuzen, welche Kränkungen vielleicht auch Ihnen schon einmal zugefügt wurden. Denken Sie dann einmal darüber nach, wie Sie damals reagierten oder wie Sie am besten hätten reagieren können.
Das eigentlich Kränkende muß nicht sein, wenn das eine und andere Wort einmal ausgesprochen wird, sondern es ist die Häufigkeit gleicher und ähnlicher Ausdrücke, mit denen das „Opfer" überschüttet wird. In extremen Situationen wird der Wohnort, die Arbeitsstelle, das Land verlassen, möglicherweise sogar dem Leben ein Ende gesetzt.

2. Gekränkt sein, und was tun?
Je nachdem wie die Persönlichkeits-Struktur geprägt ist, wird es eine Reihe von Reaktionen geben, wenn wir von jemandem gekränkt worden sind. Je nachdem, wie gut Selbstverstrauen und Selbstsicherheit ausgeprägt sind und die augenblicklichen Umstände es erlauben, werden bestimmte Reaktionen des „Opfers" entstehen. Einige davon sind umstehend in Abb. 11 aufgezeichnet. Kreuzen Sie am besten wieder an, wie Sie in entsprechenden Situationen reagiert haben, falls sie mit solchen oder ähnlichen Worten konfrontiert wurden.

Reaktionen auf Kränkungen	
❑	Beleidigtsein: „Die anderen mögen mich nicht!"
❑	Entmutigung: „Es wird mir wohl nie gelingen!"
❑	Scham: „Ich schäme mich, so ungeschickt zu sein!"
❑	Verzweiflung: „Was soll denn nun werden?"
❑	Gleichgültigkeit: „Es ist ja doch alles umsonst!"
❑	Aggression: „Denen werde ich es noch zeigen!"
❑	Wut: „Ich könnte alles kurz und klein schlagen!"
❑	Mordgelüste: „Ich könnte allen den Kragen umdrehen!"
❑	Isolation: Ich ziehe mich lieber zurück!"
❑	Haß: „Denen werde ich es noch zeigen!"
❑	Verwünschung: „Die soll doch der Teufel holen!"
❑	Fluch: „Denen soll mal das Gleiche passieren wie mir!" „Die sollen alle verflucht sein!"

Abb. 11

3. Ermutigen heißt Mut machen, Selbstvertrauen fördern

Das positive Gegenstück zur Kränkung ist nach meinem Dafürhalten die Ermutigung. Sie wirkt stärkend auf Selbstvertrauen und Selbstwertgefühl, vor allem bei Kindern und Jugendlichen. Und denken wir an eigene Erfahrungen von Kindheit an: Ermutigung wirkt anregend, fördernd und festigend auf unsere Gesundheit. Wie sehr kann uns beispielsweise ein Satz aufrichten wie:
„Kopf hoch! Du wirst es schon schaffen, da bin ich ganz sicher!"

Ermutigung, Lob und Anerkennung wie auch aufbauende, konstruktive Kritik haben in hohem Maße mit unseren Antrieben, deren Erfüllung und Behinderung und vor allem auch unseren eigenen Reaktionen darauf zu tun. Wir wollen uns das an den beiden Übersichten in Abb. 12 und 13 verdeutlichen:

Antrieb und Behinderung
Antriebsbewältigung und Antriebsverzicht

- ❑ **Jeder Antrieb strebt nach Verwirklichung**
- ❑ **Gelingen bringt Erfolgserlebnisse, Selbstvertrauen**
- ❑ **Selbstvertrauen, Selbstsicherheit bringen Zuversicht**
- ❑ **Zuversicht ermutigt zu weiteren Antrieben**
- ❑ **Gebote, Verbote, Gesetze, Rücksicht, Sitte, Moral, Zeitgeist können einengen und behindern**
- ❑ **Verzicht auf Antriebe und Verwirklichung können Erfüllung, Lebensfreude, Selbstbestätigung behindern**

Abb. 12

Reaktionen auf Antriebe

- ❑ **Verstärkter Einsatz: „Nun erst recht!“**
- ❑ **Antriebsstau: Behinderung, Aggression, „Blitzableiter“**
- ❑ **Angst vor Liebesverlust, Bloßstellung, Strafe**
- ❑ **Frustration (frustrare lat. = sich vergeblich bemühen)**
- ❑ **Resignation (re-signare lat. = Zeichen zurücksetzen)**
- ❑ **Regression (regredi lat. = zurückgehen, -weichen)**
- ❑ **Idealisierung: Unerreichbar machen**
- ❑ **Hoffnung auf die Zukunft: Tag- und Erfüllungsträume**
- ❑ **Flucht in Krankheit, Depression, Zwänge**

Abb. 13

Stellen Sie sich ein Kind vor, daß mit Bauklötzchen spielt und einen Turm bauen will. Am Anfang misslingt es noch, die Klötzchen aufeinander zu setzen. Aber je mehr gespielt und damit auch geübt wird, - in der Kinderpsychotherapie nennen wir das „sich satt spielen" - desto mehr werden Erfolgserlebnisse und damit Selbstsicherheit und Mut zu neuen und schwierigeren Aufgaben entstehen.

Weil das so ist, brauchen Kinder ein altersgerechtes und reifungsförderndes Spielzeug (35). Und wir Großen sollten uns viel mehr als im Allgemeinen üblich, dem Spiel und damit der Spielfreude hingeben!
Aber wie sieht es nun mit Reaktionen auf Antriebe aus, denen sich irgendeine Kraft entgegen stellt? Davon gewinnen wir einen Eindruck, wenn wir die Liste in Abb. 13 durchlesen.

Kennen Sie bei sich selbst die Reaktion des „Nun erst recht!" Da sind irgendwelche Widerstände da, und nun wollen wir doch mal sehen, wer stärker ist!
Aber es können die Antriebsstauungen und Behinderungen so stark sein, daß gegenwärtig ein Überwinden unmöglich erscheint. Frustration, Resignation, Regression können die Folge sein.
Wenn wir uns selbst nicht betrachten wollen, dann sehen wir deutliche Zeichen der behinderten Wunscherfüllung bei den Sportlern, die aus den verschiedensten Gründen im Augenblick ihr Ziel nicht erreicht haben. Denken wir nur an den Tennisspieler Boris Becker, der seine aufgestaute Wut auf sich selbst oder seinen Gegenspieler im Schreien oder dem Hinwerfen des Tennisschlägers löste!

Möglichst viele Widerstände im Leben erkennen und so gut wie möglich auflösen, das trägt wesentlich zu unserer körperlichen und seelischen Gesundheit bei.

Vom Lebenslauf zur Krankengeschichte und Lebensgeschichte

Haben Sie schon einmal darüber nachgedacht, wie bruchstückhaft Ihr Lebenslauf aussieht, wenn Sie sich irgendwo bewerben wollen? Nur nicht zuviel über sich aussagen, ist die Devise vieler Bewerber um eine Position. Warum eigentlich nicht? Nun, man möchte sich doch keine Blöße geben!

Dabei wäre es doch wichtig, daß ein ins Auge gefasster und möglicher Arbeitgeber schon vor der persönlichen Vorstellung abwägen kann, ob sich der „richtige Mann – die richtige Frau – für den richtigen Platz“ gemeldet hat!

Im persönlichen Gespräch, wenn es dazu kommt, werden dann sicher nicht nur der Ausbildungsgang während Schule, Lehre und Studium, Zeugnisse und Berufsabschlüsse geprüft; auch das Verhalten, die Sprechstimme, die Wortwahl, der Verhandlungsstil, das zwischenmenschliche Klima lassen ein bestimmtes Fluidum entstehen, das einen Bewerber umgibt.

Auch wenn wir uns gar nicht unbedingt darüber klar sind, was denn den vielzitierten „ersten Eindruck“ vermittelt, wir gewinnen durch ihn ein bestimmtes Gefühl für einen anderen Menschen, seien es Sympathie, Antipathie, Zutrauen, Vorsicht, Reserve, Ablehnung. Auf diesen ersten Eindruck bauen weitere Informationen auf, beispielsweise die Lebensgeschichte (Vita) und gegebenenfalls die Krankengeschichte (Anamnese).

Die Anamnese soll dazu dienen, die Entstehung eines Leidens von seinem gegenwärtigen Stand aus zurückzuverfolgen. „Wie hat es denn angefangen?“ wird der Patient häufig gefragt. Der Behandler versucht dann, aus dem Blick in die Vergangenheit und dem gegenwärtigen Zustand eine Prognose abzuleiten, ob die volle Gesundung oder nur eine Besserung möglich sein würden oder ob mit dem „status quo“ oder sogar einer Verschlechterung der Symptomatik zu rechnen sei.

Wenn wir als Psychologen und Psychotherapeuten heute eine Anamnese aufnehmen, ist diese als dreiteilig anzusehen:

1. Die eigentliche Krankengeschichte mit allen erfassbaren Symptomen, Organschwächen, der möglichen Entwicklung von einer Krankheit in eine andere, Operationen, Unfälle.
2. Die Genese mit dem bisherigen Verlauf des Lebens, angefangen von der Schwangerschaft über die Geburt bis zum Stillen, zu Ernährung, Stoffwechsel, Sauberkeitsgewöhnung, Kinderkrankheiten, Kindergarten, Schule, Interessen, Ausbildung, Partnerschaft, Beruf.
3. Beziehungspersonen wie Eltern, Geschwister, Verwandte, Kindergärtnerinnen, Lehrer, Kameraden, Freunde, Lebensgefährten, Ehepartner und sonstige Menschen, die in irgendeiner Art prägend wirkten. Auch die Trennung von bestimmten Menschen bis hin zu deren Krankheiten und Tod gehören in diese Rubrik.

Gerade wenn der Genesungsprozeß schwankt, stagniert oder sich gar verschlimmert, ist zu fragen, ob das mit dem Krankheitsbild als solchem zusammenhängt oder ob es Hintergründe gibt, die eine Gesundung hinauszögern oder sogar verhindern.
Schmerz und Krankheit können Indizien für einander entgegengerichtete Kräfte sein. Der Leidende will vielleicht einer ihm unangenehmen Situation aus dem Wege gehen, etwas verzögern, vermeiden, Konsequenzen für einen erwarteten Gesundungsprozeß verdrängen.
Wenn wir uns nun fragen, warum unsere Seele der Gesundung im Wege stehen kann, ist es nötig, eine Art Selbstanalyse zu beginnen. Wer einmal seine bisherige Lebensgeschichte aufgeschrieben und dabei eine Reihe der nachfolgend genannten Persönlichkeitsbereiche in sein Bewusstsein zurückgeholt hat, wird wahrscheinlich überrascht sein, welche Vielzahl an Ereignissen und Erlebnissen, an die man lange nicht gedacht oder sie längst vergessen hat, wieder erinnert und lebendig werden können:

Anregungen zum eigenen Aufzeichnen der Lebensgeschichte

- ❑ **Art der Erziehung: Konservativ, autoritär, liberal, fördernd, beengend, kirchlich gebunden, freigeistig**
- ❑ **Einzelkind oder Geschwister, Geschwisterreihe**
- ❑ **Charakter, Verhalten, Beruf, Milieu, Niveau der Eltern**
- ❑ **Verhältnis von Anerkennung und Lob einerseits, Kritik und Tadel andererseits, Bestrafungen**
- ❑ **Ausbildung, Interessen, Freizeitgestaltung**
- ❑ **Kameradschaften, Freundschaften, Partnerschaften**
- ❑ **Besondere, einzigartige Erfahrungen und Erlebnisse**
- ❑ **Schlüssel-Erlebnisse mit folgenden Konsequenzen**
- ❑ **Menschen mit Leitbild-Funktion**
- ❑ **Menschen, die Behinderung, Angst, Aggression auslösten**

Heilkundlich besonders wichtig!

- ❑ **Bedrohung, Schock, Mobbing, posttraumatische Belastungs-Störung, Depression, Suizidneigung**
- ❑ **Beschwerden, Schmerzen, Krankheiten, Operationen und deren Zeitpunkte und Verlauf**

Abb. 14

Im Laufe der Jahre lernte ich immer wieder Menschen mit Symptomen kennen, die unter psychiatrischen Gesichtspunkten als verrückt oder sogar schizophren bezeichnet worden wären. Sie hörten Stimmen! Diese konnten ihnen beispielsweise zuflüstern, daß sie nie mehr gesund werden dürften, weil sie irgendeine Schuld auf sich geladen hätten.

In diesem Zusammenhang denke ich auch an eine Patientin, die von einem Tag zum anderen häufig wechselnde schmerzhafte Beschwerden hatte, ohne daß ein klinischer Befund festgestellt werden konnte.

Diese Patientin hatte schon eine ganze Reihe von Behandlern ratlos gemacht und verschlissen, und sie konnte mit voller Inbrunst stets verkünden, daß sie doch „alles versucht" habe, um wieder gesund zu werden, sie habe aber niemanden gefunden, der ihr wirklich hätte helfen können.

Für diese Frau war ihre Krankheit zum fast ausschließlichen Lebensinhalt geworden. Da sie mit Schmerzen ihre Arbeit verrichtete, konnte sie ein Martyrium leben. Sie fühlte sich unverstanden, dabei war sie selbst pflichtbewusst bis zur Selbstverleugnung, und sie sorgte in Ehe, Familie, Bekanntenkreis stets für genügend Gesprächsstoff mit ihrem Leiden. Letztlich machte sie jeden Gesprächspartner mundtot, denn auf jeden Vorschlag für ihre Heilung wusste sie stets, daß sie dies alles schon durchdacht und versucht habe.

Der Ehemann versank immer wieder in Schweigen, weil er mit den Beschwerden seiner Frau nicht mehr zurecht kam. Ihm warf sie immer wieder vor, daß er ihr nicht zuhöre und sie mit ihren Schmerzen allein lasse. Sie hatte in ihm und anderen Personen dann jemanden gefunden, auf den sie die Schuld an ihrem Elend projizieren konnte. Das brachte ihr eine gewisse Erleichterung.

Aber etwas Außergewöhnliches ereignete sich eines Tages. Sie war bei mir wieder in der Sprechstunde, und plötzlich sprach sie eine für sie entsetzliche Vermutung aus. Es müsse wohl ein Fluch auf ihr lasten, daß sie lebenslang Schmerzen haben müsse und nicht gesund werden dürfe.

Ein Fluch? Solche Überlegungen scheinen weit hergeholt zu sein, aber wir entdeckten tatsächlich bei der reinkarnationstherapeutischen Arbeit eine Rückblende auf eine Person aus einem früheren Leben, die ihr damals eine Verwünschung entgegengeschleudert hatte:

> *„Du sollst ewig leiden, Du hast es nicht verdient, gesund zu werden!"*

Es war möglich, diese aus weit zurückliegender Zeit stammende Verwünschung nicht nur zu erkennen, sondern aufzulösen. Damit konnte der Patientin geholfen werden.

Kommen wir nochmals zurück auf das Aufzeichnen der eigenen Lebensgeschichte. Wer sich dieser Mühe unterzieht, findet eine der fruchtbarsten Möglichkeiten, sich selbst und die Hintergründe für gegenwärtige Probleme und Schwierigkeiten zu entdecken. Sie brauchen dafür Zeit und müssen zur kontinuierlichen Ergänzung bereit sein.

Zur Vorbereitung reserviert man sich für alle fünf Lebensjahre einen Bogen Din A 4 und schreibt dann aus diesen Fünf-Jahres-Perioden nieder, was gerade dazu einfällt. In den folgenden Tagen werden die Aufzeichnungen nochmals durchgelesen und um inzwischen weiter eingefallene Erinnerungen ergänzt. Für diesen Vorgang,

> *Aufschreiben – Liegenlassen – Erneutes Durchlesen – ergänzendes Aufschreiben*

kann man sich mehrere Wochen Zeit lassen. Es ist möglich, daß dann eine Lebensgeschichte im Umfang von 30 – 60 Seiten entstehen kann.

Durch das Aufschreiben entsteht ein Prozeß der Bewusstwerdung. Dazu sei eine raumsymbolische Anmerkung erlaubt: In unserer westlichen Kultur hat die linke Seite mit dem Unbewussten, die rechte mit dem Bewusstsein zu tun. Das Schreiben von links nach rechts kann man dann auffassen als ein Herausfließen von Erinnerungen aus dem unbewussten Raum unserer Seele in den bewussten Raum unseres Verstehens.

> *Anders ausgedrückt: Grübeln bedeutet, sich um die eigene Achse drehen, nicht vorwärts kommen; Aufschreiben geschieht als eine lineare Bewegung von links nach rechts, und in der Tat, wir können dem Volksmund vertrauen: Wir schreiben uns etwas „von der Seele“.*

Dieser Weg des bewussten und gezielten Aufschreibens kann bisher verdeckte und verdrängte Belastungen aus der Kindheit bis zur Gegenwart bewußt werden und damit auch verarbeiten lassen. Darüber hinaus können sogar Rückerinnerungen an frühere Inkarnationen freigelegt werden, wie ich in meinem Buch „Das karmische Gedächtnis – Reinkarnation und neues Bewusstsein“ (36) gezeigt habe.

Phasen körperlicher Erkrankungen

Körperliche Beschwerden und Erkrankungen, seelische Nöte, Belastungen, Fehlhaltungen oder Neurosen bis hin zur Borderline-Persönlichkeits-Störung (BPS) und den Geisteskrankheiten oder Psychosen entstehen nach bisheriger Erfahrung nicht von heute auf morgen; vielmehr können sie sich über Wochen, Monate oder sogar viele Jahre hinweg entwickeln, dann aber oft „ohne Vorwarnung" plötzlich ausbrechen.
Den Verlauf körperlicher Erkrankungen und deren mögliche Verschiebung entweder in die Richtung der Regeneration oder in zunehmend schwerwiegendere Krankheiten bis hin zum Siechtum beschrieb der Arzt und Pharmakologe Hans-Heinz Reckeweg (37) in der von ihm entwickelten Homotoxin-Lehre, der Lehre von den menschlichen Giften im Körper. Sie ist für unser Betrachtungen sehr eingängig und nachvollziehbar, weshalb nachstehend darauf eingegangen werden soll.
H. –H. Reckeweg war eine der bedeutendsten Persönlichkeiten der biologischen Medizin. Er war Begründer und früherer Inhaber der homöopathischen Heilmittelfirma HEEL in Baden-Baden.

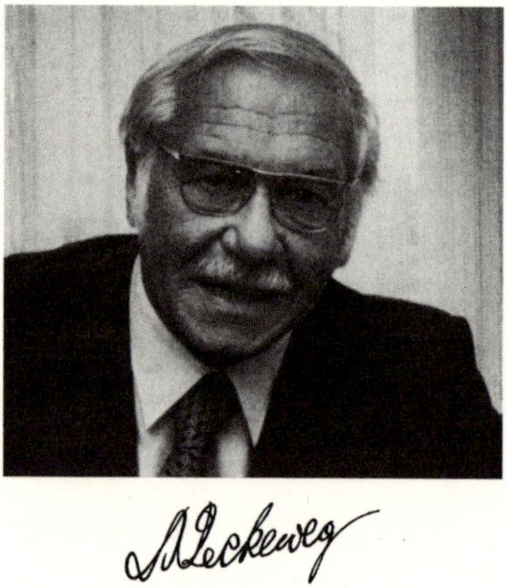

Abb. 15

Nach Reckeweg sind wir gesund, wenn unsere Organe störungsfrei funktionieren, wir also beschwerdefrei ein- und ausatmen, wachen und schlafen, essen und trinken wie auch über Darm, Nieren und Haut ausscheiden, uns mit unseren Knochen, Muskeln, Gelenken schmerzfrei bewegen können.
Hinzu kommt auf der seelisch-geistigen Seite – über die von Reckeweg vertretene Homotoxin-Lehre hinausgehend - , daß es auch Vergiftungen auf der seelisch-geistigen Ebene gibt, die Resultat aus jahrelangen Einwirkungen auf unsere Seele sind.
Wir können unsere täglichen Aufgaben zuhause, in Kindergarten, Schule, Beruf wie auch in der Familie nur dann sinnvoll erfüllen; wenn bestimmte Voraussetzungen gegeben sind. Dazu gehören Mimik und Gestik, Geräusche und Sprache; ferner die Möglichkeit, unsere Gefühle und Stimmungen auszudrücken, etwas auszusprechen, zu denken, abzuwägen, niederzuschreiben, tätig zu werden und zu handeln.
Herrschende Lehre der offiziellen Medizin ist bis heute, daß Krankheit ein Feind des Menschen sei und deshalb mit allen erreichbaren medizinischen Mitteln bekämpft werden müsse; ähnlich ist es auch mit dem Tod; auch er muß bekämpft werden, seine erlösende und den Weg in die Transzendenz öffnende Kraft wird meistens noch übersehen.
Die Homotoxin-Lehre zeigt einen anderen Ansatz für das Verständnis von Krankheiten. Danach sind diese sinnvoll, und deshalb können ihre Hintergründe mit einiger Mühe auch verstanden werden. Reckeweg selbst beschrieb diese Vorgänge wie folgt (38):

> *„Nach der Homotoxinlehre sind alle jene Vorgänge, Zustandsbilder und Erscheinungen, die wir als Krankheiten bezeichnen, der Ausdruck dessen, daß der Körper mit Giften kämpft und daß er diese Gifte unschädlich machen und ausscheiden will. Entweder gewinnt dabei der Körper oder aber er verliert den Kampf.*
> *Stets aber handelt es sich bei jenen Vorgängen, die wir als Krankheiten bezeichnen, um biologische, das heißt naturgerechte Zweckmäßigkeitsvorgänge, die der Giftabwehr und Entgiftung dienen."*

Reckeweg erkannte also Krankheiten als biologisch wichtige und heilsame Vorgänge, und deshalb sollten sie nach seiner Auffassung auch nicht bekämpft werden, vielmehr müssten sie in ihrer Symptomatik verstanden und richtig eingeordnet werden. Von da aus ergeben sich erst Überlegungen über die mögliche Therapie.

Die Reckeweg`sche Homotoxin-Lehre hat sich im Laufe der letzten Jahrzehnte in der Praxis bestens bewährt, und viele Ärzte und Heilpraktiker arbeiten und behandeln danach. Nach seiner Theorie können wir die umstehenden sechs Phasen von Krankheits-Prozessen unterscheiden:

1. Exkretions-Phasen
Sie dienen der Ausscheidung über den Darm, die Nieren, die Haut, das Lymphsystem, die Atmung.

2. Reaktions-Phasen
Der Körper reagiert mit Entzündungen, Hautrötungen, Schwellungen, Fieber, Eiterung.

3. Depositions-Phasen
Es entstehen Ablagerungen und Verhärtungen in den Blutgefäßen, in der Haut, im Bindegewebe, in der Muskulatur, in den Gelenken.

Jenseits dieser drei Phasen wird es immer schwieriger bis unwahrscheinlich, daß Krankheit in vollständige Gesundheit zurückverwandelt werden kann, unabhängig von den gewählten Therapien. Deshalb wird von einem

Biologischen Schnitt

ausgegangen, der sich in den Krankheitsverläufen deutlich abzeichnen läßt. Der biologische Schnitt ist gleichsam die Nahtstelle zwischen der Möglichkeit, von der Krankheit weg wieder zur vollen Gesundheit zurückzufinden oder zunehmend in chronische

Krankheiten und damit das Siechtum bis hin zu den Krebserkrankungen zu verfallen.

4. Imprägnations-Phasen
Es prägen sich den einzelnen Organsystemen körperliche Schäden ein, die begrenzt oder gar nicht mehr regenerierbar sind. Beispiele dafür sind: Rheuma, Krampfadern, Leberverfettung.

5. Degenerations-Phasen
Es findet ein Abbau der organischen Funktionen statt. Dazu gehören Muskel-Atrophie und Osteoporose.

6. Neoplasma-Phasen
Darunter werden alle Tumoren und sonstigen Entartungen bei Krebs-Erkrankungen gefasst.

In einzelnen Fällen ergeben sich auch noch Möglichkeiten der Regeneration im Falle von Krebserkrankungen, sofern die Patienten bereit sind, ihre bisherige Lebensweise vollständig zu ändern, beispielsweise sich mineral- und vitaminstoffreich und vor allem vegetarisch zu ernähren.

Die Dynamik, die sich zwischen verschiedenen Arten von Krankheiten ergeben kann, wird durch zwei weitere Begriffe im Reckeweg`schen Denkmodell erklärt, die progressiven und regressiven Vikariationen (39). Sie werden in der Abb. 15 zusammengefasst:

Wie schon oben erwähnt, haben sich die theoretischen Überlegungen Reckewegs in der Heilpraxis bewährt, vor allem konnten damit auch die Wirksamkeit der Homöopathie und ihr erfolgreicher heilkundlicher Einsatz nachgewiesen werden.

Progressive und Regressive Vikariationen (H. H. Reckeweg)

- **Progressive und regressive Vikariationen sind Abläufe im Krankheitsgeschehen zwischen den Polen Siechtum und Heilung. Dabei kommt es zu einem Gewebs- bzw. Organwechsel.**
- **Eine Krankheit kann sich verschlimmern, z. B. von der Entzündung zur Organschädigung fortschreiten (progressive Vikariation), oder bessern, z. B. von einer Organschädigung zu einer erwünschten Regeneration und damit Ausheilung führen (regressive Vikariation).**

Abb. 16

Leider sah Reckeweg die Symptomatik der körperlichen Krankheiten bis hin zu den Geisteskrankheiten nur unter physiologischen und chemischen Gesichtspunkten. Dieses Denken zeigt sich u. a. in seinen folgenden Gedanken über die Seele (40):

> *„Der Begriff der Seele kann ebenfalls analysiert werden, nämlich als Abstraktion für alle jene chemischen Reaktionen der Gehirnzellen, die aus chemisch-verankertem Erbgut, Erlerntem, Beobachtetem, Kombiniertem, Anerzogenem und Erlebtem resultieren.*
> *Durch Toxine (Rauschgift, Alkohol usw.) lassen sich die über komplizierteste Schaltungen des zentralen Nervensystems verlaufenden seelischen Reaktionen beeinflussen, zum Beispiel im Sinne des völligen Zerfalls der Persönlichkeit, ebenso wie die DNS durch Toxine (auch durch Pharmazeutika, z. B. Antibiotika usw.) zerstört werden bzw. mutieren kann, womit auch die Grundlagen kybernetischer Signale für geordnete Gedanken, Motive usw. beeinträchtigt werden und falsche Lebensäußerungen, Fehlaktionen, Fermentausfall usw. die Folgen sind (auch Kriminalität).“*

Reckeweg befindet sich damit in völliger Übereinstimmung mit den beiden Neurophysiologen H. J. Campbell und J.-P. Changeux, deren mechanistische Einstellung zur menschlichen Seele sich in ihren Büchern „Der Irrtum mit der Seele“ (41) und „Der neuronale Mensch“ (42) niederschlägt.
Nach meiner in über 45 Jahren gewonnenen Erfahrung in Psychotherapie und Heilkunde halte ich es für sinnvoll, die Reckeweg`sche Homotoxinlehre auch auf den seelisch-geistigen Bereich des Menschen zu übertragen und damit zu erweitern. Es werden deshalb als Ergänzung und Erweiterung im nächsten Kapitel sechs somato-psychische Phasen vorgestellt.

Somato-psychische Phasen

Die griechischen Worte „soma“ werden mit „Körper“, „psyche“ mit „Seele“ übersetzt. In diesem Kapitel soll nun die rein auf körperliche Symptome und Krankheiten bezogene Homotoxin-Lehre von H. H. Reckeweg auf die psycho-somatische Ebene erweitert und ergänzt werden.

1. Somato-psychische Exkretions-Phasen

Von einer Exkretions-Phase sprach Reckeweg, wenn die gesunde, normale und übliche Ausscheidung über Darm, Nieren, Haut, Atmung behindert wird oder nicht mehr ausreicht. Denken wir beispielsweise an die Verstopfung oder die unterdrückte Schweißbildung durch Desodorantien. Je stärker die Behinderung, desto mehr der Versuch des Körpers, sich zu befreien, sei es als Durchfall, Schwitzen, häufiger Harndrang. Sind diese Formen der Ausscheidung nicht oder nur begrenzt möglich, dann entsteht eine sogenannte progressive Vikariation: das Krankheitsbild verschlimmert sich zunehmend.

Ein weiteres Beispiel: Befreit man sich nicht von Schleim aus Mund und Nase, können im Laufe der Zeit ein Stirnhöhlen- oder Kiefernhöhlen-Katarrh, eine Mandelentzündung bis hin zur Vereiterung oder eine Bronchitis entstehen. Der von der Nase aus weiter in die Atemwege eindringende Schleim kann sich also in Stirn- und Kiefernhöhlen festsetzen und dort eine Entzündung bis hin zur Vereiterung auslösen.

Wird der dort befindliche Schleim wieder nicht ausgeschieden, dann kann der Infekt die Bronchien im Sinne einer Bronchitis angreifen. Ist auch hier eine Ausscheidung, zum Beispiel über einen Husten, nicht möglich, dann kann sich im Laufe der Zeit eine Lungenentzündung entwickeln.

Diese Vorgänge entsprechen einer progressiven Vikariation. Von Mal zu Mal verschlechtert sich also die körperliche Verfassung, es geht dem Patienten zunehmend übler, Heilungsvorgänge werden schwieriger und langwieriger.

Eine regressive Vikariation entsteht, wenn sich eine schwere Krankheit in eine leichtere zurückverwandelt. So kann aus einer Lungenentzündung wieder eine Bronchitis entstehen, aus ihr ein Husten oder eine Mandelentzündung, bis dann wieder volle Gesundheit erreicht ist.
Gehen wir nun in den seelischen Bereich, dann können wir dort ebenfalls „Exkretions- und Ausscheidungsphasen“ entdecken.

Somato-Psychische Exkretionsphasen

Somatisch	**Psychisch**
❑ **Speichelfluß vermehrt**	❑ **Schimpfen, „Bruddeln“**
❑ **Übelkeit mit Erbrechen**	❑ **„Dampf ablassen“**
❑ **Magensäure vermehrt**	❑ **„Seinen Kropf leeren“**
❑ **Gallensaft vermehrt**	❑ **„Es ist zum Kotzen“**
❑ **Durchfall selten bis häufig**	❑ **Beschimpfen, Bespucken**
❑ **Reizblase selten bis häufig**	❑ **Anal- und Urethral-Ausdrücke wie z. B. „Du kannst mich mal ...“ „Scheißkerl“ „Jemandem ans Bein pinkeln ...“**
❑ **Blutungen (außerhalb Periode)**	

Abb. 17

Erfahrungsgemäß kann kaum jemand so reagieren, wie er es im tiefsten Inneren wünschen würde. Erziehung, Bildung, Moral, Höflichkeit, „fair play“, „die gute Kinderstube“ oder auch nur die Sorge um den Verlust an familiärer und gesellschaftlicher Anerkennung können dem Ausleben der „Somato-Psychischen Exkretionsphasen“ zeitweise oder dauerhaft entgegenstehen.
Wer sich gut beherrschen kann und über ein umfassendes und gepflegtes Vokabular verfügt, findet vielleicht eine Möglichkeit, um „durch die Blume zu sprechen“ oder jemanden „mit den

eigenen Waffen zu schlagen“. Aber bekanntlich kann das nicht jeder. „Ich rede so, wie mir der Schnabel gewachsen ist“, das ist eine der Entschuldigungen, wenn sprachlich da und dort über das Ziel hinausgeschossen wurde.

Egal wie man nun seinerseits reagiert, eher aggressiv oder gepflegt, auf jeden Fall will man „etwas loswerden“, was vorher eine bedrückende und einschränkende Wirkung hatte. Gelingt das aber nicht, dann wird Energie aufgestaut, die im Laufe der Zeit zu einer körperlichen Krankheit oder Verhaltensstörung (Neurose) führen kann.

Hieraus ergibt sich nach meinem Dafürhalten, wie wichtig es ist, ärgerliche, bedrückende, verletzende Äußerungen anderer nicht zu schlucken, sondern so weitgehend wie möglich darüber zu sprechen, sich aus-zusprechen, den möglichen Ärger aus sich heraus-zulassen.

Nach meinem Dafürhalten ist es ein wesentliches Merkmal der Psychotherapie, angefangen von Sigmund Freud über Alfred Adler und Carl Gustav Jung, den Menschen nahezulegen, über das zu sprechen bzw. sprechen zu lernen, was sie, vielleicht schon viele Jahr lang, bedrückt, behindert, gekränkt hat.

2. Somato-psychische Reaktions-Phasen

Nehmen wir an, dass die erwähnten körperlichen und seelischen Formen der Ausscheidung und Befreiung nicht möglich sind, also beispielsweise unverträgliches Essen nicht erbrochen werden konnte, Ärger „hinuntergeschluckt“ werden musste. Die Folge sind dann die Reaktionsphasen im Sinne der Homotoxin-Lehre.

Im körperlichen Sinn sind das alle Formen von Entzündungen, im medizinischen Vokabular an Krankheitsbezeichnungen mit der Endung –itis erkennbar, zum Beispiel:

Tonsillitis (Mandel-Entzündung), Bronchitis (Entzündung der Bronchien) Gastritis (Magenschleimhaut-Entzündung), Appendizitis (Blinddarm-Entzündung), Nephritis (Nieren-Entzündung), Arthritis (Gelenk-Entzündung). Auch alle Erkältungen mit Fieber gehören zu den Reaktionsphasen.

Die „Ausdruckssprache der Seele“ kann Hinweise darauf geben, dass eine seelische Reaktion bevorsteht. Dazu gehören beispielsweise: Erröten oder käseweiß werden, Herzklopfen, Durchfall, das „Konfirmanden-Bläschen“ – häufig die Toilette aufsuchen müssen. Ein Schaubild möge diese körperlichen und seelischen Reaktions-Phasen verdeutlichen:

Somato-psychische Reaktions-Phasen	
Körperlich	**Seelisch**
❑ **Erkältungen**	❑ **Gespannte Haltung**
❑ **Fieber**	❑ **Deutliche Mimik und Gestik**
❑ **Entzündungen in Körperteilen und Organen**	❑ **„Zeichen setzen“**
	❑ **„Bis hierher und nicht weiter!“**
	❑ **Drohen**
❑ **Reizblase**	❑ **Auseinandersetzung**
❑ **Durchfall**	❑ **Streit, Debatte**
❑ **Herzklopfen**	❑ **Leserbriefe, Bürger-Initiativen**

Abb. 18

3. Somato-psychische Depositionsphasen

Auf der körperlichen Ebene sprechen wir von Verhärtungen der Haut, der Muskulatur; Ablagerungen in den Blutgefäßen, den Organen, den Gelenken; Steinbildungen, beispielsweise in der Galle, den Nieren, der Blase.

Es entstehen Verzögerungen und Erschwernisse im funktionellen Ablauf. Die Durchblutung wird zähflüssig, im Verdauungstrakt finden wir Verstopfung.

Wenn wir an Bewegungsabläufe denken wie das Gehen, dann gehören in diesen Bereich auch Koordinationsstörungen wie das Stolpern oder das Unknicken der Gelenke, Haltungsschäden wie der „krumme Rücken“, die ständig hochgezogenen Schultern.

Auch ticartice Bewegungen können zu den Depositionsphasen gerechnet werden, weil die ursprüngllichen normalen Bewegungen nur noch ansatzweise möglich sind.
Seelisch gesehen fühlen wir uns in einer solchen Phase lustlos, entmutigt, resigniert. Das Denken ist dann verlangsamt und zähflüssig, das Gedächtnis bekommt Lücken „wie ein Sieb", man kommt sich vor „wie auf dem Abstellgleis", wo man nicht mehr gebraucht wird.

Somato-psychische Depositions-Phasen

Körperlich	**Seelisch**
❑ **Ablagerungen**	❑ **„Sich abfinden müssen"**
❑ **Verengungen der Gefäße**	❑ **Mißerfolgserlebnisse**
❑ **Reduzierte bis unmögliche Beweglichkeit**	❑ **„Lahme Flügel"**
	❑ **Angst, Resignation**
❑ **Anhaltende Schwellungen**	❑ **Sich an die Minderung der**
❑ **Verdickungen der Gelenke**	❑ **Leistungsfähigkeit gewöhnen**

Abb. 19

Die somato-psychischen Depositionsphasen entsprechen einer „Ausdruckssprache der kranken Seele". Es ist wie bei einem Tier, dem „die Flügel gestutzt" wurden, um seine Flugfähigkeit zu reduzieren oder unmöglich zu machen. Und in unserer Sprache haben wir ja auch den Ausdruck, „jemanden zurechtstutzen". Aber die Federn, um beim Bild zu bleiben, können ja wieder nachwachsen! Und damit sind wir in einer Grenzsituation. Die Homotoxin-Lehre kennt nun als Grenze den „Biologischen Schnitt", mit dem wir uns als Nächstes beschäftigen wollen.

4. Zwischenstation oder Grenze: Der biologische Schnitt

Nehmen wir das Bild einer Grenze: Sie kann zwischen Hier und Dort durchlässig oder total verschlossen sein. Es kann einen begrenzten Austausch geben oder so etwas wie Niemandsland.

Wir alle erinnern uns noch an den „Eisernen Vorhang", der Westeuropa von Osteuropa trennte. Letztlich zeigte es sich, daß nach vielen Jahren erschwerter mitmenschlicher Kontakte doch wieder Warenaustausch, Begegnung, Verständigung möglich wurden. Ähnlich wollen wir das jetzt auf der körperlichen und seelischen Ebene sehen:

Der biologische Schnitt und seine seelischen Auswirkungen

Körperlich

- ❑ **Krankheit an der Grenze zwischen Rückkehr zur Gesundheit oder zur Chronifizierung.**
- ❑ **Annahme von schmerzlindernden, betäubenden, Scheingesundheit vermittelnden Medikamenten.**
- ❑ **Der Weg zum bleibenden Krankenstand: Chroniker!**

Seelisch

- ❑ **Entmutigung und Resignation auf dem Weg zur Depression oder Ermutigung zum erneuten Aufschwung.**
- ❑ **Bereitschaft zur Regeneration m. Rückkehr zu den täglichen Aufgaben, Verantwortlichkeiten und Pflichten**
- ❑ **Zunehmend Energie aufbringen auf dem Weg in in die Gesundheit.**

Abb. 20

Bekanntlich gibt es bei naturheilkundlichen Behandlungen oft die sogenannte Erstverschlimmerung, vor allem können vorherige Beschwerden und Krankheiten nochmals aufflackern. Ähnlich ist es mit seelischen Symptomen. Durch Psychopharmaka eine

Zeitlang unterdrückte Ängste und Aggressionen können bei giftfreier Behandlung ohne chemo-pharmazeutische Nebenwirkungen wieder auftauchen, damit aber auch ausgeheilt werden.

5. Somato-psychische Imprägnations-Phasen

Wenn diese Phase des Krankheitsverlaufs entstanden ist, kann sich der Körper mit der Ablagerung von Stoffwechselgiften allein nicht mehr helfen. Jetzt beginnen zunehmend erkennbare Schäden an den Organen, den Gefäßen, den Knochen und Muskeln bis hin in die Zellstrukturen hinein. Besonders auffallend ist das bei Behandlungen mit cortison-haltigen Medikamenten, die im Laufe der Jahre zu einer Osteoporose, einer Entkalkung der Knochen, führen können.

Auf der seelischen Ebene bedeuten die Imprägnations-Phasen erschwertes Denken, Sprechen, Atmen, Handeln, Arbeiten, das Auftreten neurotischer Verhaltensweisen (Fehlhaltungen) bis hin zu bleibenden Ängsten und Phasen der Resignation. Hierzu wieder ein Schaubild:

Somato-psychische Imprägnations-Phasen

Körperlich	**Seelisch**
❑ **Knötchen auf den Stimmbändern**	❑ **Stottern, Bettnässen, Einkoten**
❑ **„Nervenkrankheiten"**	❑ **Erschwerte Wortfindung**
❑ **Kropfbildung**	❑ **Konzentrations- und Gedächtnis-Störungen („wie ein Sieb")**
❑ **Ulcera (Geschwüre)**	❑ **Neurosen (Fehlhaltungen)**
❑ **Arthrosen**	❑ **Alle Formen von Ängsten (Phobien)**
❑ **Beginnende-Steinbildungen in Galle, Niere, Blase**	

Abb. 21

Stottern, Bettnässen (Enuresis) und Einkoten (Enkopresis) sind meistens Ausdruck einer kindlichen Entwicklungsstörung. Aber wie lassen sich diese Symptome erklären?
Beim Stottern haben wir es ausdruckspsychologisch mit zwei gegenläufigen Antrieben zu tun: Es will einerseits etwas gesagt, ausgesprochen, mitgeteilt, andererseits zurückgehalten und verschwiegen werden. Anders ausgedrückt, es zeigt sich ein Zwiespalt zwischen Sagen-wollen einerseits, Verschweigen-müssen andererseits. Hintergründe liegen meist in einer zu strengen und tabuierten Erziehung, Konflikten mit Eltern oder sonstigen Autoritätspersonen.
Bettnässen kann verstanden werden als ein Zurücksinken auf eine frühere Entwicklungsstufe, eine sogenannte Regression *(regredi lat. zurückgehen).* Das Einkoten ist erfahrungsgemäß ein erhebliches Aggressionszeichen: „So, jetzt will ich es Dir mal zeigen, was ich kann! Dich werde ich ärgern, und Du musst mir meinen Dreck wegputzen!"
Diese kindlichen Neuroseformen können mit Elternberatung und kinderpsychotherapeutischen Behandlungen ausgeheilt werden. Bleiben jedoch die Hintergründe dieser körperlichen Erkrankungen mit seelischem Hintergrund erhalten, dann entstehen aus dem Stottern später Versagens-Ängste, Konzentrations- und Gedächtnisstörungen bis hin zu Verkrampfungen der Muskulatur; aus dem Bettnässen kann der häufige und nervöse Harndrang – das Konfirmandenbläschen -, aus dem Einkoten die chronische Verstopfung werden.

Die Imprägnastionsphasen sollten nach meinen Erfahrungen psycho-somatisch behandelt werden. Man muß also etwas für den Körper *und* die Seele tun.
Als ich in den fünfziger Jahren des letzten Jahrhunderts mit der kinder- und jugendpsychotherapeutischen Arbeit begann, war ich noch davon überzeugt, daß man fast jedes Symptom über die Seele, also psychologisch und psychotherapeutisch, behandeln könnte. Im Laufe der Jahre gewann ich jedoch immer mehr den

Eindruck, daß man von zwei und mehr Seiten aus eine bestehende Symptomatik angehen sollte. Dazu einige Beispiele:
Als junger Psychologe hatte ich gelernt, daß in der Therapie mit Kindern und Jugendlichen deren Symptome – Bettnässen, schlechte Schulleistungen, Stottern oder was auch immer – möglichst nicht angesprochen werden sollten, damit nicht eine noch weitere Verfestigung des Leidens stattfinde. Es ist aber nach meinem Dafürhalten ein Unterschied, ob ich auf einem Symptom „herumreite" und immer wieder davon spreche oder ob ich die Motivation wecke, davon befreit zu werden.
Ich denke an einen Stotterer in meiner Praxis, mit dem ich über die körperliche Bewegung arbeitete: Ballspielen, Seilhüpfen, rechts- und linkshändiges wie auch beidhändiges Malen, da und dort auch Ringen miteinander. Wir spielten Memory, Mühle, Dame, Halma, Schach. Altersgerechte Puzzles setzten wir mit der laufenden Stoppuhr auf dem Tisch zusammen, damit der Junge von Mal zu Mal die Steigerung seiner Leistungen innerhalb einer bestimmten Zeit messen konnte.
Wir lösten seine Verkrampfung beim Sprechen über die Bewegung, aber auch über Erfolgserlebnisse und damit zunehmendes Selbstvertrauen. Hinzu kam natürlich auch die beratende Arbeit mit den Eltern.
Jahre später, als ich schon zusätzlich zu meiner psychologischen Ausbildung Heilpraktiker geworden war, erkannte ich, daß speziell ausgewählte homöopathische Medikamente wie auch die Massage (Lymphdrainage, Fußzonen-Reflexmassage) den therapeutischen Erfolg erheblich beschleunigten und verbesserten, weil eben eine ganzheitliche Behandlung entstanden war.

Von Ende der sechziger Jahren an strömten in die Praxen der Psychologen Eltern mit legasthenischen, also lese- und rechtschreibschwachen Kindern und Jugendlichen. Die Diktate und Aufsätze dieser Schüler wimmelten vor Fehlern. Buchstaben wurden ausgelassen, in falscher Reihenfolge oder seitenverkehrt geschrieben. Dreißig und mehr Fehler pro Arbeit waren natürlich eine Katastrophe für die schulischen Leistungen.

Ich sah damals zunächst eine Kombination von Elternberatung, kinderpsychotherapeutischer und heilpädagogischer Arbeit und der Auswahl von speziellen Arbeits- und Beschäftigungsmaterialien als erfolgversprechend an. Eine große Hilfe war damals die Lese-Uhr des Kuhlemann-Verlages in Göppingen. Sie bestand aus mehreren beweglichen, verschiebbaren und verschieden großen Scheiben mit Buchstaben. Je nachdem die Scheiben nun gedreht und eingestellt wurden, konnten auf einer Seite der Lese-Uhr Wörter zusammengesetzt, aber auch die Buchstaben verändert werden. Aus einem Wort wie „Hand" konnte durch Verschieben der Buchstaben auf den einzelnen Scheiben „Wand", „Sand", „Hand", „Hund", „Hans" „Haus", „Maus" eingestellt werden.
Die Legastheniker konnten also schnell lernen, daß ähnlich aussehende Worte verwechselt werden konnten, wenn man nicht auch den einzelnen Buchstaben und den damit verbundenen Stellenwert erkannte.
Auch das Memory-Spiel des Otto Maier-Verlages, Silben- und Kreuzworträtsel, Zusammensetzspiele mit Buchstaben wie „Lettera" und „Scrabble", Lotto- und Puzzlespiele ließen sich therapeutisch für diese Kinder und Jugendlichen einsetzen. Dazu kamen die Arbeitsblätter des Beltz-Verlages und die „Spiel- und Spaßbücher" des Otto Maier-Verlages.
Wenn man beispielsweise aus Puzzleteilen ein ganzes Bild zusammenfügt, ist das im Prinzip der gleiche Vorgang wie das Aneinanderreihen von Buchstaben zu Wörtern, nur macht das mehr Spaß und schafft schneller Erfolgserlebnisse.

Durch intensives Studium der Homöopathie entdeckte ich eine Reihe von Medikamenten, die bei Legasthenikern optimal einsetzbar waren, zum Beispiel Kalium bromatum, Selenium, Luesinum, Medorrhinum, Ignatia, Hyoscyamus, Hypericum oder auch das als Ampulle vorliegende Kombinationspräparat Cerebrum comp. der Fa. Heel, das nicht gespritzt, sondern auch als Trinkampulle verwendet werden kann.
Meine Überraschung durch das Einbeziehen der Homöopathie in die kinderpsychotherapeutische Arbeit war groß, denn im Laufe

von ungefähr vier Monaten war die überwiegende Mehrzahl der Legasthenien ausgeheilt. Die Fehlerzahlen hatten sich auf ein normales Maß wie auch bei den anderen Schülern reduziert.
Elternberatung, Auswahl von heilpädagogisch sinnvollem Spiel- und Beschäftigungsmaterial, homöopathische Medikamente und in besonders schwierigen Fällen die kinderpsychotherapeutische Behandlung, also eine möglichst ganzheitliche Therapie, konnten den Kindern und Jugendlichen zur vollen Regeneration verhelfen.

Die Übersteigerung der Legasthenie sind heute das ADS- und das ADHS-Syndrom. Einige Hintergründe hierfür liegen in den wieder im Zunehmen begriffenen Impfungen und der Überzuckerung der Speisen und Getränke. Nachdem diese beiden Syndrome seit den achtziger Jahren des letzten Jahrhunderts von der amerikanischen Psychiatrie als Nervenkrankheit eingestuft wurden, werden inzwischen auch eine zunehmende Zahl an Kindern und Jugendlichen mit dem Medikament Ritalin behandelt, das kurzfristig die Patienten „pflegeleichter", aber auf die Dauer medikamentenabhängig machen kann und ihre schöpferischen Kräfte lähmt.

Greifen wir noch ein anderes Beispiel der ganzheitlichen Sichtweise und Behandlung heraus: Ein depressiver Patient hat häufig einen niederen Blutdruck, einen verzögerten Stoffwechsel, eine schwache Nierenausscheidung. Weil er antriebsschwach geworden ist, bleibt die körperliche Situation erhalten, die Bedürfnisse nach Bewegung, Initiative, Handlung versiegen zunehmend.
Fördert man nun mit heilkundlichen Methoden – mit pflanzlichen, homöopathischen, biochemischen, spagyrischen Mitteln – den Blutkreislauf, den Stoffwechsel und vor allem die Ausscheidung über die Nieren, fühlt sich der depressive Patient im Allgemeinen innerhalb von wenigen Tagen wohler, und die psychotherapeutische Behandlung wird von der körperlichen Seite aus unterstützt.
Hinzu kommt, dieser Patient wird leichter als vorher bereit sein, sich zu bewegen, spazieren zu gehen, zu wandern, weitere Aktivitäten zu entwickeln.

Jeder von uns kann an irgendeiner ihm optimal erscheinenden Stelle beginnen, etwas für sich zu tun und sich zu regenerieren. Am leichtesten dürfte es sein, morgens nach dem Aufstehen mit der Bürstenmassage zu beginnen und einige Minuten mit dem Bali-Olympic-Gerät (43) drei Grundübungen durchzuführen, das aus heilkundlicher Sicht bestens empfohlen werden kann.

6. Somato-psychische Degenerations-Phasen

Mit degenerierten Organen können wir durchaus leben. Unsere Fähigkeiten und Möglichkeiten der aktiven Anteilnahme am Leben sind zwar reduziert, aber es gibt Chancen, jahrelang zu überleben. Nehmen wir Erkrankungen der Haut im Sinne der Anfälligkeit für Allergien, nehmen wir Sensibilitätsstörungen, Lähmungen, Multiple Sklerose (MS), Leberzirrhose, Sklerosen des Herzens oder des Gehirns, den Geruchsverlust, um nur einige wenige schwerwiegende Erkrankungen zu nennen: Wir können damit existieren, aber auf der psychischen Ebene müssen wir von einem zunehmenden Verlust unserer Sinne sprechen.

Somato-psychische Degenerationsphasen

Körperlich	**Seelisch**
❑ **Dermatosen**	❑ **Gedächtnisverlust**
❑ **Tuberkulose**	❑ **Ich- und Identifikationsverlust**
❑ **Mutiple Sklerose (MS)**	❑ **Sprachverlust**
❑ **Leberzirrhose**	❑ **Zeitliche und räumliche**
❑ **Blindheit**	❑ **Orientierungslosigkeit**
❑ **Taubheit**	❑ **Altersdemenz**
❑ **Sensibilitäts-Verlust**	❑ **Morbus Alzheimer**
❑ **Lähmungen**	
❑ **Impotenz**	

Abb. 22

Mit allen diesen Beschwerden und Krankheiten bleibt das Leben als solches erhalten, allerdings mit Einschränkungen. Ohne Gedächtnis, ohne Wissen um sich selbst, ohne Orientierung und auch ohne geistige Aktivität ist immer noch ein gewisses Maß an Lebens-Äußerungen gegeben, aber die Person versandet zunehmend. Wer einmal einen Blick in Altersheime und Senioren-Residenzen werfen konnte, wird wissen, daß ein gewisses Maß an Aktivität noch vorhanden ist; aber der zwischenmenschliche Kontakt und die Eigentätigkeit gehen zunehmend verloren.

7. Somato-psychische Neoplasma-Phasen

Wenn wir zuerst die körperliche Ebene betrachten, sind wir im Bereich sämtlicher Krebserkrankungen. Teile des Körpers und später der ganze Körper entarten, die Organe führen zunehmend ein Eigenleben, abgespalten von der „Zusammenarbeit" mit allen Organen.

Auf der psychischen Ebene ist zunächst an die Wahnkrankheiten (Paranoia) zu denken wie den Eifersuchtswahn, den Beziehungswahn, den Verfolgungswahn.

Wahn verbinden wir mit falschen und für den normalen Bürger nicht einsichtigen Vorstellungen, Täuschungen, Missdeutungen, Flucht aus der Realität in die Beziehungslosigkeit. Auch das Stimmenhören gehört nach klinischer Auffassung zu den Wahnvorstellungen.

Weiterhin ist an die Schizophrenie zu denken, die Bewusstseinsspaltung. Der Kranke führt zeitweise oder ständig ein total von der Mitwelt abgekapseltes Leben. Er gehört gleichsam nicht mehr zu unserer Welt. Er entgleitet uns. Allem Anschein nach kann er sich trotzdem noch in dieser von der Realität abgespaltenen Welt zeitweise wohlfühlen.

Der Schizophrene ist ebenso wie der Krebskranke jahrelang lebensfähig und braucht nichts von seiner Erkrankung zu spüren. In den psychiatrischen Kliniken erleben wir es immer wieder, daß ein schizophrener Patient in die Rolle eine anderen Menschen hineingeschlüpft ist. So kann er sich als Caesar, Napoleon, Hitler oder eine sonstige historische Person fühlen. Auch in die Rolle

weniger bekannter verstorbener Menschen kann sich der Schizophrene begeben.
Auf der Ebene der Reinkarnation ist da und dort zu vermuten, daß der psychisch Kranke noch in einem früheren Leben verfangen ist, es noch nicht zu Ende bringen, den damaligen Menschen nicht sterben lassen und sich von ihm lösen konnte.

Somato-psychische Neoplasma-Phasen	
Körperlich	**Seelisch**
❑ **Wucherungen**	❑ **Veränderungen der**
❑ **Tumoren**	❑ **Persönlichkeit, z. B.**
❑ **Krebserkrankungen**	❑ **Übermächtigkeit**
❑ **In ihren vielfachen Formen**	❑ **Manie, Wahn**
	❑ **Stupor**
	❑ **Schizophrenie**
	❑ **Besessenheit**

Abb. 23

8. Heilungsmöglichkeiten auch bei extremen Krankheiten?

Wir wissen heute, es gibt eine ganze Reihe von Menschen, die trotz einer gravierenden Krebserkrankung zumindest zu einem guten Teil wieder regenerieren konnten. Die frühere Vitalität wird erfahrungsgemäß nicht mehr voll erreicht, aber Leben und damit Überleben unter erträglichen Bedingungen sind möglich.
Ähnlich kann es bei seelischen Erkrankungen sein. Veränderungen des seelischen Zustands zum Positiven hin können bei ganzheitlicher Behandlung als realistisch angesehen werden.
Ein besonderes Augenmerk werden wir in dieser Hinsicht auf die Zustände der Besessenheit richten, von denen in den nächsten Kapiteln Beispiele besprochen werden.

Krankheiten vor dem Hintergrund der Geschichte

Krankheiten gibt es sicher, seit Menschen auf dieser Welt leben. Sie werden zur Zeit ihres Auftretens zum Teil heilbar oder unheilbar oder noch nicht heilbar gewesen sein.
Wenn wir den Gedanken von Sigmund Freud, Alfred Adler und vor allem Carl Gustav Jung folgen, den drei bedeutendsten Pionieren der modernen Tiefenpsychologie, dann verfügen wir über ein Bewusstsein und ein Unbewusstes. Letzteres wurde von C. G. Jung differenziert in ein „Persönliches Unbewusstes“ und ein „Kollektives Unbewusstes“, und L. Szondi füge noch ein „Familiäres Unbewusstes“ hinzu, wie wir schon im Kapitel „Hat unsere Seele ein Immun-System?“ besprachen.

Wenn es wiederum ein „Kollektives Unbewusstes“ gibt, und L. Szondi fügte noch ein „Familiäres Unbewusstes“ dazu, dessen Inhalte der ganzen Menschheit als Instinkte, Reflexe und vor allem Archetypen – Urvorstellungen, Urerfahrungen – gemeinsam sind, dann muß es auch solche Urerfahrungen für Gesundheit und Krankheit geben.
Einen ähnlichen Gedanken finden wir bei dem schon erwähnten Philosophen Jean Gebser. So schrieb er in seiner höchst lesenswerten „Abendländischen Wandlung“ (44):

> *„Vergessen wir nicht, dass eine wirklich tiefgreifende Änderung der Welt immer nur gegen die Triebe und egoistischen Neigungen der einzelnen oder einzelner Interessengruppen erzwungen werden kann und manchmal sogar erzwungen werden muß. Das zutiefst in ihr liegende Gesetz einer Weiterentwicklung erzwingt durch Krankheit und Kriege diese langsame Veränderung, deren Ablauf uns ein derartiges Schneckentempo zu haben scheint, dass wir, die wir nur einige Jahrtausende geschichtlicher Entwicklung überblicken, sie kaum zu beurteilen vermögen.“*

1. Krankheiten als göttliche Strafe?

Es mag einmal interessant sein nachzuvollziehen, wie frühere Generationen mit ihren Krankheiten gelebt und sie erlebt haben. Eine dieser Einstellungsweisen war, dass Krankheit als Strafe für ein Vergehen gegen Gott, als Sühne für Sünde zu verstehen wäre. Diese Einstellung wird uns aus den Gedanken der Heiligen Hildegard von Bingen deutlich, die der Medizin-Historiker Heinrich Schipperges in seinem Buch *„Garten der Gesundheit“* wiedergibt (45):

> *„Denn bevor Adam das göttliche Gebot übertreten hatte, leuchtete das, was jetzt als Galle im Organismus existiert, in ihm wie ein Kristall. Es hatte den Geschmack aller guten Werke in seinem Wesen. Und auch das, was jetzt im Menschen als Schwarzgalle ist, leuchtete in ihm wie eine Morgenröte und hatte in sich das Wissen und die Vollkommenheit der guten Werke ...*
> *Seine Augen, die vorher die himmlische Herrlichkeit geschaut hatten, erloschen; seine Galle wurde in Bitterkeit umgewandelt und die Schwarzgalle in die Finsternis der Gottlosigkeit. So wurde der Mensch ganz und gar in eine andere Existenzweise umgewandelt. Da befiel ihn die große Traurigkeit (melancholia)“.*

Aus diesem Zitat wird deutlich, daß die Geschichte von Adam und Eva wörtlich genommen, als Übertretung des göttlichen Gebotes und damit als Ursache für körperliches Leid und Krankheit gesehen wurde. Wir erkennen hieraus, dass Krankheit als Strafe für das Vergehen gegen Gottes Gebot galt. Theologisch ausgedrückt müsste dann Krankheit als Teil der Erbsünde betrachtet werden.
Der schon zitierte H. Schipperges führte über die damalige Betrachtungsweise der Hl. Hildegard von Bingen noch prägnanter aus:

„Krankheit ist ein Fehlen und Verfehlen, ein Mangel an Sein, eine Deformation und Degeneration, ein Zuwenig oder Daneben, immer aber ein nur negativ zu definierender Zustand (modus deficiens) ...“

Trotzdem gab es in vor- und nachchristlicher Zeit ein medizinisches und heilkundliches Wissen. In der „Geschichte des privaten Lebens“ (46) ist zu lesen, dass in den gallischen Pilgerstationen zahlreiche Heilerfolge bei Lähmungen, Entkräftung, Krämpfen, Blindheit, Taubheit, Stummheit oder Taubstummheit erzielt wurden.
Es gab aber auch Fälle von seelisch bedingten Lähmungen, hysterischen Verhaltensweisen, Manien, Depressionen und Epilepsie. Hinzu kamen aus Fehlentwicklungen religiösen Glaubens bedingte Erkrankungen, die wir heute, da sie immer noch bestehen, als ecclesiogene Neurosen *(ecclesia lat. = Kirche)* bezeichnen würden.

2. Geisteskrankheiten als göttliche Strafe?
Angebliche Besessenheit vom Teufel spielte vor allem im Mittelalter eine große Rolle, und man glaubte,

„daß die Austreibung des Teufels unfehlbar einhergehe mit der Reinigung der Patienten von krankhaften, blutigen oder eitrigen Säften und pestilenzialischen Ausdünstungen; Die Körper der Kranken wurden von Qualen geschüttelt. Der Zeitgeist schwankte ständig zwischen Verdammung und Vergötzung des Fleisches“ (47).

Der Gedanke, dass Krankheit mit Verfehlung und Schuld, vor allem gegenüber Gott, zu tun habe, zieht sich durch das ganze Mittelalter und ist auch bei der Betrachtung der Geisteskrankheiten bis über die Mitte des 19. Jahrhundert hinaus zu finden.
In den mittelalterlichen Vorstellungen galten Krankheiten, für die man keine organische Ursache fand und die sich ärztlich nicht heilen ließen, als Teufelswerk. Umfasst wurden damit die

Geisteskrankheiten und – modern ausgedrückt – auch die psychosomatischen Erkrankungen, die selten einen klinischen Befund haben und trotzdem dem daran Leidenden Schmerz bereiten.

3. Auch der Schmerz ein Zeichen der Bestrafung?

Auch der Schmerz kann als eine Form der Bestrafung angesehen werden. Denken wir dabei an das Bibelwort des Alten Testaments (48):

> *„Ich will Dir viel Mühsal schaffen, wenn Du schwanger wirst; unter Mühen sollst Du Kinder gebären ...“*

Bis in das 20. Jahrhundert hinein lebten Frauen mit der Vorstellung, dass sie mit der Geburt eines Kindes ihre „schwerste Stunde“ zu erwarten hätten, getreu dem zitierten Bibelwort, das einen der ältesten Flüche der Menschheit darstellen dürfte.
Man muß sich hier tatsächlich fragen, ob es gerechtfertigt wäre, Millionen von Frauen bei der Geburt ihrer Kinder leiden zu lassen, nur weil Eva unfolgsam war und sich von der teuflischen Schlange verführen ließ, zusammen mit Adam vom „Apfel der Erkenntnis“ zu essen. In unseren christlichen Glauben von einem verstehenden, gütigen, verzeihenden Gott passt dieser Fluch nicht hinein.
Wie dem auch sei: Jahrhunderte lang haben die Frauen an die alte religiöse Vorstellung geglaubt, und erst der englische Arzt Grantley Dick-Read wandte sich gegen die Programmierung der Schwangeren auf Schmerz, indem er die heute bestens bekannte „Read`sche Methode“ schuf, in seinem Buch „Der Weg zur natürlichen Geburt“ (49) niederlegte und damit viele Frauen von Angst und unnötigen Schmerzen befreite.

Ein besonderes Kapitel körperlicher und seelischer Erkrankungen stellen die Lebensbedingungen in den früheren Klöstern dar. Aufzeichnungen aus den nachchristlichen Jahrhunderten zeigen uns immer wieder, dass vielen Mönchen und Nonnen das Klosterleben nicht bekam, vor allem dann, wenn sie unfreiwillig in ein

Kloster eintreten sollten. In solchen Fällen mussten sich diese Menschen wie in einem Gefängnis vorkommen, einsam, isoliert, lieblos behandelt.
Alleinsein, erzwungenes Schweigen, Unterordnung unter strenge und die natürliche Gesundheit zerstörende Regeln, Demütigungen, das Erzeugen schwerster Schuldgefühle, die Gleichsetzung von Ordensregeln mit den Geboten Gottes führten in diesen damaligen Zeiten zu schwersten körperlichen und seelischen Belastungen.
Nehmen wir einen historischen Fall aus dem Birgittenkloster zu Lille, das von Colette Piat in ihrem Buch „Frauen, die hexen" (50) geschildert wurde:

> *„Vor einiger Zeit waren bei einer der Nonnen, Marie de Saint, schwere psychische Störungen aufgetreten, die man heute als eine mit religiös-dämonischen Wahnvorstellungen einhergehende Depression diagnostizieren kann. Die Menschen des Jahres 1613 aber sahen in derartigen Symptomen das Wirken des Teufels:*
> *Marie `sah` Beelzebub, sie förderte sein Wirken, und er `antwortete` durch ihren Mund, indem er die übrigen Nonnen und sogar Christus selbst in übler Weise beschimpfte. Die Unglückliche wand sich in hysterischen Zuckungen und obszönen Bewegungen - klassische Symptome jener `teuflichen Besessenheit`, welche die Exorzisten durch Gebete und besondere Rituale vergebens zu bekämpfen suchten.*
> *Schon bald erwies sich Maries Leiden als ansteckend: denn auch den Novizinnen und älteren Schwestern gelang es nicht mehr, ihre sinnlich-sexuellen Impulse, die in dieser rein weiblich geprägten Umgebung ohnehin nicht befriedigt werden konnten, zu unterdrücken ... und je unerträglicher sie diese Situation empfanden, desto mehr steigerten sie sich in Hysterie und eine zunehmend dämonisch gefärbte Sexualität hinein ...*
> *Im Frühjahr 1613 geriet Marie de Saint in den Verdacht, heimlich der Hexerei ergeben zu sein; drei ihrer Mitschwestern behaupteten, sie habe den Teufel herbei-*

gerufen, um das Kloster ins Verderben zu stürzen. Marie de Saint legte nach anfänglichem Widerstreben auch ein Geständnis ab:
'Ich habe dem Teufel meinen Körper, meine Seele, meine guten Werke, alles überlassen, was der Mensch seinem Schöpfer darbringen kann. Auf die Nonnen habe ich mit einem Zaubermittel eingewirkt, welches den Geist verwirrt ... Vom Sabbat brachte ich Wachsbilder mit, welche die Nonnen zur Wollust reizten, und ich habe mich mit dem Teufel vereinigt, um den Schrecken hervorzurufen, welcher im Kloster herrscht. Einer Nonne reichte ich ein Zaubermittel, welche ihr einen Abscheu gegen ihren Beruf einflößte und ihr durch Beklemmung Angstgeschrei auspresste. Bei anderen erregte ich auf diese Weise Anfälle von Verzweiflung, Schwermut und Zorn oder unzüchtige Begierden ...'
Marie de Saint musste bald darauf das Kloster verlassen; sie wurde allerdings nicht als Hexe, sondern als eine vom Teufel Besessene angesehen und entsprechend behandelt: Man nahm ihr das Nonnenkleid ab und verurteilte sie zu harter Buße in immerwährender Gefangenschaft im Kerker des geistlichen Gerichts in Tournai"

Dieser Bericht ist nur einer von zahllosen anderen über Nonnenklöster, wo eine Nonne ihre Mitschwestern oder aber den Anstaltsgeistlichen beschuldigen konnte, vom Teufel besessen, Hexe oder Zauberer zu sein (51).
Bei Piat können wir weiter lesen, dass die damals häufig auftretenden „klösterlichen Besessenheits-Epidemien" zur Folge hatten,

> *„dass seitens der Parlamente eine genauere Überwachung der Frauenkonvente vorgeschlagen wurde, um bestimmte Fehlentwicklungen rechtzeitig erkennen zu können. In der Tat darf man diese Nonnen nicht etwa als „Hexen" bezeichnen; Hexen wurden verurteilt, weil sie freiwillig einen Bund mit dem Teufel geschlossen hatten – Besessene hingegen betrachtete man als Opfer des Teufels" (52)*

Solche und ähnliche Schilderungen muß man als schwer neurotische Verhaltensweisen betrachten, die sich aus einer abnormen Lebensform in Klöstern entwickelten und von vielen Insassen nicht freiwillig gewählt worden war.

Nun könnten wir uns sagen, dass solche Berichte Jahrhunderte zurückliegen und nichts mehr mit unserer Gegenwart zu tun haben. Gewiß, es waren Extreme in damaliger Zeit. Aber übersehen wir dabei nicht, dass es klösterliche Internate gab und gibt, die zwar von den jungen Menschen nicht verlangen, wie Mönche oder Nonnen zu leben, ihnen aber eine streng tabuierte Erziehung mit auf den Lebensweg gaben und geben, so dass der erotisch-sexuelle Lebensbereich mit schweren Schuldgefühlen verbunden wurde und wird.

Noch etwas soll nicht unerwähnt bleiben: Unter dem Gesichtspunkt der Reinkarnation müssen wir davon ausgehen, dass heute unter uns viele Menschen mit neurotischen Verhaltensweisen und Angstzuständen leben, die in früheren Inkarnationen in Klöstern lebten oder auch als Hexen, Zauberer, Kräuterweiber hingerichtet wurden. Die damaligen Folterungen, erzwungenen Geständnisse, Todesarten können nach meinen bisherigen Erfahrungen im Sinne von Angstneurosen und psychosomatischen Erkrankungen bis in die Gegenwart hinein fortwirken..

Der Philosoph Sokrates in uns, und was wir mit Philosophie zu tun haben

1. Der Philosoph Sokrates

Von Sokrates aus Athen (470 – 399 v. Chr.) wird berichtet, dass er den Menschen als Person, sein Leben, sein Denken und Handeln, Fälle des Alltags herausgriff und zum Gegenstand philosophischen Nachdenkens machte.

Er suchte das Gespräch, fragte, überlegte, glaubte an die Lehrbarkeit der Tugend. Zwingend war es für ihn, dass die aus den philosophischen Gedankengängen gewonnene Einsicht auch das Handeln nach ethischen Prinzipien nach sich ziehe.

Wenn wir heute im Gespräch miteinander darum ringen, die Hintergründe unseres Verhaltens, unserer Stimmungen und Gefühle, unserer körperlichen und seelischen Erkrankungen zu erkennen, so wenden wir die sokratische Hermeneutik, die „Hebammenkunst", an. Wir versuchen, etwas Bedeutsames, Wichtiges aus der Latenz zu heben, erkennbar und verständlich zu machen. Eine Folge davon soll sinnvolles Handeln sein.

Leider können wir heute nicht mehr von der Vorstellung ausgehen, dass richtige Erkenntnis auch einsichtsvolles, pflichtbewußtes und ethisch einwandfreies Handeln nach sich ziehe, wie Sokrates annahm.

Wenn wir über uns selbst nachdenken, uns mit anderen Menschen und deren Handeln vergleichen, so sind wir gleichsam unser eigener Sokrates, wobei offen bleiben muß, ob wir tatsächlich unserer Einsicht und Überzeugung folgen.

Sokrates dachte über den beseelten Menschen als Ganzes nach; sein bedeutendster Schüler Platon (427 – 347 v. Chr.) erfragte, wie Körper und Seele zueinander in Beziehung stünden und sprach von drei Seelenteilen: dem vernünftigen, dem gefühlhaften und dem sinnenhaften Seelenteil. Die Seele selbst war nach der Anschauung Platons unsterblich, während es für Sokrates noch zweifelhaft war, ob die Seele nach dem Tode fortlebe.

2. Aristoteles

Aristoteles (384 – 322 n. Chr.) war Schüler Platons und gilt als der Begründer der Logik als einer erweiterten Philosophie. Für unsere Thematik ist seine Anschauung von Seele und Körper wichtig. Nach ihm verhalten sich Körper und Seele zueinander wie Form und Stoff (53) Alles Belebte war nach seiner Lehre beseelt. Er unterschied ebenso wie Platon drei Seelenteile voneinander, gab ihnen aber eine weitere Differenzierung (54):

> *„Die Seele verhält sich zum organischen Körper wie die wirkliche Lebendigkeit zur Lebensfähigkeit, wie die Aktualisierung zur bloßen Potenz.*
> *Die Pflanzenseele im Menschen besitzt nur die ernährende (vegetative) Kraft, welche die Fortpflanzungsfähigkeit in sich schließt.*
> *Die Tierseele besitzt außer ihr – der Pflanzenseele - noch die empfindende, begehrende und bewegende Kraft.*
> *Im Menschen tritt zur in ihm wirkenden Pflanzenseele und Tierseele und den in ihnen vorhandenen Kräften noch der vernünftige Seelenteil (gr. Nus) hinzu. Und zwar geht er (der vernünftige Seelenteil, d. Verf.) von außen her als ein göttliches Element in den Samen ein, und er allein ist auch unsterblich.“*

3. Augustinus

Augustinus (354 – 430 n. Chr.) gilt als einer der bedeutendsten Kirchenväter der nachchristlichen Zeit. Die griechische Philosophie in den Jahrhunderten vor ihm hatte Fragen nach der Entstehung der Welt und ihrer Bausteine gestellt; von Sokrates an wurde zunehmend der Mensch mit seiner Seele, seinem Willen, seinem Streben nach Sittlichkeit und Tugend betrachtet. Ethik, Recht und Gesetz bis hin zu der Ordnung des Staates waren weitere Themen philosophischer Betrachtung.

Nach dem Aufkommen des Christentums wurden zunehmend Philosophie und Religion miteinander verbunden. So können wir über die Philosophie Augustins u. a. lesen (55):

„Für seine Philosophie (wie für die der Kirchenväter überhaupt) gilt, dass sie kein selbständiges System bildet, sondern in den Zusammenhang seiner theologischen Lehren eingefügt ist.“

Die Frage nach der menschlichen Seele ist deshalb auch verknüpft mit der Frage nach Gott. Die Seele ist für Augustinus unräumlich, aber in jedem Teil des Körpers gegenwärtig.

Der Mensch hat nach ihm einen freien Willen, der aber durch die Erbsünde so geschwächt ist, dass er nur durch die übernatürliche göttliche Gnade frei vom Bösen ist und gottgefällig handeln kann

Einige der Gedanken Augustins wirken bis in die Gegenwart fort. Dazu gehört, dass Gottes Vollkommenheit sich in seiner Gerechtigkeit offenbare und sündige Menschen zumeist der ewigen Höllenstrafe ausgeliefert würden.

Barmherzige Güte Gottes ist es dann, dass ein Teil der Menschen ohne irgendein eigenes Verdienst zur Seligkeit geführt werden könnte. Martin Luther, der geistige Vater des Protestantismus, könnte durch diesen Vordenker zu der theologischen Annahme geführt worden sein, dass der Mensch *nur* durch die göttliche Gnade zur Erlösung gelange, während für die katholische Kirche nach wie vor der Grundsatz gilt, dass Gott den Menschen durch seine guten Werke *und* die göttliche Gnade in das ewige Leben führe.

Im Diesseits findet der Mensch nach Augustins Lehre keine Erfüllung für seine Sehnsucht nach Glück. Die Welt hier bedeutet nach ihm das Leid und das Böse. Sittliches Handeln im Diesseits gilt als Vorbereitung auf die jenseitige wahre Welt, in die der Mensch durch Gottes Gnade gelangen könnte.

Stellen wir zu diesen Gedanken Augustins einmal die Beziehung zur Reinkarnationslehre her. Für Augustin geschieht Erfüllung menschlicher Sehnsüchte im Jenseits. Warum sollte man dann nochmals nach dem Tod in das Diesseits zurückkehren, wo das Leid und das Böse herrschen?

Vielleicht war den Menschen der nachchristlichen Jahrhunderte der Gedanke an Reinkarnation nicht mehr „zuzumuten“, weil sie im Diesseits genug Schreckliches erlebt hatten und keineswegs nochmals Wiederholungen oder Variationen davon in Kauf nehmen wollten!
Die Frage nach dem Menschen, seiner Seele, seinem Verhältnis zu Gott setzte sich im Laufe der weiteren Jahrhunderte fort. Einen weiteren Meilenstein philosophisch-religiösen Nachdenkens setzte Thomas von Aquin (1225 – 1274), der als Hauptvertreter der mittelalterlichen Scholastik angesehen werden kann.

4. Thomas von Aquin

Für Thomas ist die menschliche Seele immateriell und unsterblich. Sie ist wie die Pflanzen- und Tierseele Entelechie, das heißt das Lebensprinzip des Körpers.
Bei dem Philosophen August Messer finden wir in seiner „Geschichte der Philosophie“ (56) eine Definition, wie Körper und Seele zusammengehören:

> *„Für ihn ist nicht wie für Augustin die Seele allein der wahre Mensch, noch stehen sich Leib und Seele wie zwei selbständige Substanzen gegenüber, sondern sie vereint bilden erst den Menschen ...*
> *Thomas weist darauf hin, daß der Mensch unter den Geschöpfen das relativ größte Gehirn habe, ferner daß körperliche Krankheit und Schwäche die geistige Tätigkeit behindere ... Gegen die Immaterialität und Selbständigkeit der Seele aber beweise dies nichts ...“*

Das sind wahrlich Einsichten, die unser heutiges psychosomatisches Denken vorwegnehmen.
Einmalig für die damalige Zeit ist sein Gedanke, dass die Seele auch ohne den Körper existenzfähig und unzerstörbar sei.

5. Meister Eckhart

Der Philosoph und Dominikaner Meister Eckhart (um 1260 – 1328) hielt seine Predigten meistens in deutscher Sprache. Er verstieß damit gegen die unter Kirchenleuten bestehende Sitte,

religiöse Fragen nur in Latein und nicht in der Sprache des Volkes zu erörtern.
Eckhart legte die Grundlagen für die christliche Mystik. Danach ist das „Seelenfünklein" Zeichen für Gottes Sein im menschlichen Geist. Damit wurde Gott den Menschen näher gebracht, was jedoch nicht im damaligen päpstlichen Interesse lag. Sein vermutliches Hauptwerk „Buch der göttlichen Tröstung" wurde deshalb im Rahmen eines Inquisitionsverfahrens 1329 verdammt. Vermutlich starb Eckhart, bevor das Verfahren beendet war.
Damals war es eine der aktuellen theologischen Fragen, was mit Menschen geschieht, die eine Todsünde begangen hatten. Er wehrte sich dagegen, daß gute Werke dieser Menschen null und nichtig seien. Er predigte statt dessen einen wohlwollenden und gnädigen Gott (57):

> *„Von all den guten Werken, die der Mensch tut, während er in Todsünde lebt, ist überhaupt kein einziges verloren und auch die Zeit nicht, in der sie geschehen, wenn er wieder Gnade empfängt. Seht, das ist wieder alle Lehrmeister, die derzeit leben."*

Es gibt eine Reihe von Zitaten aus Meister Eckharts zahlreichen Predigten, die meinen Lesern nicht vorenthalten werden sollen, weil sie sehr viel Wahrheit enthalten dürften (58):

> *„Es weiß immer ein Esel einen anderen zu schätzen."*
> *„Alle Dinge müssen; der Mensch allein ist das Wesen, welches will!"*
> *„Im Schweigen mag der Mensch am ehesten seine Lauterkeit zu bewahren!"*
> *„Es gibt keinen besseren Maßstab als das Vertrauen, Liebe kann nicht misstrauen!"*
> *„Die wichtigste Stunde ist immer die Gegenwart. Der wichtigste Mensch ist immer der, der Dir gerade gegenübersteht. Das notwendigste Werk ist stets die Liebe!"*

6. Martin Luther
Mit dem Namen Martin Luthers (1483 – 1546) sind die „95 Thesen", die Reformation, die Bibelübersetzung und damit auch die deutsche Sprache verbunden. Seine Frage „Wie bekomme ich einen gnädigen Gott?" führte zu einer Neuentdeckung der göttlichen Gnade gegenüber früheren Lehren von einem mehr strafenden Gott. Um die göttliche Gnade gleichsam noch zu überhöhen, vertrat er die Ansicht, daß allein der Glaube und nicht der Glaube und die „guten Werke" zusammen zum Heil führen; nur durch den Glauben allein könne der Mensch der göttlichen Gnade teilhaftig werden.

7. Erich Becher
Ein bedeutender Philosoph des vorletzten und letzten Jahrhunderts war Erich Becher (1882 – 1929). 1911 entwickelte er die „Doppel-Ursachen-Doppel-Wirkungs-Hypothese"(59). Sie besagt,

> *dass jegliches seelische Geschehen eine doppelte Ursache hat. Einmal liegt es begründet in der augenblicklichen seelischen Verfassung, zum anderen im gegebenen körperlichen Zustand.*
> *Das seelische Geschehen wirkt einesteils auf die Seele selbst zurück, andernteils auf den Körper.*
> *In gleicher Weise hat jegliches körperliches Geschehen eine körperliche und eine seelische Ursache für weitere seelische und körperliche Vorgänge. Das leibliche Geschehen verursacht und bewirkt leibliche und seelische Vorgänge (60).*

Diese Konzeption können wir uns an dem nachfolgenden Schaubild verdeutlichen:

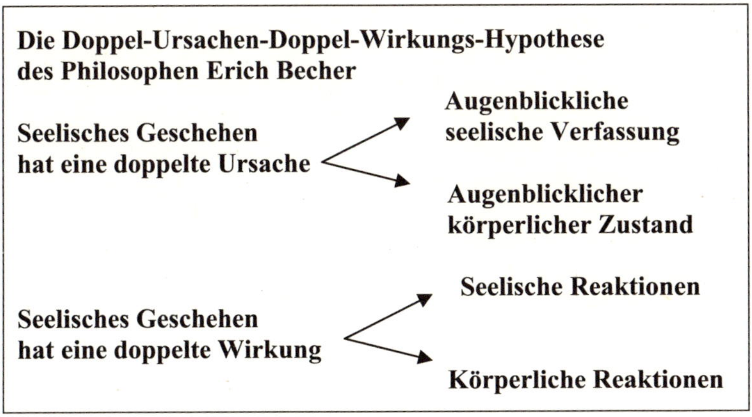

Abb. 24

Becher bekannte sich dazu, dass die Seele gegenüber dem Leib eine Führungsrolle habe (61):

> *„Sinneswahrnehmung, Erfahrung, Verstand, Gefühl und Wille, kurz alle wesentlichen Fähigkeiten unserer Seele, scheinen also eine wichtige, ja unentbehrliche Führungsrolle im Menschen zu spielen ...*
> *Wenn wir den aus Seele und Leib bestehenden Gesamtorganismus des Menschen oder eines Tieres biologisch unbefangen betrachten, dann erscheint das Seelische als führender Faktor dieser Lebenseinheit."*

Wenn wir Bechers Worte in uns nachklingen lassen, können wir feststellen, dass er wesentliche Gedanken der heutigen Psychosomatik, wonach sich seelische Belastungen und Konflikte als körperliche Schmerzen und Erkrankungen ausdrücken können, um Jahrzehnte vorwegnahm.
Als ich 1959 von meinem Doktorvater, Professor Aloys Wenzl in München, die Aufgabe erhielt, von der psychologischen, medizinischen und philosophischen Sichtweise aus nachzuprüfen, ob Becher Hypothese nach den neuesten Erkenntnissen noch gültig

sein könne, kam ich seinerzeit (1960) in meiner Dissertation zu dem Ergebnis, dass Bechers Auffassung ihren Wert behalten habe, auch wenn wir inzwischen weitere differenzierte Erkenntnisse über Bau und Funktion des Gehirns, über Gedankenketten (Assoziationen) und überhaupt leib-seelische Zusammenhänge gewonnen haben.

Allergien – Folgen von Impfungen?

Unter Allergien verstehen wir Reaktionen des Körpers auf für ihn unverträgliche Stoffe; dazu gehören Insektizide, Pestizide, Fungizide, Blütenpollen, aber auch Insektenstiche, Zeckenbisse bis hin zu Zusatzstoffen in Nahrungsmitteln, chemo-pharmazeutischen Medikamenten und letztlich auch Impfungen.
Der Körper will sich durch eine Allergie von Giftstoffen, sog. Toxinen, befreien, die auf natürliche Weise über Darm, Nieren und Lymphsystem, z. B. die Mandeln, nicht mehr auszuscheiden waren. Insofern sind Allergien sinnvolle Abwehrmechanismen des Körpers, die jedoch medizinisch meist mit Antibiotica oder auch cortisonhaltigen Medikamenten unterdrückt werden, was wiederum nach einiger Zeit zu gravierenden Krankheiten führen kann, die jedoch Abwehrmechanismen des Körpers darstellen können. Ein Teil der Allergien scheint Folge von Impfungen zu sein, und wenn wir die in Abb. 26 genannten Impfschäden durchlesen, werden wir zunehmend vorsichtig.
Der gegenwärtig gültige deutsche „Impfkalender der STIKO“ (Ständige Impfkommission), Stand 2002, sieht die in Abb. 25 zusammengestellten Impfungen vor (63).
Seit es Impfungen gibt und damit die international verbreitete Ansicht, daß Impfungen der Gesunderhaltung der Menschen dienen würden, gibt es auch zahlreiche kritische Stimmen. Eine der bekanntesten kritischen Autoritäten ist Dr. med. Gerhard Buchwald. In diesem Sinne schrieb er (64):

> *„Niemals ist ein Mensch, gleichgültig ob Erwachsener oder Kind, durch eine Impfung vor der Erkrankung bewahrt oder geschützt worden, gegen die sich die Impfung richtete. Im Gegenteil – im Inkubationsstadium durchgeführte Impfungen führten zu vermehrten Erkrankungen und zu Todesfällen, die der Impfung angelastet werden müssen.“*

Impfkalender der STIKO
(Ständige Impfkommission, Stand 2002)

1.	**Vier Kombi-Impfungen zwischen dem 2. Lebensmonat und 14. Lebensjahr gegen Diphterie, Wundstarrkrampf (Tetanus), Keuchhusten (Pertussis), Hepatitis B, Kinderlähmung (Polio) Haemophilus influenzae Typ B (Hib)**
2.	**Erste Kombi-Impfung gegen Masern, Mumps, Röteln zwischen 11. und 14. Lebensjahr**
3.	**Zweite Kombi-Impfung gegen Masern, Mumps, Röteln zwischen 15. und 23. Lebensjahr**
4.	**Erste Auffrisch-Impfung gegen Tetanus und Diphterie zwischen 5. und 6. Lebensjahr**
5.	**Zweite Auffrisch-Impfung gegen Tetanus, Diphterie, Keuchhusten, Polio zwischen 9. und 17. Lebensjahr**
6.	**Grundimmunität ungeimpfter Jugendlicher gegen Hepatitis B zwischen 9. und 17. Lebensjahr**
7.	**Grundimmunisierung ungeimpfter Jugendlicher ohne durchgemachte Windpockenimpfung gegen Windpocken zwischen 12. und 15. Lebensjahr.**
8.	**Auffrischungs-Impfung gegen Tetanus und Diphterie ab 18 Jahren alle 10 Jahre**
9.	**Auffrischungs-Impfung gegen Tetanus und Diphterie ab 60 Jahren alle 10 Jahre**
10.	**Impfung gegen Pneumokokken ab 60 Jahren alle 6 Jahre**
11.	**Impfung gegen Grippe (Influenza) ab 60 Jahren jährlich**

Abb. 25

Ein amerikanischer Arzt, Professor Dr. Robert Mendelson äußerte:

> *„Ich habe auf die Polio-Schutzimpfung verzichtet, als Jonas Salk nachwies, daß der beste Weg, um in den USA an Polio zu erkranken, darin bestand, sich in der Nähe eines Kindes aufzuhalten, das unlängst mit dem Sabin-Polio-Impfstoff geimpft wurde." (65)*

Solche kritischen Stimmen gewinnen vor allem dadurch zusätzliches Gewicht, als zunehmend Impfschäden als solche erkannt werden. Die Übersicht über Impfschäden stammt aus dem Internet (66).
Wenn es nun so sein sollte, daß es Impfschäden gibt, dann entsteht daraus die Frage, ob wir uns dagegen schützen können. Natürlich können wir an erster Stelle grundsätzlich Impfungen vermeiden. Dazu gehört jedoch, daß wir uns bei solchen Überlegungen kundig machen müssen, sowohl nach der befürwortenden als auch nach der kritischen und ablehnenden Seite hin.
Impfbefürworter gibt es genügend, wobei man sich durchaus fragen kann, ob es nicht – unabhängig von Überlegungen zur Erhaltung der Gesundheit – auch andere Interessen geben könnte, bestimmte Methoden in den Vordergrund zu stellen, die auch finanziell etwas einbringen. Die 2005/6 entfachte internationale Hysterie um die Vogelgrippe ist ein beredtes Beispiel dafür, wie weltweit Stimmungen und Ängste aktiviert werden können.
Wenn die chemo-pharmazeutische Industrie in durchaus absehbarer Zeit einen Impfstoff gegen die Vogelgrippe anbieten könnte, entstünde daraus ein weltweites Geschäft, das wohl nach Milliarden Euro geschätzt werden müßte. Vielleicht hat sich jedoch inzwischen herumgesprochen, daß es gar keinen Vogelflug von Ost nach West gibt, sondern nur von Nord nach Süd bzw. Süd nach Nord. Damit entfällt die ursprüngliche Annahme, daß die Vogelgrippe von China aus nach Europa eingeschleppt worden sei. Immerhin hat sich 2006 der Umsatz mit dem angeblich gegen die Vogelgrippe wirkenden Medikament Tamiflu innerhalb eines Dreiviertel Jahres vervierfacht, wie in der Presse zu lesen stand, und das unabhängig von den vielfachen Nebenwirkungen.

Für unser Thema ist nun wichtig, daß durch Impfungen erhebliche seelisch-geistige Schäden gesetzt werden können. In diesem Fall müssen wir davon ausgehen, daß der Körper so sehr geschädigt werden kann, daß auch die geistig-intellektuellen Anlagen und Fähigkeiten in Mitleidenschaft gezogen werden können.

Was uns aber besonders interessieren muß, ist die Frage, ob es nach möglichen Impfschäden auch heilkundliche Hilfen geben könne, einem impfgeschädigten Patienten zu helfen. Diese Mög-

Folgeschäden nach Impfungen
Entnommen aus: http://www.impfschaden.info/impfschaeden.htm

- **Chronische Abwehrschwäche mit Infektanfälligkeit**
- **Enzephalopathie = Gehirnerkrankung**
- **Schrei-Anfälle /Cri encéphalique**
- **Auto-Immunkrankheiten**
- **Auslösung von Allergien**
- **Krampfanfälle**
- **Epilepsie**
- **Autismus**
- **Schlafsucht/Schlafumkehr**
- **Wesensveränderung mit Verhaltens-Auffälligkeiten**
- **Schwererziehbarkeit, hyperaktive Kinder, Apathien**
- **Diabetes**
- **Multiple Sklerose**
- **Verzögerungen der Sprachentwicklung**
- **SID (Sudden Infant Death = Plötzlicher Kindstod)**

Achtung! Ergänzungen in der „Roten Liste“ unter „Offiziell anerkannte Impfschäden“

Abb. 26

lichkeiten können im Allgemeinen bejaht werden. Wenn die Ausleitung von Impfgiften über die üblichen Ausscheidungsorgane – Darm, Nieren, Haut – noch nicht möglich ist, bieten sich

entgiftungsfördernde Heilmittel an wie z. B. die Spengersan-Kolloide nach Dr. med. Carl Spengler, die Entoxin-Präparate nach Dr. med. Ewald Kleine wie auch eine Reihe weiterer Präparate der Firmen Heel, Phoenix, Pflüger, Vitorgan, Wala, Weleda, um nur einige zu nennen.
Nun werden ja durch Impfungen nicht alle Geimpften krank oder zumindest fallen deren Erkrankungsformen vorerst nicht auf. So können wir uns fragen, warum manche Kinder, Jugendlichen und Erwachsenen impfgeschädigt werden und andere nicht. Gibt es da eine uns bisher unbekannte Programmierung, daß Körper und Seele geschädigt werden und nicht mehr zur Gesundheit zurück-geführt werden können? Wurden vielleicht sogar unbewußt Krankheitsformen „gewählt“, die mit früheren Inkarnationen zusammenhängen können? Wir müssen diese Frage gegenwärtig noch offen lassen.

Mobbing – Eine moderne Erscheinung mit historischem Hintergrund

1. Einführung

Der Begriff *Mobbing* leitet sich ursprünglich von dem Wort *Mob* ab, das sich aus dem lateinischen Begriff *mobile vulgus = aufgebrachte Volksmenge* entwickelte. In unserer Sprache verstehen wir unter Mob so etwas wie Pöbel, Gesindel.
Das Wort Mobbing stammt zwar aus dem amerikanischen Arbeitsleben der neunziger Jahre des letzten Jahrhunderts, ist also noch nicht alt; aber die entsprechenden Forschungen zu der Mobbing-Thematik wurden in den achtziger Jahren in Schweden angestellt. Verstanden werden unter Mobbing schädigende Verhaltensweisen von einer oder mehreren Personen gegenüber anderen Menschen im täglichen beruflichen Umgang miteinander.

Der ursprüngliche Forschungsansatz zum Thema Mobbing war arbeitsmedizinisch ausgerichtet. Es sollte untersucht werden, ob psychosomatische Erkrankungen durch zwischenmenschliche Probleme am Arbeitsplatz ausgelöst und im Laufe der Zeit verstärkt und eventuell chronifiziert werden könnten (67).
Eine repräsentative schwedische Untersuchung 1990 ergab, daß bis zu 3,5 - 4% der arbeitenden Bevölkerung für die Dauer von durch-schnittlich 15 Monaten von Mobbing betroffen und Männer wie Frauen in nahezu gleichem Maße dem Mobbing ausgesetzt sind (67). In Deutschland spricht man inzwischen von ca. 1 Million Berufstätiger, die dem Mobbing unterliegen können. Das entspricht der Zahl der Alkoholiker am Arbeitsplatz.

Leymann errechnete für Schweden einen finanziellen Schaden von 18 Milliarden Kronen, der, unabhängig von den menschen-unwürdigen Verhaltensweisen, durch Mobbing verursacht werden kann. Wirtschaftlich drückt sich das wie folgt aus:

1. Produktionsausfälle durch Fehlzeiten
2. Daraus resultierendem Personalersatz
3. Trainingskosten für Personalersatz
4. Kundenklagen durch Qualitätsverluste
5. Image-Verlust des Unternehmens

Leymanns Folgerung daraus (68):

> *„Psychoterror am Arbeitsplatz ist sowohl aus menschlichen als auch aus betriebswirtschaftlichen Gründen untragbar."*

Männer werden meist von Männern, Frauen von Frauen gemobbt, weil aufgrund der geschlechtsspezifischen Segregation des Arbeitsmarktes Männer häufiger mit Männern und Frauen häufiger mit Frauen zusammenarbeiten.
Nach Berufsgruppen geordnet, waren Angestellte des Öffentlichen Dienstes, besonders des Bildungswesens, und Mitarbeiter in multinationalen Konzernen wesentlich häufiger von Mobbing betroffen, als Mitarbeiter in kleineren und mittleren Unternehmen bzw. in Familienbetrieben.

2. Definition des Mobbing

Im Frühjahr 1990 stellte Professor H. Leymann auf der Internationalen Arbeitsschutz-Konferenz in Hamburg erstmals die Forschungsergebnisse über „Mobbing am Arbeitsplatz" vor, die in den skandinavischen Ländern seit längerer Zeit durchgeführt wurden. In seinem grundlegenden Buch *„Mobbing - Psychoterror am Arbeitsplatz und wie man sich dagegen wehren kann"* (69) gibt Leymann die folgende Definition für Mobbing:

> *„Der Begriff Mobbing beschreibt negative kommunikative Handlungen, die gegen eine Person gerichtet sind (von einer oder mehreren anderen) und die sehr oft und über einen längeren Zeitraum hinaus vorkommen und damit die Beziehung zwischen Täter und Opfer kennzeichnen."*

3. Historische Hintergründe - Mobbing ist nur eine neue Variante

Von jeher wurden Menschen gedemütigt, verfolgt, vernichtet, wenn sie nicht den Verhaltensmustern des Zeitgeistes der jeweiligen Majorität entsprachen. Gründe konnten äußerliche Merkmale sein wie Rasse, Hautfarbe, körperliche Auffälligkeiten bis hin zu Behinderungen, andere als die üblichen Religionsformen und Lebensanschauungen. Denken wir in den letzten Jahrhunderten nur an das Haut- und Rassenproblem zwischen Weiß und Schwarz, Weiß und Rot, an Verfolgungen wegen unterschiedlicher religiöser Einstellungen bis hin zu den Verbrennungen auf den Scheiterhaufen von sog. Hexen, Häretikern und sonstigen Menschen, die von der üblichen Norm abwichen.

4. Arten des Angriffs auf andere Menschen

Leymann stellt in seinem oben genannten Buch 5 Arten von Angriffen auf andere Menschen vor (70), die nachfolgend genannt werden sollen:

1. Angriffe auf die Möglichkeiten, sich mitzuteilen
2. Angriffe auf die sozialen Beziehungen
3. Angriffe auf das soziale Ansehen
4. Angriffe auf die Qualität der Berufs- und Lebenssituation
5. Angriffe auf die Gesundheit

Heilkundlich gesehen sind vor allem die Angriffe auf die Gesundheit besonders wichtig, jedoch wirken sich alle genannten Angriffe nicht nur in zwischenmenschlichen und beruflichen Störungen, sondern letztlich auf die körperliche und seelische Gesundheit aus. Leymann führt dazu selbst aus (71):

> *„Es gibt eine ganze Palette von Gemeinheiten, die sowohl wirtschaftliche als auch psychische Folgen für das Opfer haben.*

Plötzlich steht die Straße vor dem Haus des Betroffenen voller Taxis oder es treffen Waren ein, die das Opfer nicht bestellt hat. Eines Tages ist der Briefkasten voller Kot oder am Arbeitsplatz wird etwas zerstört, woran der Betroffene gerade arbeitet. Die Kreativität mancher Menschen scheint in dieser Hinsicht keine Grenzen zu kennen.
Es ist nicht ungewöhnlich, daß Opfer auch physisch bedroht werden. Man kündigt einen „Denkzettel" oder bestimmte körperliche Repressalien an. Solche Drohungen können auch als 'Scherz' getarnt sein, zum Beispiel in dem Fall, bei dem zwei Kollegen mehrfach einen schweren Karren in Richtung des Mitarbeiters stießen, wenn gerade kein Zeuge in der Nähe war ...
Aus den USA sind einige Mordfälle bekannt, bei denen die polizeilichen Ermittlungen darauf hindeuteten, daß zur Vorgeschichte Mobbing gehörte. In Europa wissen wir von einem derartigen Fall, wo in einem deutschen Dorf Auseinandersetzungen am Arbeitsplatz einen Mord auslösten. Auch in Österreich ist ein solcher Fall bekannt geworden. Insgesamt sind jedoch schwere Angriffe sehr selten ...
Mobbing bedeutet, daß dem Opfer zentrale soziale Möglichkeiten am Arbeitsplatz genommen werden. Es ist ein direkter, über lange Zeit andauernder Angriff auf die Möglichkeit, sinnvoll zu kommunizieren, auf die sozialen Beziehungen und das gesellschaftliche Ansehen, auf die Möglichkeit des Opfers, seinen Beruf auszuüben, und auf seine Gesundheit."

5. Die gesundheitlichen Schäden
Mobbingopfer klagen nach einer gewissen Zeit, in denen sie dem Mobbing ausgesetzt waren, häufig über unspezifische Symptome. Dazu gehören(72)

1. Magendrücken	**6. Herzrasen**
2. Schlafstörungen	**7. Feuchte Hände**
3. Innere Unruhe	**8. Konzentrationsschwierigkeiten**
3. Zitternde Knie	**9. Erschöpfungszustände**
5. Mund-Trockenheit	

Die Erfahrung zeigt aber auch, daß sogar Selbstmordversuche bis hin zu Selbstmorden durch Mobbing möglich sind, aber auch psychiatrisch-neurologische Symptome, z. B.:

1. Häufige Angstzustände	**5. Antriebslosigkeit**
2. Alpträume	**6. Kontakt-Armut**
3. Globusgefühl im Hals	**7. Verfolgungszustände**
4. Depressionen	**8. Vorzeitige Verrentung**

6. Wie kann man sich gegen Mobbing schützen?
Möglichkeiten, Mobbing zu vermeiden oder ihm abzuhelfen, müssen von mehreren Sichtweisen aus gesehen werden:

1. **Sicht des Unternehmers bzw. der Unternehmensleitung**
2. **Sicht der Mitarbeiter**
3. **Sicht des Mobbing-Opfers**

Auf der Betriebsebene gibt es die Möglichkeit der Vorbeugung und des frühen Eingreifens in die Mobbing-Vorgänge, verbunden mit pädagogischen und psychologischen Hilfen wie Gesprächen, Absprachen, Schlichtungsverfahren.

Auf der Ebene der Mitarbeiter geht es um gegenseitiges Verständnis, Möglichkeiten der Zusammenarbeit, klare Kompetenzen, Mitarbeiterschulung, Aufstiegsmöglichkeiten.
Für den einzelnen Mitarbeiter im Betrieb ist es zur Vermeidung von Mobbing nötig, folgende Persönlichkeitsmerkmale zu entwickeln und zu fördern:

1. Bewußt Erfolgserlebnisse schaffen
2. Daraus Selbstvertrauen und Selbstsicherheit entwickeln
3. Sich ermutigen zu eigener Initiative
4. Fortbildungsmöglichkeiten nützen
5. Kollegialität fördern.
6. Konfliktfähig werden, Konflikte ertragen lernen

Mobbing-Situationen sind vor allem ein menschliches Problem. Sie können nur entstehen, wenn unter den Mitarbeitern eine gewisse Ethik und letztlich auch religiöse Einstellung fehlt.

Ulrike Brommer schreibt zu dieser Thematik in Ihrem Buch „Mobbing - Psychokrieg am Arbeitsplatz und was man dagegen tun kann“ (73) hierzu:

„Mobbing-Situationen können nur deshalb entstehen, weil

- *alle es zulassen,*
- *niemand sich kümmert,*
- *keiner etwas dagegen tut,*
- *die Täter ungehindert ihre Opfer quälen können,*
- *die Opfer Angst haben,*
- *jeder zuerst an sich selbst denkt,*
- *Egoismus vor Mitmenschlichkeit steht.“*

Das heißt mit anderen Worten: Körperliche und seelische Verletzungen von Menschen, Gewaltanwendungen bis hin Quälereien und Folter sind nur möglich, wenn niemand da ist, der sich für ein gewaltfreies, menschliches und ethisches Verhalten der Menschen untereinander einsetzt.

Kann jedermann Opfer des Mobbing werden? In der Fachliteratur wird diese Frage bejaht. Aus tiefenpsychologischer Sicht ist zu sagen, daß aller Wahrscheinlich nach in den Opfern eine gewisse Opfer- und Märthyrerhaltung angelegt ist, sei es durch Erziehung, körperliche und/oder seelische Verletzungen oder auch aus Zeiten früherer Inkarnationen. Wie dem auch sei, wir können davon ausgehen, daß solche und ähnliche „Programme“ erkannt und bewältigt werden können.

Borderline-Persönlichkeitsstörung

Der Begriff „borderline" wurde 1938 in einem Artikel von Adolf Stern in den USA geprägt (74). Er entstand auf dem Boden von Sigmund Freuds Annahme, daß es einen fließenden Übergang – über eine Grenzlinie – zwischen Neurose = Fehlhaltung und Psychose = Geisteskrankheit gebe. Zwischen 1920 und 1965 erschienen eine Vielzahl von Arbeiten, in denen die Borderline-Symptomatik dem schizophrenen Formenkreis zugeordnet wurde.

1967 erschien in den USA ein Beitrag von O. Kernberg unter dem Titel „Borderline Personality Organization" (75), worin der Autor auf psychiatrische Termini wie „Syndrom", „Status", „Krankheit" verzichtete und den Begriff der „Organisation" verwendete. Damit sollte ein entwicklungspsychologischer Ansatz gezeigt und damit deutlich werden, daß die Borderline-Symptomatik bereits in der Kindheit entstehen kann und eine frühe Störung der Ich- und Identifikations-Bildung vorliegt. Diese These kann in einem Teil der Fälle sicher herangezogen werden, denn wir wissen heute, daß beispielsweise sexueller Missbrauch oder massive Gewaltanwendung in der Kindheit gravierende körperlich-seelische Störungen auslösen können, ohne daß oft deren Hintergrund wegen massiver Verdrängungen herausgefunden werden kann
Für Borderline-Patienten galt ursprünglich äußerste Vorsicht mit Psychotherapie, weil man in der Fachwelt Sorge hatte, daß durch das therapeutische Angehen der Symptomatik „schlafende Hunde geweckt" und eine Geisteskrankheit ausgelöst werden könnte.

Seit den siebziger Jahren ist ein Bedeutungswandel eingetreten. 1975 erschien, ebenfalls in den USA, eine inzwischen viel zitierte Übersichtsarbeit von Gunderson und Singer unter dem Titel „Defining Borderline Patients (76).
Danach wird unter einer Borderline-Persönlichkeitsstörung verstanden, daß die Patienten in ihren Stimmungen und Gefühlen extrem wechselhaft und in ihrer Persönlichkeitsstruktur sehr instabil seien, da und dort auch Schwierigkeiten hätten, sich mit

sich selbst zu identifizieren und sich als ein besonderes Individuum anzunehmen.
Zu den Borderline-Symptomen gehören beispielsweise auch ein verzweifeltes Bemühen, tatsächliches oder vermutetes Verlassensein zu überwinden; impulsives unüberlegtes Handeln beim Geldausgeben, Essen, Autofahren kann vorliegen; hochgradige Reizbarkeit und Angst, häufige Wutausbrüche mit Verletzungen anderer Personen oder auch Selbstverletzungen bis hin zu Selbstmordneigungen können eine Rolle spielen.
Da und dort kommt es zu situativ unangemessenen und heftigen Anfällen von Wutausbrüchen bis hin zu verletzenden körperlichen Auseinandersetzungen. Angeblich psychotische Symptome wie das Stimmenhören können auftreten.
Inzwischen sind auch in Deutschland Arbeiten über die Borderline-Symptomatik erschienen (77). Behandlungsmöglichkeiten werden ausschließlich in verhaltens-therapeutischen Denkmodellen gesehen (78).
Wenn wir uns diese Bandbreite der zahlreichen Symptome vor Augen halten, bemerken wir, daß im Laufe der Jahre eine Mischung aus einer Reihe von individuell ausufernden, „überschäumenden“ Arten des Verhaltens, der Stimmungen und Gefühle, der Gedanken um Leben und Tod, der Vorstellungen und Phantasien, der zwischenmenschlichen Beziehungen bis hin zu erotisch-sexuellen Entgleisungen entstanden ist, deren Quellen in einer Art behutsamer lebensgeschichtlicher Analyse therapeutisch mühsam herausgefunden werden müssen, wobei der übliche zeitliche Rahmen psychotherapeutischer Arbeit – die Zeit von der Gegenwart zurück bis zur Geburt – da und dort überschritten werden muß.
Viele Psychotherapeuten sind der Meinung, daß die zahlreichen Merkmale der Borderline-Symptomatik mit üblichen therapeutischen Methoden soviel wie nicht behandelbar seien und der Patient lernen müsse, mit seinen extremen Verhaltensweisen zu leben. Das ist eine ähnliche fachliche Resignation, wie wir sie auch bei den Zwangsneurosen wie Zählzwang, Putzzwang,

Waschzwang u. a. finden. Die Zahl der erfolgreich behandelten Zwangs-Patienten liegt bei 2-5%.
Ich persönlich halte eine Borderline-Persönlichkeits-Störung für erfolgreich behandelbar, wenn deren vielschichtigen Hintergründe, auch wenn sie schwer nachvollziehbar sein sollten, herausgefiltert werden können. Das kann über die sorgfältige und differenzierte Aufnahme der Lebens- und Krankengeschichte, die Beobachtung des täglichen Verhaltens mit seinen Ängsten und Vermeidungshaltungen, das Ernstnehmen der angeblichen Halluzinationen von Stimmen und möglicher Zwänge, wie auch der Analyse der Träume geschehen..
Eine Kombination aus mehreren Behandlungsmethoden, gegebenenfalls auch aus dem angeblich „wissenschaftlich nicht anerkannten", alternativen, „spirituellen" Bereich, kann sich anbieten:

1. Psychologisch-psychotherapeutische Betreuung und Behandlung. Evtl. auch Beratung der Familie, der Partner.
2. Behutsame Formen der Massage, verbunden mit der Feldenkrais-Methode (Bewusstheit durch Bewegung).
3. Heilkundliche Unterstützung mit nebenwirkungsfreien pflanzlichen, homöopathischen, biochemischen Heilmitteln.
4. Überlegungen zum vorsichtigen Abbau chemo-pharmazeutischer Medikamente, die psychische Nebenwirkungen haben können.
5. Entspannungs- und Visualisierungs-Techniken.
6. Alternative psychotherapeutische Methoden, z. B. Rebirthing und Reinkarnations-Therapie.

Wir können heute davon ausgehen, daß die Anfänge für die vorstehend genannten und ähnlichen Symptome auch weit vor dem gegenwärtigen Leben liegen können und deshalb die alternative Methode der Reinkarnations-Therapie hilfreich sein kann. Der Behandler muß jedoch ein besonderes „Gespür" für die Menschen mit diesen außergewöhnlichen Symptomen entwickeln, um sie sinnvoll führen und behandeln zu können.

Traumata über Jahrzehnte führen zu Krebserkrankungen

Bei Hans-Peter hatte sich über mehr als 30 Jahre seines Lebens hinweg eine Krebserkrankung eingeschlichen. Die einzelnen Phasen liefen unbemerkt, aber fast mit der Präzision einer Uhr ab, lange bevor überhaupt an eine Erkrankung gedacht werden konnte. Es war wie ein Programm.

Hans-Peter, dessen Vater in leitender Position tätig war, sollte ebenso wie sein 4 Jahre älterer Bruder Jura studieren, aber sein Herz hing an der Philosophie und Psychologie. Um nicht zu riskieren, die finanzielle Unterstützung des Vaters ganz zu verlieren, begann er ein Doppelstudium, dessen zweiter Teil - Philosophie und Psychologie - vor dem Vater geheimgehalten werden musste, denn Hans-Peter sollte ja Jurist werden.

Der frühe Tod der Mutter, als Hans-Peter 14 Jahre alt war, und eine sich sehr undiplomatisch anstellende wesentlich jüngere zweite Ehefrau des Vaters bedeuteten für den Jungen eine schwere psychische Belastung, zu der sein Bruder beitrug, indem er ihn gegen die neue Frau des Vaters aufhetzte.

Noch vor Studienbeginn verliebte sich Hans-Peter mit 18 Jahren in eine attraktiv aussehende junge Geigerin, die 10 Jahre älter als er war und die Erste Geige in einem Symphonie-Orchester spielte, aber auch Privatunterricht gab.

Als fünf Jahre nach dem Kennenlernen ein Baby unterwegs war, stimmten der Vater und die adligen Schwiegereltern zwar der Heirat der beiden jungen Menschen zu, aber der Vater sperrte seinem Sohn die finanziellen Zuwendungen zum Studium.

Hans-Peter schloß trotz dieser erheblichen Konflikte mit seinem Vater und der finanziellen Belastung sein Jurastudium erfolgreich ab, wurde nach der üblichen Referendarzeit Richter an einem Amtsgericht und später an einem Landgericht. Er machte also Karriere.

Trotz hoher Begabung und perfekt geschriebener Dissertation, nicht in Jura, sondern in Philosophie, verzögerte sich seine Promotion um mehrere Jahre durch eine Reihe von Versäumnissen seines

Professors. Eine der Folgen davon war, daß eine angestrebte Dozentur an der Universität blockiert wurde.
In seiner juristischen Laufbahn bei Gericht war Hans-Peter sehr erfolgreich, aber er zog sich den Neid seiner Kolleginnen und Kollegen zu. Sehr überlegt und rationell bereitete er die Verhandlungen vor, leitete sie geschickt und formulierte die Urteile sehr durchdacht, gut nachvollziehbar und brillant.
Aber die juristische Arbeit füllte Hans-Peter nicht allein aus. Nach wie vor waren seine Steckenpferde die Philosophie und die Psychologie. Nachdem die ersehnte Universitätslaufbahn trotz der inzwischen erreichten Promotion zum Dr. phil. mit „summa cum laude", ihm verschlossen blieb, hielt er außergewöhnliche Vorträge und Seminare an Volkshochschulen und ähnlichen Einrichtungen und wurde dort über 30 Jahr hinweg ein besonders beliebter Dozent. Aber es war eben nicht die Universität, die sich Hans-Peter wünschte und für deren Anforderungen er auch qualifiziert gewesen wäre.

Bei seinen Vorträgen und Seminaren lernte Hans-Peter eine 10 Jahre jüngere Frau kennen, in die er sich verliebte und zu ihr ein Verhältnis einging. Beide trafen sich so oft als möglich, und seine Frau, die 20 Jahre älter als ihres Mannes Freundin war, ahnte nur, daß sich irgendetwas im Leben ihres Mannes geändert haben mußte. Er wollte plötzlich wieder jugendlich sein, kaufte teure modische Anzüge, Krawatten, Schuhe in größerer Zahl, zu seiner Frau wurde er entgegen früheren Gepflogenheiten unwirsch, ungeduldig, aggressiv. Und auch der inzwischen erwachsene und verheiratete Sohn, der im Gegensatz zu seinem Vater schon als junger Mann eine Professur an einer Musik-Hochschule erhalten hatte, wurde zeitweise Opfer seiner im tiefsten Inneren unzufriedenen und verbitterten Stimmung.
Kurz vor seinem 60. Lebensjahr erhielt sein langjähriger Freund von Hans-Peter einen Anruf, in dem er mitteilte, krebskrank zu sein. Magen, Leber und Darm seien angegriffen. Er werde von den nächsten Tagen an in der Klinik behandelt, und danach wolle er zu seiner Freundin ziehen. Diese würde im Falle seines Todes

von ihm auch seine Bibliothek, seinen Schreibtisch und einige sonstige ihm wertvolle Gegenstände erben. An Ehefrau und Sohn wurde in dieser Weise nicht gedacht.
Zwischen dem Telefonat und dem Tod, vor dem Hans-Peter von seinem Freund zweimal in der Klinik besucht wurde, lagen gerade zwei Monate. Der Krebs mußte schon lange in Hans-Peter gewirkt haben, aber zuletzt ging es mit rapider Geschwindigkeit bergab.

Wenn wir dieses Leben in seinen vielseitigen Facetten Revue passieren lassen, fällt vor allem auf:

1. Früher Tod der Mutter.
2. Stiefmutter ohne Verständnis für die beiden Söhne des Vaters.
3. Rückzug des Vaters aus seinen finanziellen Verpflichtungen, weil der Sohn ein Doppelstudium aufgenommen und für Vaters Verständnis zu früh geheiratet hatte.
4. Jahrelange Verzögerung der Promotion aus Nachlässigkeit seines Professors.
5. Berufliche Frustration trotz hoher Bildung.
6. „Ersatzvorlesungen“ und „Ersatzseminare“ statt Professur an der Universität.
7. Wahrscheinlich zunehmend erotisch-sexuelle Verzichtsleistungen durch 10 Jahre ältere Ehefrau.
8. Wieder jung sein wollen und Erfüllung suchen bei einer wesentlich jüngeren Frau.
9. Wahrscheinlich erhebliche Schuldgefühle gegenüber der Ehefrau, mit der er viele Jahre glücklich gewesen war.
10. Gourmet-artige Trostsuche bei gutem Essen und täglicher Flasche vorzüglichen Weines.
11. Jahrelanges Gefühl der Zerrissenheit im Beruf und in der Partnerschaft, einerseits mit einer wesentlich älteren, andererseits mit einer wesentlich jüngeren Frau.

Es sieht so aus, daß ein jahrelanger Zwiespalt mit vielen seelischen Belastungen die Krebserkrankung begünstigt hatte. Obwohl Hans-Peter außergewöhnlich intelligent war und sich in der Psychologie bestens auskannte, war er anscheinend von seinem familiären Hintergrund, seinen beruflichen Frustrationen und unbewussten Schuldgefühlen gegenüber Ehefrau und Sohn nicht freigeworden. Dies alles zehrte an ihm und trug wohl ganz wesentlich zu seiner schweren Erkrankung bei.

Nun wäre es wohl verfehlt, die Entwicklung von Krebserkrankungen nur unter psychologischen Gesichtspunkten zu sehen. Es gibt auch eine Fülle an körperlichen Beschwerden, die letztlich zu einer Krebserkrankung führen können.
Dazu gehören der Zusammenbruch des Lymphsystems durch Nikotin, Impfungen, häufige Dosen von Antibiotika und anderen chemo-pharmazeutischen Medikamenten mit Nebenwirkungen.

Hinzu kommt in den letzten Jahrzehnten zunehmend die Vergiftung des Wassers, der Luft, der Lebensmittel bis hin zu den kriegerischen Auseinandersetzungen mit Waffen, Bomben, chemischen Kampfgiften und als Folge Vergiftung der Atmosphäre.
Lassen wir hierzu den damaligen Chefarzt der geburtshilflich-gynäkologischen Abteilung des Kreiskrankenhauses Detmold und Dozent Bodo Manstein auf einem Ärztekongreß in Baden-Baden 1972 ausführen (79):

> *„Als ich vor 15 Jahren meine Sorgen über die fortschreitende Naturverwüstung in einem Buch mit dem Titel 'Im Würgegriff des Fortschritts' veröffentlichte, wurde ich von vielen als Schwarzseher betrachtet. Die eigentlich schon lange voraussehbare ökologische Katastrophe ist inzwischen längst bittere Wahrheit geworden, und auf vielen Gebieten ist eine Ausheilung der Schäden ziemlich ausgeschlossen ...“*
> *In seinem Ausmaß unerwartet katastrophal hat sich der chemische und Bombenkrieg in Vietnam ausgewirkt. Mindestens 30 – 40 Millionen Bombenkrater und über 2 Millionen Hektar Waldgebiet mit Entlaubungsmitteln besprüht, haben etwa 20% der Landfläche Südvietnams einer Mondlandschaft gleichgemacht. Nicht gerechnet die*

Bomben auf Nordvietnam ... In den entlaubten und vergifteten Landesteilen sind ganze Arten von Säugern, Vögeln, Insekten und Reptilien ausgestorben. Wo Nachwuchs festgestellt wurde, waren Keimschäden sichtbar. Durch die zahlreichen Überflutungen wurden die Tausende von Tonnen von Pflanzenvernichtungsmitteln in die See gespült und richteten dort ein weiteres Zerstörungswerk an ...“

Inzwischen wurden weitere Millionen Tonnen Bomben über Ländern wie Afghanistan, Irak, Israel abgeworfen. Dadurch wurde die Umweltkastrophe noch weiter angeheizt. Vergessen wir aber auch nicht die zunehmende Überflutung der Welt mit elektromagnetischen Wellen durch Rundfunk, Fernsehen, Internet, Handys.

Wir haben es also rund um uns herum mit kollektiven Störungen zu tun, die sich individuell krankmachend auswirken können, ohne daß wir von einer Schuld des einzelnen Menschen sprechen könnten.

Immer krank sein - Die unheilbaren und noch nicht heilbaren Krankheiten

Wer die Bibel liest, stößt auf eine Krankheit, die über Jahrhunderte hinweg die Menschen ängstigte, entsetzte, quälte, sie aus der mitmenschlichen Gesellschaft ausstieß und isolierte: den Aussatz oder die Lepra.
Ein Aussätziger musste seine Familie und die Siedlung, die ihm bisher Schutz und Heimat gewährt hatte, verlassen. Ging er nicht freiwillig, wurde er gezwungen, sich zu entfernen. Familienangehörige und sonstige barmherzige Menschen brachten ihm, der dann mit anderen Aussätzigen zusammenleben musste, Nahrungsmittel. Unheilbar krank zu sein, bedeutete ohne Aussicht auf Gesundung das sichere Siechtum, bis der Tod als Erlöser kommen konnte.
Im 5. und 6. Jahrhundert war die Lepra bis nach Mitteleuropa vorgedrungen. Die Aussätzigen wurden nach wie vor aus ihren Wohngemeinschaften ausgestoßen, ja, sie wurden bürgerlich sogar für tot erklärt. Die Angehörigen erhielten jedoch nach altem Brauch auch den Auftrag, ihre Kranken so weitgehend wie möglich mit Essen und Trinken zu versorgen. Unterstützte sie niemand, so zogen mittellose Aussätzige bettelnd von Ort zu Ort und steckten dabei zahlreiche andere Menschen an.
Wie fürchterlich diese Krankheit gewesen sein muß, geht aus frühmittelalterlichen Beschreibungen hervor. Der Medizin-Historiker Heinrich Schipperges zitierte in seinem Buch *„Der Garten der Gesundheit“* die Symptomatik, wie sie einst von der Schule von Salerno zusammengefasst wurde (80):

> *„Beschrieben wurden die Schwellungen der Extremitäten, vermutlich durch den Stau des Lymphabflusses, sowie die Geschwulstbildungen. Erst später erkannte man die Knotenbildungen unter der Haut, die sich zu offenen Geschwüren entwickelten und die Gelenkbänder zerrissen. Finger und Zehen, oft auch Hände und Füße, fielen ab. Das Gesicht der Aussätzigen färbte sich kupferrot, die Nase schwoll an, der Blick wurde wild, der Atem stinkend,*

die Stimme heißer. Nach langem Leiden trat der erlösende Tod ein."

Für uns heutige Menschen wird wohl nur sehr begrenzt nachvollziehbar sein, in welchem Maße die Menschen damals ihrem Schicksal ausgeliefert waren und sich als völlig hilflos erleben mussten.

Wer den Aussatz unter religiösen Gesichtspunkten sieht, wird sich Gedanken darüber machen, warum der eine krank wurde und der andere gesund blieb. Er wird sich vielleicht auch fragen, warum Gott – aus welcher religiösen Sichtweise auch immer – so entsetzliches Leid zulassen konnte.

Krankheit und Wunderglauben waren in früheren Jahrhunderten sehr eng miteinander verflochten, wohl deshalb, weil sich die Menschen mit ihren Krankheiten als hilflos erlebten. Wer krank war, konnte sich nur in den Schutz seiner Familie begeben oder er war vom Mitleid der Gesunden und deren Almosen abhängig. In der *„Geschichte des privaten Lebens"* (81) lesen wir dazu:

> *Der Körper des Menschen war Schauplatz des Ringens um Gut und Böse, Krankheit und Wunder. Ein Wunder war die Manifestation der Allmacht Gottes, erwirkt durch das Gebet zu einem Heiligen."*

Das heißt mit anderen Worten, daß man am Körper, für sich selbst und für alle anderen sichtbar, auch die Zeichen der Schuld – der Schuld gegen Gott – trug (82):

> *„Von den Wunderberichten befasst sich ein relativ hoher Prozentsatz (bis zu 26%) mit Unfällen und Krankheiten, zumal Lähmungen, die Männer und Frauen, oft von hohem Rang, heimsuchen, wenn sie den Anweisungen eines Heiligen nicht gehorchen, Skepsis zeigen oder ihre Sünden verhehlen. Diese `wunderbaren` Bestrafungen lassen vermuten, daß der Bestrafte selbst ein latentes Schuldgefühl empfand ..."*

Nun ist ja die Lepra in den zivilisierten Ländern ausgestorben. Deshalb bräuchte uns ein solches Krankheitsbild eigentlich nicht mehr zu beunruhigen. Aber ist es nicht so, daß weltweit die AIDS-Erkrankungen zunehmen, die zumindest zum Teil an den körperlichen Niedergang bei der Lepra erinnern. Auch hierzu einige statistische Angaben aus dem Jahr 2004:

Sterbefälle nach AIDS weltweit	4,1 Millionen
Neu-Infektionen	4,9 Millionen
AIDS-Infizierte	46 Millionen

Für Deutschland ergeben sich die folgenden aktuelle Zahlen:

AIDS-Infizierte in Deutschland	44.000 Patienten
Neu-Infektionen	2.058 Patienten
Akut-AIDS-Kranke	5.000 Patienten

Und eine weitere Erkrankungsart sei genannt, die einen zunehmenden Organverfall mit sich bringen kann: Krebs!

Jahrelanges Kettenrauchen produziert u. a. das Raucherbein. Es wird durch Gefäßverschlüsse schwarz und stirbt ab, wenn es nicht amputiert wird. Und da werden krebsige Organe aus dem Körper herausgeschnitten, verlieren Menschen ihre normale Sprache, wenn ihnen der Kehlkopf herausoperiert werden muß.
Gewiß, Operationen sind heute eine „saubere Sache", und der Patient wird danach bestens betreut und nachbehandelt. Aber auch heute noch können im Rahmen eines anderen Krankheitsbildes als der Lepra Organe, Körperteile, Glieder absterben und müssen dann operativ entfernt werden.
Außer bei Krebserkrankungen kann der Diabetes (Zuckerkrankheit) zu Amputationen führen, und übersehen wir auch nicht die zahlreichen Opfer von Verkehrs-Unfällen, die in der einen und anderen Weise ihrer Körperteile verlustig gehen können.
Das Gefühl der Menschen vor Hunderten von Jahren, daß Krankheit göttliche Strafe bedeute, haben wir heute wohl nur noch in Ausnahmefällen. Wir erleben unsere Krankheiten mehr als zivilisationsbedingt, als Preis für ein bequemeres Leben mit dem und jenem Genussmittel, als Abnützungserscheinungen durch die besondere Art unserer Arbeit, da und dort als kriegsbedingt und vielleicht noch als lästigen Unfall.

Zum Nachdenken über eine Erkrankung kommen wir selten, und wenn, dann bei Verletzungen, Lähmungen, Krankheiten, die auch heute noch als unheilbar gelten, uns sehr lange oder gar für immer an die Wohnung, das Bett oder den Rollstuhl fesseln. Ein markantes Beispiel dieser Art ist die Multiple Sklerose (MS), die in Schüben auftritt und im Laufe der Zeit immer mehr lähmend wirken kann.

Bei dieser Gelegenheit wollen wir uns einmal einige statistische Angaben über heutige Operationen ins Bewusstsein rufen und greifen die zunehmenden Gebärmutter-Operationen bei Frauen heraus (83):

> *„Die Entfernung der Gebärmutter ist heutzutage der häufigste Eingriff, der an Frauen während ihrer zweiten Lebenshälfte vorgenommen wird ... In Deutschland werden jedes Jahr rund 160 000 Gebärmütter entfernt – wobei Experten zufolge mindestens 60 000 Eingriffe überflüssig sind. Die Amputation des Uterus soll in aller Regel die Lebensqualität verbessern. Nur in 10 – 15 % der Fälle geht es darum, ernste oder gar lebensbedrohliche Krankheiten wie etwa Krebs zu bekämpfen. Häufigste Indikationen sind starke oder unregelmäßige Blutungen sowie Schmerzen und Druckgefühle im Unterleib. Allerdings können diese Symptome auch auftreten, wenn sich gar kein pathologischer Befund diagnostizieren lässt, wie eine Studie aus Großbritannien zeigt. Untersucht wurden Frauen, die man hysterektomiert hatte, weil ihre Periode unregelmäßig einsetzte. Es stellte sich aber heraus, dass 40% der amputierten Organe vollkommen gesund waren.“*

Hinzu kommen sogenannte „Kosmetische Operationen. Auch hierzu eine statistische Angabe (84):

> *„Plastische Chirurgen nehmen in Deutschland jedes Jahr schätzungsweise 300 000 – 500 000 kosmetische Operationen vor und schneiden dabei jedes Mal in gesundes Fleisch.“*

Diese Patienten unterziehen sich mehr oder weniger freiwillig einer Operation, weil sie mit Teilen ihres Körpers unzufrieden sind.
Wann immer wir selbst von irgendeiner Krankheit befallen werden, hilft uns allerdings das Wissen um die Statistik nicht weiter. Dann ist es nicht mehr die anonyme Vielzahl kranker Menschen, sondern es ist *unser* individueller Schmerz, *uns* tut es irgendwo weh, *wir* wollen möglichst schnell wieder gesund werden, weil *unsere eigene Lebensqualität* reduziert ist.

Wenn wir den jahrzehntelangen Untersuchungen des Schicksalsforschers Lipod Szondi glauben wollen, dann wählen wir durch unsere Erbfaktoren nicht nur unbewusst unsere Freunde und Ehepartner, sondern auch unsere Berufsrichtung, unsere Krankheiten, ja, sogar die Art unseres Todes aus (85).Trotzdem läßt er aber auch innerhalb des genetischen Rahmens die Freiheit der bewussten Wahl zu (86):

> *„Die Schicksalspsychologie ist der Auffassung, daß man in jedem Schicksal ein `Stück Zwang` und ein Stück `Freiheit` unterscheiden muß. Diese zwei Stücke des Schicksals hängen miteinander auf folgende Art zusammen:*
> *Die Bausteine und die Pläne zum Aufbau des eigenen Schicksals liefern unsere Vorfahren. Jeder Ahn mit seinem besonderen Lebensanspruch und seiner besonderen Lebensform gilt für den Nachkommen als `Muster und Figur`. Jeder Ahn figuriert in unserem familiären Unbewußten als eine besondere Schicksalsmöglichkeit. Wir haben und tragen aber in diesem inneren Plan unseres Schicksals – den wir eben das `familiäre Unbewußte' nennen – viele verschiedene Ahnen und somit viele, des öfteren polar entgegengesetzte Schicksalsmöglichkeiten. Jede Ahnenfigur im familiären Unbewussten hat die Tendenz, als `Muster` für das Schicksal des Nachkommenden zu fungieren. Darin besteht der Wahlzwang der Ahnen in Liebe, Freundschaft, Beruf, Krankheit und Tod."*

Wenn Szondi Recht hat, dann begeben wir uns – ohne es zu wissen – auf einen bestimmten Lebensweg und geraten in Krankheitsdispositionen hinein, deren Hintergrund wir bewußt kaum erfassen können.
Szondis *„Schicksals-Analyse"* entstand 1937. Er war der Auffassung, daß sich bei der Zeugung und darauf folgenden Verschmelzung der väterlichen Samenzelle mit der mütterlichen Eizelle ein „primordialer Ahnenkampf" abzeichne. Danach würde jeder „Ahn", das heißt jedes Gen, den Anspruch in sich tragen,

„in seiner Nachkommenschaft urförmig zurückzukehren" (87).

In diesem Zusammenhang kann ein Bericht aus dem Buch von H. Golther, *„Handbuch der germanischen Mythologie"* (88), über König Olaf den Heiligen interessant sein.
Bevor der König geboren wurde, erschien dem späteren Vater des Königs Olaf der längst verstorbene König Olaf Geirstada-alf im Traum und befahl ihm, aus dem Grabhügel, in dem er bestattet worden war, seine Waffen und seinen Gürtel zu entnehmen und diesen Gürtel der schwangeren Fürstin Asta umzulegen, wenn die Wehen einsetzen würde. Dafür sollte das Kind den Namen des verstorbenen Königs erhalten.
Der Träumer tat, wie ihm geheißen worden war und nannte das Kind, das der künftige Bekehrer Norwegens zum Christentum werden sollte, Olaf. Man ging damals davon aus, daß Olaf Geirstada-alf in diesem Kinde, das nun seinen Namen trug, wiedergeboren worden sei.
Das scheint kein Einzelbeispiel zu sein, denn die germanischen Quellen sagen uns, daß man oft die Namen Verstorbener wählte, um die Toten wieder aufleben zu lassen oder die Erinnerung an sie zu verstärken (89):

> *„Wenn eine schwangere Frau von einem Verstorbenen träumt, so hält man dafür, daß dieser nach einem Namen umgeht, daß er einen Namensvetter sucht und daß das Kind nach ihm getauft werden muß."*

Gehen wir in die Gegenwart: Wenn beispielsweise nach der Erkrankung und dem frühen Tod eines Kindes wieder ein Kind geboren wurde, erhielt das Neugeborene gar nicht so selten den Namen des hingeschiedenen Kindes. Ähnlich ist es mit Verstorbenen, die im Krieg oder durch Unfälle ums Leben kamen. Die nachfolgende Generation wird bis heute gern mit dem Namen des Verblichenen dessen Gedenken aufrecht erhalten wollen.
Wenn wir die Forschungen von Lipod Szondi und den Blick in die germanische Mythologie ernstnehmen wollen, dann empfiehlt es sich, unsere individuelle Lebensgeschichte um die Informationen zu erweitern, die wir aus der Familien- und Sippenforschung gewinnen können.
Wer sich einmal mit der Homöopathie befasst hat und insbesondere mit Nosoden, den Spenglersan-Kolloiden oder den Entoxin-Präparaten nach Dr. Kleine, weiß, daß es Möglichkeiten gibt, sich von weit zurückliegenden Krankheitsdispositionen, auch wenn sie in früheren Inkarnationen liegen sollten, zu befreien.
Im Laufe der Menschheitsgeschichte gab es immer wieder heilbare und unheilbare Krankheiten, und das ist so bis auf den heutigen Tag. Nur die Arten der Krankheiten und deren Bezeichnung haben sich geändert!
Man könnte sagen, daß es dann eben Kollektivschicksale waren und sind, denen der Einzelne mit unterlag. Nach meinem Dafürhalten müssen wir aber auch die häufig auftretenden Krankheiten als individuell ansehen.
Krankheiten ausgeliefert sein bis hin zum Nikotin- und Alkohol-Abusus, der Drogensucht und der Medikamenten-Abhängigkeit mag die eine Sichtweise sein; eine andere ist der Schicksalszwang der Ahnen in uns. Eine dritte Betrachtungsweise ergibt sich, wenn wir von der Existenz unserer Seele vor dem gegenwärtigen Leben ausgehen. Sie könnte sich dann eine Familie und einen Körper gewählt haben, mit dessen „Programmierung“ bestimmte Erfahrungen im Leben und in der Krankheit gewonnen werden sollen.

Haben Krankheiten etwas mit unserem Verhalten zu tun?

Um die Wende des vorletzten Jahrhunderts gelang dem russischen Physiologen und Nobelpreisträger Iwan Petrowitsch Pawlow (1849 – 1936) eine hochinteressante Entdeckung, die später als *„bedingter Reflex"* internationale Aufmerksamkeit erregte und ihm 1904 den Nobelpreis einbrachte (90).
Jedermann kennt an sich selbst die körperliche Reaktion, daß ihm „das Wasser im Munde zusammenläuft", wenn er an eine Lieblingsspeise denkt oder deren Duft einatmet.
Die gleiche Reaktion stellte Pawlow bei seinen Versuchen mit Hunden fest: Die Darbietung von Futter bewirkte bei ihnen eine stärkere Produktion von Speichel und Magensäften.
Diese physiologisch sofort nachvollziehbare Reaktion wurde nun so variiert, daß Pawlow vor der Fütterung ein Lichtzeichen oder einen Klingelton setzte. Nach einigen Versuchen dieser Art konnte er feststellen, daß bereits das Lichtzeichen oder der Klingelton allein, ohne daß Futter dargeboten wurde, die Hunde Speichel und Magensäfte absondern ließ.
Pawlow konnte also nachweisen, daß ein Reiz, der ursprünglich gar nichts mit Futter zu tun hatte, nach dessen Kombination mit Futter die gleiche Reaktion bei den Tieren auslöste, auch wenn es für die Tiere gar nichts zu fressen gab.
Dieses Versuchsergebnis, wonach ein Reflex, der sonst unwillkürlich abläuft, unter bestimmten Bedingungen ausgelöst werden konnte, führte zu der Annahme des bedingten oder konditionierten Reflexes. Der bedingte Reflex hat etwas mit Lernen zu tun. Pawlow wurde deshalb später auch als Vater der Lerntheorie genannt.
Nun können wir uns fragen, ob diese Tierversuche auch etwas über menschliche Reaktionen aussagen können. Eine Antwort darauf ergibt sich, wenn wir ein ebenfalls klassisch gewordenes Experiment des amerikanischen Forschers John Broadus Watson (1878 – 1958), der die psychologische Schule des Behaviorismus und damit die Verhaltensforschung begründete, nachvollziehen.

Watson und seine Schüler entwickelten Versuche an Menschen mit dem Ergebnis, daß künstlich Angstneurosen erzeugt werden konnten. Berühmt-berüchtigt wurden psychologische Versuche mit dem neun Monate alten Albert, einem emotional stabilen Heimkind.

Vorbereitende Versuche mit ihm zeigten, daß Albert keine Angst vor Masken, Wolle, weißen Ratten oder Kaninchen hatte, während ein hinter seinem Rücken angeschlagener Gong bei dem Jungen deutlich Angst auslöste. Aufbauend darauf wurde eine Versuchsanordnung getroffen, die nachfolgend zitiert werden soll (91):

> *„Am ersten Versuchstag wurde die weiße Ratte aus dem Käfig genommen und Albert hingehalten. Eben als er sie mit der ausgestreckten Hand berührte, ertönte hinter ihm der Gong.*
>
> *Albert fuhr erschrocken zusammen und fiel nach vorn. Er versuchte, sein Gesicht in den Kissen zu verstecken, schrie jedoch nicht. Nach Wiederholung derselben Prozedur begann er zu weinen.*
>
> *Eine Woche später wurden Ratte und Gong mit denselben emotionalen Effekten fünfmal gemeinsam dargeboten. Anschließend präsentierte der Versuchsleiter Albert die Ratte allein. Der Junge begann sofort zu weinen, als er das Tier erblickte und ergriff, so rasch er konnte, die Flucht.*
>
> *Im Verlauf von zwei Sitzungen und insgesamt sieben gemeinsamen Darbietungen war es also möglich gewesen, eine Angstreaktion zu konditionieren, das heißt einen früher neutralen Reiz durch Kopplung mit einem angstauslösenden selbst angstauslösend zu machen.“*

Dieses Experiment hatte eine Reihe weiterer Auswirkungen. Es wurde nämlich festgestellt, daß von da an auch Kaninchen und Hunde sowie ein Pelzmantel bei Albert starke Angstreaktionen auslösten.

Wir können uns natürlich fragen, ob solche Experimente ethisch vertretbar sind. Nach meinem Dafürhalten müssen sie zumindest als fragwürdig eingestuft werden. Nachdem sie jedoch durchgeführt wurden, kann man die Ergebnisse nicht übersehen. Auf jeden Fall läßt sich sagen:

Angst kann künstlich erzeugt werden!

Nun können wir uns andererseits überlegen, ob es möglich ist, experimentell auch Angst zu beseitigen. Tatsache ist, daß die nachfolgende Vermeidung von ängstigenden Situationen dem kleinen Albert keine Hilfe brachte, auch nicht bei symbolhafter Verarbeitung, indem Bilderbücher mit Tieren gezeigt oder besprochen wurden, die irgendwie angsteinflößend gewesen wären. Auch Gewöhnung an ein Tier, das in einem Käfig gezeigt wurde, brachte keine wesentlichen Hilfen.
Am besten konnte man erfahrungsgemäß einem Kleinkind helfen, Angst vor einer bestimmten Tierart zu überwinden, indem andere Kinder dieses Tier streichelten und liebkosten. Daraus konnte eine gewisse Ermutigung zu gleichem Tun gewonnen werden.
Zur psychotherapeutischen Arbeit gehört oft auch die Behandlung von Angstneurosen. Das kann die Angst vor bestimmten Menschen oder Tieren sein, die Angst, durch Tunnels zu fahren, auf Türme zu steigen, in den Bergen zu wandern, über einen Platz zu gehen, in geschlossenen Räumen zu sitzen, mit einem Aufzug zu fahren, um nur einige Beispiele zu nennen (92).
Wenn solche Ängste bewältigt werden sollen, wird im Allgemeinen von mehreren Seiten auszugehen sein. So muß die bisherige Lebensgeschichte auf angstauslösende Faktoren hin betrachtet werden; die Träume sollten ernstgenommen, aufgeschrieben und besprochen, vielleicht auch verhaltenstherapeutische Übungen zur Angstbewältigung entwickelt werden.
Die oben skizzierten Versuchsergebnisse lassen nachvollziehen, wie schwer Angstzustände und angstneurotische Verhaltensweisen aufgelöst werden können. Inzwischen sind aus den behavioristischen Versuchen heraus eine Reihe von Hilfen entwickelt worden, die ihm Rahmen der modernen Verhaltenstherapie angewendet werden und zu respektablen Ergebnissen führen können.

Kritiker der Verhaltenstherapie geben jedoch zu bedenken, daß diese Art der Therapie auch nur zu Symptomverschiebungen führen kann: Ein Symptom verschwindet, ein anderes taucht neu auf.

So wie durch bestimmte Verhaltensweisen und kombinierte Erlebnisse Angst erzeugt werden kann, ist das auch in anderen Bereichen möglich. Denken wir dabei nur an bestimmte Formen der Kindererziehung. Die strenge Stimme und die Prügelstrafe mit einem Stock, wenn ein Kind etwas „angestellt" oder „ausgefressen" hatte, bewirkt mit hoher Wahrscheinlichkeit, daß in Zukunft schon die Stimme oder das Zeigen des Stockes allein Angst vor Strafe, Demütigung, Liebesverlust auslöst und dann vom Kind Bravsein signalisiert wird. Erziehung erfolgt großenteils im Sinne des „bedingten Reflexes" ohne daß uns das meist bewußt sein wird.

Verwiesen werden darf in diesem Zusammenhang auf die *„schwarze Pädagogik"*, wie sie von A. Miller in ihrem Buch *„Am Anfang war Erziehung"* beschrieben wird (93).

Wer die Werbung verfolgt, vor allem in der Presse und im Fernsehen, wird unschwer erkennen, daß Pawlow und Watson dabei Pate gestanden haben. Wie ist es sonst zu erklären, daß der nikotinhaltige Rauch einer Zigarette, der an sich zunächst Missbehagen und Hustenreiz auslöst, trotz gesundheitlicher Schäden von Zigarette zu Zigarette als angenehm erlebt wird? Die Darbietung junger, schöner, angeblich erfolgreicher, sexuell anregender Menschen, die sich gegenseitig eine Zigarette anbieten, in angenehmer Gesellschaft rauchen, in bester Stimmung sind, bewirkt eine unbewusst ablaufende Assoziation, eine Gedankenverbindung:

> *„Wenn ich rauche, bin ich erfolgreich, wirke ich auf Männer oder auf Frauen, komme ich im Leben vorwärts, kann ich viel reisen, erlebe ich `den Duft der großen weiten Welt!"*

Ob Sie es glauben oder nicht: Diese Fehlinformation wird von über einem Viertel der deutschen Bevölkerung geglaubt; es wird

nachgeahmt, es wird geraucht. Gesundheitliche Risiken werden verniedlicht, abgelehnt, als übertrieben hingestellt, nicht zur Kenntnis genommen, ganz einfach verdrängt!
Welcher Raucher denkt schon daran, daß gerade er einmal ein Raucherbein bekommen könnte?
Denken wir einmal über eine Reihe neuer statistischer Angaben zum Rauchen nach:

1. In Deutschland leben 22 Millionen Raucher (27%) und 58 Millionen Nichtraucher (73%).
   Das sind 13,2 Millionen Männer und 8,5 Millionen Frauen.
   Die Altersgruppe der 20-25Jährigen stellt den größten Raucheranteil mit 44,6%.

2. Deutsche Raucher konsumieren pro Tag 363 Millionen versteuerter Zigaretten und zahlen dafür 39 Millionen Euro Steuern.

3. Zigarettenraucher sterben durchschnittlich 10 Jahre früher als Nichtraucher.

4. Wer mit 30 Jahren das Rauchen einstellt, gewinnt eine 10 Jahre längere Lebensdauer, mit 40 Jahren sind es 9 Jahre, mit 50 Jahren 6 und mit 60 Jahren immer noch 3 gewonnene Jahre.

Nun wäre es sicher übertrieben, wollten wir den Werbeagenturen und ihren Mitarbeitern die Schuld geben, wenn jedes Jahr im Bereich der „Europäischen Union" über 440 000 Menschen an den Folgen des Rauchens sterben. Schließlich müssen wir von mündigen, selbstverantwortlichen Bürgern ausgehen, die selbst entscheiden sollen, was sie sich zumuten wollen und was nicht.
Letztlich müssen wir jedoch nach den Erfahrungen der schon genannten Schicksals-Analyse von Lipod Szondi erwarten, daß wir vom Unbewussten her eine Programmierung zu bestimmten

Krankheits- und Todesarten in uns tragen und durch unser Verhalten die Voraussetzungen dafür schaffen. Nicht die Erkenntnis allein, wie der Philosoph Sokrates meinte, sondern die bewusste Motivation, wieder gesund und leistungsfähig zu werden, kann eine Ablösung von dem mit dem Rauchen verbundenen bedingten Reflex bewirken.

Erlaubt und verboten, gut und böse: Das menschliche Gewissen

Wir sprechen gern von einem „guten Gewissen“, das ein „sanftes Ruhekissen“ sei, wie der Volksmund erkannt hat. Unternehmen wir etwas, das wir nicht tun sollten, dann „schlägt“ uns das „schlechte Gewissen“. Die „innere Stimme“ in uns soll uns sagen können, was erlaubt und verboten, gut und böse sei.
Schauen wir uns in der Welt, unter den Völkern, in den verschiedenen religiösen Kulturen um, dann müssen wir davon ausgehen, daß Gewissen nichts sein kann, das in allen Menschen Gleiches bewirken würde. Es muß individuelle Unterschiede geben, die in hohem Maße auch davon abhängig sind, durch welche kulturellen und zeitlichen Verhältnisse die religiösen Vorstellungen der Menschen geprägt sind.
Die kriegerischen Auseinandersetzungen in Israel, im Afghanistan, im Irak oder auch in den afrikanischen Staaten sind zumindest teilweise Glaubenskriege. Jede Seite meint, im Recht zu sein. Nun, das war Jahrhunderte lang in Europa genau so. In jeder Nation wurden die Waffen gesegnet, um über die Kriegsgegner gewinnen zu können.

Aber kann es nicht auch sein, daß es ein übergeordnetes Gesetz gibt, das sich am Frieden und der Wohlfahrt der Menschen orientiert? Ob uns da die Ethik, die ein Teilgebiet der abendländischen Philosophie ist, weiterhelfen kann?
Von dem deutschen Philosophen Immanuel Kant stammt der sogenannte „Kategorische Imperativ“ (94): Er lautet:

> *„Handle so, daß die Maxime deines Willens jederzeit zugleich als Prinzip einer allgemeinen Gesetzgebung gelten könnte.“*

Das Töten anderer Menschen kann wohl eine solche Maxime nicht sein, denn es bringt als Gegenkraft erfahrungsgemäß wieder Töten mit sich. Andererseits muß Verteidigung möglich sein, sonst wird man selbst umgebracht. Wir sehen: Eine Gewissensentscheidung:

Die anderen oder wir, der andere oder ich! Für friedliebende Menschen ein fast unlösbarer Konflikt!
Volkstümlicher und verständlicher läßt sich die Kant`sche Definition im dem folgenden Sprichwort ausdrücken:

> *„Was Du nicht willst, das man dir tu', das füg auch keinem anderen zu."*

Das Sprichwort führt in den gleichen Gewissenskonflikt. Aber was ist, wenn ich gegen den anderen nichts tue, aber er etwas gegen mich? Wieder sind wir bei einer Abwehr, die wir als solche eigentlich gar nicht anwenden wollen.
Noch kürzer ist das Wort des Jesus von Nazareth, das wir im *„Neuen Testament"* (95) finden:

> *„Liebe deinen Nächsten wie dich selbst!"*

Jesus von Nazareth ging seinen Weg konsequent bis zum Tod. Wir Christen scheinen im Allgemeinen nicht bereit zu sein, diesen Weg zu gehen, der uns vernichten müsste. Oder sehen wir es nur falsch?
Streiten wir uns nicht über den einen oder anderen Akzent in diesen Worten des Philosophen, des Volksmundes, des Jesus von Nazareth. Allen drei Fassungen ist gemeinsam, daß es so etwas wie ein verbindliches Sittengesetz geben muß, das für alle Menschen, die friedlich miteinander leben wollen, gilt:

> *„Die Freiheit des Individuums hört da auf, wo die Freiheit des anderen berührt wird und ihm Schaden entstehen kann."*

Es ist eine Erfahrungstatsache, daß erzieherische Einflüsse der Eltern und anderer Autoritätspersonen eine Entscheidung zwischen Erlaubt und Verboten, Gut und Böse mit sich bringen. Erlaubtes ist gottgefällig, bringt Lob, Anerkennung und ein „gutes Gewissen" ein. Verbotenes bringt Tadel und Strafe, ein „schlechtes Gewissen", Schuldgefühle und religiöse Konflikte mit sich.

Mit zunehmender Persönlichkeitsentwicklung wird das Gewissen zu unserer „inneren Stimme“, der wir uns verpflichtet fühlen. So schilderte der Schweizer Lehrer und Psychologe Hans Zulliger in seinem Buch *„Vom Umgang mit dem kindlichen Gewissen“* (96) die Ergebnisse seiner Untersuchungen des kindlichen und jugendlichen Gewissens. Seine Schüler der verschiedenen Klassen ließ er über Jahre hinweg das folgende Aufsatzthema bearbeiten:

> *„Wessen Stimme ist der inneren Stimme ähnlich, an wen erinnert sie mich?“*

Er fand heraus, daß bis in das zweite Trotzalter – um das 12./13. Lebensjahr – die „innere Stimme“ als die Stimme von Autoritätspersonen, z. B. Vater oder Mutter, erkannt wird; erst nach dieser Zeit wird diese Stimme zur Forderung des eigenen Gewissens. Das heißt mit anderen Worten:
Verhalten, Ethik, Moral, Verantwortung und Pflichtgefühl der Eltern übertragen sich auf die junge Generation, sowohl positiv als auch negativ.

Vertreter der tiefenpsychologisch orientierten Theologie haben herausgefunden, daß die Gottesvorstellung des Menschen in hohem Maße mit dem Bild, das wir vom eigenen Vater haben, zusammenhängt. Der evangelische Theologe Prof. Haendler führte zu diesem Thema in einem Beitrag unter dem Titel „Unbewußte Projektionen auf das christliche Gottvater-Bild und ihre seelsorgerische Behandlung (97) aus, daß man von einer Despoten-Projektion und einer Patriarchen-Projektion sprechen müsse.

Die Despotenprojektion läßt folgende Verhaltensweisen zu:

1. Gott als Tyrann
   Dieses Gottesbild beengt, nimmt die persönliche Freiheit, missgönnt, übt Gewalt und knebelt.
2. Gott als Richter
   Der heilige Gott in reiner, aber grausiger Heiligkeit, bestraft streng und unerbittlich, vernichtet und zürnt.

3. Gott als (starrer) Gesetzgeber
   Der unerbittliche Vertreter des Rechts. Das Urbild der Rechtschaffenheit und Untadeligkeit, dessen Forderungen vollkommen zu erfüllen sind.
   Der gläubige Mensch erlebt sich dann als Typ des Pharisäers gegenüber sich selbst und vor anderen, seine Fehler vor sich und anderen verbergend.

Die Patriarchen-Projektion bedeutet nach Haendler:

1. Gott als Majestät
   Gott wird erlebt als auf einem fast unnahbaren Thron sitzend, und man kann ihn nur ganz von ferne anbeten. Es muß schuldige Ehrerbietung erwiesen werden. Gott ist dann der zu respektierende Repräsentant aller Würde. Der projizierende Gläubige bejaht Gott monarchistisch und gibt sich gefügig, oder er wehrt sich revolutionär und gibt sich protestierend und ungefügig.
2. Gott als Großvater
   Gott wird dann so erlebt, daß er gegen die Unbilden des Lebens schützt, Nachsicht für alles Unrecht und alle Lauheit hat und auch da noch verzeiht, wo Geschehenes unverzeihlich ist.
   Der projizierende Gläubige kann klagend oder schmollend zu diesem Gottvater-Bild aus der Realität fliehen. Gott wird erlebt als lächelnd, gütig, nachsichtig – und schwach.

Soweit die theologisch-tiefenpsychologische Sichtweise von Haendler. Von da aus mag es uns auch verständlich erscheinen, daß es keineswegs gleichgültig ist, welche Form der Konfession oder Religion das Elternhaus hat. Die Gewissensbildung ist davon in hohem Maße abhängig.
Im Katholizismus spielt die Marienverehrung eine große Rolle. Wir können davon ausgehen, daß das Bild und das Erleben der Mutter Maria und deren Verehrung davon abhängig sind, wie die eigene Mutter erlebt wurde. Damit haben die Mütter ebenfalls eine

hohe Verantwortung für die Gewissensbildung und die religiösen Vorstellungen ihrer Kinder.
Zusammenfassend können wir sagen, daß der Charakter und das Verhalten der Eltern, ihre Lebensgrundstimmung – heiter, optimistisch, traurig, pessimistisch usw. -, ihr Verhalten, ihre Bekannten und Freunde, das gesamte Milieu und geistige Niveau, das Einkommen, die Wohnmöglichkeiten, die gesellschaftliche Stellung, um nur einige Beispiel zu nennen, sich ganz wesentlich auf die Charakterartung, die körperliche und seelisch-geistige Reife der Kinder und seiner vielleicht vorhandenen Geschwister auswirken.

Es wird sicher nachvollziehbar sein, daß sich ein gutes Gewissen auch positiv auf unsere Gesundheit auswirkt, während ein schlechtes Gewissen unsere Lebensfreude einschränkt, unseren Willen lähmt, unsere Gefühle mit Schuld erfüllt, uns krankmachen kann. In diesem Sinne äußerte sich auch Viktor von Weizsäcker in seiner schon erwähnten „Pathosophie“ (98), wonach

> *„jede Erkrankung unbewußte Schuld enthält und daß sie zunächst in einer unbewussten Verlogenheit besteht.“*

Aus unseren Überlegungen entsteht deshalb nach meiner Überzeugung die Konsequenz, daß wir nur dann gesund sind und bleiben, wenn wir mit unserem Gewissen „im reinen“ sind, voll und ganz hinter dem stehen können, was wir tun wollten oder noch wollen. Demgegenüber riskieren wir Krankheit, Verletzung, Unfall oder gar Tod im weitesten Sinne, wenn wir uns nicht in Einklang mit unserem Gewissen fühlen, uns dem Druck anderer Meinungen oder dem Zwang bestimmter Zeitverhältnisse beugen.

Wie teilen wir nun anderen Menschen mit, ob wir etwas als erlaubt oder verboten, gut oder böse einstufen? Welches Vokabular verwenden wir dazu? Werden unsere Kinder, Freunde, Ehepartner, Mitarbeiter eigentlich genügend ermutigt, gelobt, anerkannt, bestätigt, wenn sie eine gute Leistung zuwege gebracht haben? Wenn wir ehrlich sind, müssen wir wohl zugeben, daß wir unsere Bereitschaft, Positives auszudrücken, wohl noch steigern könnten! Der im schwäbischen Volksmund verbreitete Satz:

„Nichts geschwätzt ist auch gelobt!“

ist wohl ausgesprochen ungenügend, wenn es darum geht, anerkannte gute und positive Leistungen hervorzuheben.

Aber wie sieht es denn dann mit dem Schimpfen, mit Kritik, Tadel und Strafe aus? Sind wir nicht schnell dabei, unseren Unwillen, unsere Enttäuschung, unseren Ärger kundzutun? Wie leicht platzen wir mit einem Wort heraus, das wir später am liebsten wieder unausgesprochen und ungeschehen machen würden!
Da gibt es Kraftausdrücke, die sich bis in die Richtung von Verwünschungen und Flüchen steigern können. Einige Beispiele hierzu:

„Da soll doch ein Donnerwetter einschlagen!
„Dich soll doch der Teufel holen!“
„Du verfluchter Dreckskerl!“
„Verdammter Lümmel!“
„Wenn Du nicht parierst, bist Du mein Sohn/meine Tochter nicht mehr!“
„Du kannst Deine Koffer packen und sehen, wo Du bleibst!“
„Der Henker soll Dich holen!“
„Gott wird Dich für Deine Missetat bestrafen!“
„Du hast hier nichts mehr zu suchen!“
„Meine Tür wird Dir künftig verschlossen bleiben!“

Haben Sie solche Gefühlsausbrüche noch nie gehört, lieber Leser, liebe Leserin? Zweifellos kann uns da und dort „der Gaul durchgehen“, „der Kragen platzen“. Aber jedes Wort, das wir aussprechen oder gar hinausschreien, hat eine bestimmte positive oder negative, „gute“ oder „schlechte“ Energie, die von uns ausgehen, aber auch wieder wie ein Bumerang auf uns zurückschlagen kann. Auch hier sind wir an einer Nahtstelle zwischenmenschlicher Begegnung, die mit einem guten oder schlechten Gewissen zu tun hat.

Was wir tun können, um ein unbedachtes Wort zu mildern oder gar wieder aufzulösen, ist die Entschulding, die Bitte um Verzeihung. Je mehr Selbstverstrauen wir besitzen, desto eher wird es uns möglich sein, ein böses Wort zurückzunehmen. Darauf sollten wir nicht verzichten!

Der Segen, die Verwünschungen und die Flüche

Im vorstehenden Kapitel wurden einige Aussprüche negativer und belastender Art genannt. Diese Liste läßt sich fortsetzen. Bevor nun ein Gegenstück dazu zitiert wird, sollen noch einige Sätze verwünschender Art hinzugefügt und darüber nachgedacht werden:

> *„Ich wünsche Dir, daß Du auch mal so schlimme Zeiten erlebst wie ich!"*
> *„Dir sollte man gerade den Hals zudrücken!"*
> *„Dich sollte man auf's Maul schlagen, bis Du mal den Mund hältst!"*
> *„Gott sieht alles und wird Dich verfluchen, wenn Du so weiter machst!"*
> *„Du musst erst in der Gosse landen, bis Du zur Vernunft kommst!"*

Solche und ähnliche Äußerungen aus dem Mund von Eltern, Kindern, Verwandten, privaten und beruflichen Gegnern gibt es genug. Ein besonderes Beispiel aus der psychotherapeutischen Praxis wird in diesem Kapitel besprochen, aber zuvor wollen wir uns mit positiven und segensreichen Worten beschäftigen.

Vor 300 Jahren wurde von einem heute unbekannten Menschen ein „Philosophisches Vermächtnis" aufgeschrieben, das in deutscher Sprache auf einem Kirchhof in Kanada gefunden wurde. Weil es sich für jeden von uns segensreich auswirken und eine Art Lebensmotto ausdrücken kann, soll es nachfolgend zitiert werden:

Philosophisches Vermäehtnis

Gehe ruhig und gelassen durch Lärm und Hast und sei des Friedens eingedenk, den die Stille bergen kann. Stehe, soweit ohne Selbstaufgabe möglich, in freundlicher Beziehung zu den Menschen.

Äußere Deine Wahrheit ruhig und klar und höre anderen zu, auch den Geistlosen und Unwissenden – auch sie haben ihre Geschichte.

Meide laute und aggressive Menschen, sie sind eine Qual für den Geist.

Wenn Du Dich mit anderen vergleichst, könntest Du bitter werden und Dir nichtig vorkommen, denn immer wird es jemanden geben, größer als Du.

Freue Dich Deiner eigenen Leistung, wie auch Deiner Pläne. Bleibe weiter an Deiner eigenen Laufbahn interessiert, wie bescheiden auch immer. Sie ist ein echter Besitz im Wechsel der Zeiten.

In Deinen geschäftlichen Beziehungen laß Vorsicht walten, denn die Welt ist voller Betrug. Aber das soll Dich nicht blind machen gegen gleichermaßen vorhandene Rechtschaffenheit. Viele Menschen ringen um hohe Ideale, und überall ist das Leben voller Heldentum.

Sei Du selbst und heuchle keine Zuneigung, noch sei zynisch in der Liebe, denn auch im Angesicht aller Dürre und Enttäuschung ist sie doch immerwährend wie das Gras. Ertrage freundlich gelassen den Ratschluß der Jahre und gib die Dinge der Jugend mit Grazie auf.

Stärke die Kraft des Geistes, damit sie Dich in plötzlichem hereinbrechendem Unglück schütze. Aber beunruhige Dich nicht mit Einbildungen. Viele Befürchtungen sind Folge von Erschöpfung und Einsamkeit. Bei einem heilsamen Maß an Selbstdisziplin sei gut zu Dir selber.

Du bist ein Kind des Universums, nicht weniger als die Bäume und Seen. Du hast ein Recht, hier zu sein. Und ob es Dir nun bewußt ist oder nicht: Zweifellos entfaltet sich das Universum wie vorgesehen.

Darum lebe in Frieden mit Gott, was für eine Vorstellung Du auch immer von ihm hast und immer Dein Mühen und Sehnen ist.

In der lärmenden Wirrnis des Lebens erhalte den Frieden Dir mit Deiner Seele. Sei vorsichtig, strebe danach, glücklich zu sein ...

Und nun zurück zu Erfahrungen in der Praxis: Eines Tages war ich mit einem Patienten mitten in der reinkarnationstherapeutischen Arbeit, aber es wollte nicht so recht weitergehen. Irgendwie stagnierte die Arbeit. Das innere Auge des Patienten wollte sich an diesem Tage nicht öffnen, er war höchst unkonzentriert und hatte auch erhebliche Schmerzen in der Hüfte und an den Oberschenkeln. Vom Kriege her war Hans-Ulrich M. bein-amputiert. Vor einigen Jahren war seine Frau, mit der er über 40 Jahre zusammengelebt und aus der Ehe mit ihr vier Kinder hatte, verstorben. Trotz seiner Behinderung musste er seitdem den Haushalt selbst versorgen.

Über seine Ehe und die inzwischen erwachsenen und verheirateten Kinder hatten wir mehrfach gesprochen, und es gab für Hans-Ulrich einige Probleme aus seiner Vergangenheit aufzuarbeiten. Dazu gehörte sein autoritärer Erziehungsstil, den er nicht nur auf seine Kinder, sondern auch auf seine Ehefrau angewandt hatte. Plötzlich brach es aus ihm heraus:

> *„Ich glaube, wir kommen nicht weiter, wenn wir nicht noch einmal auf meine verstorbene Frau zu sprechen kommen. Ich weiß, wir haben ja schon einige Probleme, die ich in der Familie hatte, angegangen, aber da ist noch etwas, das mir immer wieder hochkommt."*

Hans-Ulrich wollte von den letzten Lebenstagen seiner Frau erzählen, die sie auf der Intensivstation einer Klinik verbracht hatte. Wie in den ganzen letzten Wochen war Hans-Ulrich täglich bei seiner Frau am Krankenbett gesessen, auch wenn er sich kaum noch mit ihr verständigen konnte. Einfach da sein, die Hand der Sterbenden halten, ihr von Zeit zu Zeit das blaß gewordene Gesicht mit einem feuchten Waschlappen abtupfen, das war alles, was der zweiundsiebzigjährige Ehemann noch für seine etwas jüngere Frau tun konnte.

Eines Abends hatte die sterbende Ehefrau noch einen lichten Augenblick. Ihr Mann war im Krankenzimmer anwesend. Atmosphärisch wurde deutlich, daß Elsa sehr schwer sterben konnte, obwohl sie um die Unsterblichkeit der Seele wusste. Gern wäre sie noch am Leben geblieben, und vor allem vermutete sie,

daß ihr rüstiger und geistig aktiver Mann nach ihrem Tode sicher wieder heiraten würde, was zu seinen Lebzeiten jedoch nicht geschah.
Allem Anschein nach war vor der schwerkranken Frau nochmals ihr bisheriges Leben vorbeigezogen: das Glück mehrerer Kinder, die von ihr sehr geliebten Enkel, die berg-und-talreiche Landschaft des Eigenheims im Allgäu, aber auch die Einsamkeit neben dem stets sehr beschäftigten und mit seiner Freizeit geizenden Ehemann. Sicher hatte sie auf manche Lebensfreude verzichten müssen, denn im letzten Krieg war ihr Mann an der Front, und als er doppelt beinamputiert zurückkehrte, wollte er als überzeugtes Mitglied der Partei wenigstens am Wohnort noch „für das Vaterland" tätig sein. Die materielle Sicherheit der Familie war während des letzten Krieges und danach stets gewährleistet.
Was der Ehefrau und mehrfachen Mutter wohl besonders zu schaffen gemacht hatte, war aus ihrer Sicht die von ihrem Ehemann erzwungene totale Unterordnung unter seine Autorität. So fühlte sie sich um manche glückliche Stunde des Lebens betrogen. Während der letzten lichten Augenblicke ihres Lebens kam ihr deshalb nochmals der Groll gegen ihren Mann hoch, und so entstanden ihre letzten Worte:

> *„Du sollst auch noch einmal leiden müssen. Ganz langsam sollst Du mal sterben, damit Du weißt, wie ich gelitten habe!"*

Hans-Ulrich nahm diese Worte zunächst als Ausdruck der Verbitterung seiner Frau darüber, vor ihm aus der Welt scheiden zu müssen, nachdem sie harte Wochen des körperlichen Leidens hinter sich gebracht hatte. Er hätte diese letzten Worte seiner Frau vielleicht nicht so ernstgenommen, wenn er sich nicht einige Wochen vor unserem Gespräch einer Prostata-Krebsoperation hätte unterziehen müssen. Ob diese Erkrankung auf die letzten Worte seiner Frau zurückzuführen sein könnte?
Tiefenpsychologische Erfahrung zeigt, daß solche und ähnliche Wünsche nur dann auf „fruchtbaren Boden" fallen, wenn jemand unbewusst bereit ist, sich solchen negativen Einflüssen zu öffnen.

Bei Hans-Ulrich mag es so sein, daß Schuldgefühle für weit zurückliegende eheliche Versäumnisse und Belastungen den Boden dafür vorbereiteten, daß die Worte der Ehefrau bei ihm „wie ein Blitz“ einschlugen und ihn schwer trafen.
Im Rahmen meiner psychotherapeutischen und vor allem reinkarnationstherapeutischen Arbeit habe ich immer wieder festgestellt, daß sich das Auge der Patienten auch für transzendente Wesenheiten öffnen kann. Manche sehen ihren Geistführer oder Schutzengel, andere fühlen die Seele Verstorbener in ihrer Nähe oder können deren Gestalt sogar deutlich wahrnehmen.
Hans-Ulrich fühlte zur Zeit unseres Gesprächs, daß die Seele seiner verstorbenen Frau bei uns im Therapiezimmer anwesend war. Wir bezogen sie deshalb in unsere therapeutische Arbeit mit ein, und Hans-Ulrich bat sie um Verzeihung für das, war er ihr vielleicht ungewollt angetan hatte. Elsa jedoch gab ihm zu verstehen, daß sie nicht daran denke, dies zu tun, schließlich habe er ihr zu ihren Lebzeiten sehr weh getan. Sie ginge das Ganze überhaupt nichts mehr an, wenn er leide und sich nicht wohlfühle.
Ich versuchte, der Verstorbenen in unserem Gespräch zu dritt – für mich war sie nur fühlbar und nicht sichtbar - zu vermitteln, daß sie „drüben“ ja auch nicht frei werden und in die andere Welt hinübergehen könne, wenn sie sich nicht von ihren Rachegedanken und der Verwünschung ihres noch lebenden Ehemannes lösen könnte.
Elsa verschwand nun vor dem inneren Auge des entspannt und mit geschlossenen Augen im Therapiezimmer liegenden Ehemannes. Er berichtete mir, daß seine verstorbene Frau nicht loslassen wollte, es wäre ihr gleichgültig, wie es ihm ginge.
In den folgenden Tagen setzten wir unsere therapeutische Arbeit fort. Mehrfach kamen wir auf die verstorbene Ehefrau zu sprechen, und sie war „von drüben her“ bei unseren gemeinsamen Überlegungen anwesend. Für uns beide war sie fühlbar.
Im Laufe einer Woche zeichnete sich eine Lösung der Problematik ab. Die verstorbene Elsa gab ihrem Mann zu verstehen, daß sie ihm verzeihe, loslassen und den Weg hinüber in die andere Welt gehen wolle, ihr Schutzengel warte schon auf sie.

Hans-Ulrich, ein sehr religiöser Mensch mit geistheilenden Fähigkeiten, tat alles, um seine Frau in der Licht-Meditation in helles, heilendes und göttliches Licht zu stellen und ihr dabei zu helfen, eine „Lichtbrücke" in die andere Welt zu bauen und ihr mit seinen guten Gedanken in die Transzendenz zu helfen (99).
Der Witwer erlebte die Auflösung von Elsas Verwünschung als Befreiung, die sich körperlich dadurch ausdrückte, daß nach der Krebsoperation keinerlei Rückfall mehr auftrat und sich bei der nachfolgenden klinischen Untersuchung auch keine Metastasen zeigten. Inzwischen meisterte Hans-Ulrich vorwiegend allein seinen Umzug aus dem Allgäu in den südlichen Schwarzwald in der Nähe von Bad Wildbad, wo er sich noch einige Jahre wohlfühlen konnte.

Wenden wir uns nun einem historischen Beispiel von Verwünschungen und Flüchen zu, das literarisch verbürgt ist. Es ist der Fall des Heiligen Franziskus (1181 oder 1182 – 1226). Er entstammte der Familie eines reichen Kaufmanns und hatte in Kindheit und Jugend jede finanziell erreichbare Annehmlichkeit, bis er sein ganzes Verhalten änderte, auf eine innere Stimme hörte und sich von da an der Armut verpflichtet fühlte. Weder seine Eltern noch seine Freunde konnten die in ihm abgelaufene Veränderung verstehen. Sein Vater wurde so wütend auf seinen bisher geschätzten Sohn, daß er ihn verfluchte. In der *„Dreigefährtenlegende des Heiligen Franziskus"* (100) können wir darüber nachlesen:

> *„Als sein Vater ihn so niedrig und erbärmlich (als Bettler) daherkommen sah, wurde er von übergroßem Schmerz erfüllt. Weil er ihn innig geliebt hatte, schämte er sich seiner nun um so mehr. Er empfand es bitter, seinen Sohn so zu sehen – wie ein Skelett fast, sinnlos unter der Kälte leidend, den Leib gezeichnet von den vielen Kasteiungen -, daß er ihm fluchte, wo er ihn nur traf.*
> *Dem Mann Gottes ging das Fluchen seines Vaters nahe. Da nahm er sich einen verachteten Armen an Vaters Stelle und sagte zu ihm: `Kommt mit mir, ich gebe dir von den*

Almosen, die ich erhalte. Und wenn du siehst, wie mein Vater auf mich flucht, so werde ich dir sagen: Segne mich, Vater! Und du wirst über mich das Kreuzzeichen machen und mich an seiner Stelle segnen!`
Und so geschah es. Der Arme segnete ihn, der Heilige sprach zu seinem Vater: `Glaubt du nicht, daß Gott mir einen Vater geben kann, der mich segnet gegen deine Flüche?`
Da begannen manche, die bisher über ihn gespottet hatten, angesichts der Geduld, mit der er alle Schmach ertrug, zu staunen und ihn zu bewundern."

Bevor wir über dem Vater des Heiligen Franz „den Stab brechen", sollten wir uns darauf besinnen, wie wir reagieren würden, wenn unsere Kinder eine ähnliche Wandlung durchmachen würden. Ist es manchen Eltern nicht schon ein Graus, wenn sich die „jungen Leute" die Haare lang wachsen lassen oder in „alten Klamotten" herumlaufen?
Wir erleben aber aus der zitierten Geschichte nach, wie wichtig früheren Generationen der Segen des Vaters war, sonst hätte der Heilige Franziskus kaum nach einem Ersatz-Vater gesucht, der ihn anstelle seines eigenen Vaters segnen sollte.

Ein betrübliches Kapital der Kirchengeschichte sind die Bannbullen der Päpste, die einem tödlichen Fluch gleichkamen. Denken wir nur an König Heinrich IV. Er hatte 1076 in der Deutschen Bischofssynode Papst Gregor VII. für abgesetzt erklären lassen. Darauf wurde Heinrich IV. exkommuniziert und mit dem Kirchenbann belegt. Um die Aufhebung des Bannes zu erreichen und damit auch seine Absetzung zu verhindern, machte er sich 1077 zu einem Büßergang nach Canossa auf. Der Papst ließ ihn in eisiger Kälte tagelang warten, bis er ihn zu sich vorließ. Heinrich

IV. konnte durch Kirchenbuße den Papst zwingen, ihm Absolution zu erteilen und den Bann aufzuheben.
Ein anderer, der unter dem Kirchenbann zu leiden hatte, war der Reformator Martin Luther (1483 – 1546). 1520, drei Jahre nach den „95 Thesen“, erhielt er die Bann-Androhungsbulle, die er, kaum von der Öffentlichkeit bemerkt, in Gestalt eines gefalteten kleinen Heftes, am berühmten 10. Dezember 1520 vor dem Elstertor in Wittenberg verbrannte, als die Studenten päpstliche Dekrete und scholastische Lehrbücher in die Flammen warfen.
Am 3. Januar 1521 erreichte Luther die Bannbulle selbst, mit der er zum Reichstag nach Worms vorgeladen wurde. Sie war der Anlaß, daß mit dem „Wormser Edikt“ vom 26. Mai 1921 über Luther die Reichsacht verhängt wurde. Darin stand (101):

> *„Luther ist als ein verurteilter Häretiker zu betrachten. Wenn die Frist abgelaufen ist, darf niemand ihn beherbergen. Seine Anhänger sind gleichfalls zu verurteilen. Seine Bücher sind auszurotten aus dem Gedächtnis der Menschen.“*

Luther war also auf Initiative des Papstes und der folgenden Verurteilung durch den Reichstag „vogelfrei“ geworden, wie man das damals nannte. Jedermann hätte ihn ohne Strafe töten können.

Es kann sein, daß wir uns heute schwer tun, einen Zugang zu den historischen Persönlichkeiten wie Franziskus und Luther zu finden. Von Luther selbst ist bekannt, daß er in den Jahren um 1527 und danach immer stärker unter Depressionen und Angstzuständen litt, die ihm zeitweise auch den Schlaf raubten (102).

Naheliegender für uns heutigen Menschen könnten negative und belastende Äußerungen sein, zum Beispiel:

„Ich hasse Dich!“
„Du bringst mich noch ins Grab!“
„Du bist für mich wie ein Sargnagel!“

„Mein Haus ist von jetzt an für Dich verschlossen, sieh` zu, wo Du bleibst!“
„Ich könnte Dich umbringen, so sehr hast Du mich geärgert!“

Natürlich können wir an dieser Stelle auch die „üble Nachrede“, das „Mobbing“ bis hin zum Rufmord nennen.
Nach meinen bisherigen Erfahrungen wirken solche und ähnliche Sätze viel stärker, als man normalerweise annehmen würde. Und, wie schon oben gesagt, wenn bereits durch Erfahrungen im bisherigen Leben für Schuldgefühle oder eine „Sündenbock-Haltung“ der Boden vorbereitet ist, wirken solche Worte wie ein langdauerndes Programm!

Die Frage nach Leben und Tod

Leben erfahren wir täglich an uns selbst, an anderen Menschen, vor allem in der Nähe von schwangeren Frauen, die in sich werdendes Leben spüren und sich auf die Geburt ihres Kindes vorbereiten. Selten werden einem Passanten schwangere Frauen oder Ehepaare mit Kinderwagen im Straßenbild so häufig auffallen, wie in den Zeiten, wenn die eigene Frau oder Tochter selbst ein Kind erwartet und ein Mann in absehbarer Zeit Vater oder Großvater werden wird.
Wer einmal ein Baby im Arm gehalten hat, es an der Brust seiner Mutter trinken sah, seine zierlichen Fingerchen betrachten konnte, bekommt ein Gefühl für Leben.
Wer mit einem Kind Fangen – schwäbisch „Fangerles" – spielt, um die Wette gerannt ist, es nach einem Schmerz tröstend auf dem Arm gehalten und ihm an der wehen Stelle „Heile, heile Segen" gemacht hat, der konnte Leben erfahren.
Natürlich können wir Leben auch biologisch, chemisch, medizinisch erklären in Form von bestimmten Parametern, nach denen Stoffwechsel, Blutzusammensetzung, Puls und Blutdruck gemessen werden. Geräte zeigen uns auch an, ob in einem kranken oder alten Körper noch ein Minimum an Leben ist, und trotzdem tun wir uns schwer, Leben in seiner Unmittelbarkeit und Vielfalt zu erklären oder gar zu verstehen.

Es mag mit dem Tod ähnlich sein. Solange wir nicht selbst mit dem Sterben eines uns lieben Menschen konfrontiert sind oder unserem eigenen Lebensende entgegensehen, wird uns der Tod kaum zum Problem werden, er ist noch zu weit weg von uns.
Jedoch können wir erschrecken, wenn wir gerade noch einem schweren Autounfall ausweichen konnten und erleichtert vor uns hin flüstern, daß wir wohl „ein Schutzengele" gehabt hätten, das uns behütend in das Steuer gegriffen und uns vor Verletzungen, Operation und möglicherweise Tod bewahrt habe. Überhaupt kommt uns das Wort Schutzengel in solchen prekären Situationen

leichter als sonst über die Lippen, und unsere Gesprächspartner werden dafür Verständnis aufbringen. Aber zu anderer Zeit? Da wird gern über den alten Kinderglauben der Erwachsenen gelächelt, leider.
Gehen wir einmal in eine modern eingerichtete Klinik. Kein Zweifel, es wird alles getan, um einem geschwächten, kranken, verletzten Menschen zu helfen, seine Schmerzen zu lindern, seine Gesundheit wieder herzustellen, seinen Tod hinauszuzögern. Ja, wir müssen wohl zugeben, daß der Tod sehr oft als Feind des Menschen erlebt wird, den man mit allen verfügbaren Mitteln bekämpfen muß.
Da fällt es auf, wenn eine Persönlichkeit wie der weltberühmte Herzchirurg Christiaan Barnard, dem die erste Herzverpflanzung der Welt gelang, ein Buch mit dem Titel *„Glückliches Leben, würdiger Tod"* (103) schrieb. Professor Barnard fühlte die Begegnung mit dem Tod schon als Kind und schrieb darüber (104):

> *„Ich entsinne mich eines sanften Schauers, der wie die Schwingen eines Vogels über mein Gesicht strich, eines jähen Verlustgefühls, als ich vom Tod meines kleinen Bruders erfuhr."*

Noch eindringlicher erlebte er die Endlichkeit des Lebens, als er mit fünfunddreißig Jahren hören musste, daß er an dem ersten Stadium chronischer Polyarthritis leide. Durch diese zunehmend schmerzhafter werdende Krankheit, deren Symptome er als Arzt kannte, mußte er viele Jahre später seine Karriere als einer der besten Herzchirurgen der Welt abbrechen. Über den Tag, als ihm seine Diagnose mitgeteilt wurde, schrieb Barnard selbst (105):

> *„Blitzartig schaltete meine Erinnerung um 10 Jahre zurück, und ich sah mich wieder als Student im achten Semester vor meiner ersten Patientin stehen, einer kleinen alten Dame, die durch eben diese Krankheit völlig verkrüppelt war."*

So sehr sich Barnard dem Leben verbunden fühlt und als Arzt dafür eintritt, so sehr steht er heute auf dem Standpunkt, daß es nicht in jedem Fall darum gehen kann, den Tod zu besiegen. Er tritt in dem genannten Buch sogar für den Freitod ein, wenn Unheilbarkeit, extremer Schmerz, wochenlanges Koma oder durch medizinische Apparate erzwungenes Funktionieren der Organe gegeben sind (106):

> *„Der Selbstmord ist ein fundamentales Recht des Menschen, von dem jeder einzelne jederzeit Gebrauch machen sollte ...*
> *Die Allgemeinheit muß den Selbstmord neu entdecken und ihn nicht als Streitfrage, sondern als legitime Handlung betrachten ..."*

An anderer Stelle schränkt er jedoch deutlich ein und erwähnt, daß zeitweilige Depressionen, vermeintliche soziale oder finanzielle Notlagen keine hinreichenden Gründe wären, seinem Leben ein Ende zu setzen. Letztlich sind wir hier wieder an Grenzen gestoßen, die nur aus der eigenen Verantwortung und mit dem eigenen Gewissen entschieden werden können.

Eine Gegenposition zu solchen an sich verständlichen Gedanken nimmt Silvia Wallimann ein. Wann immer technische Hilfe möglich sei, das Leben zu erhalten, solle man davon Gebrauch machen (107):

> *„Ein solcher Mensch wird dadurch in die Lage versetzt, trotz seines bewusstlosen Zustandes den Zeitplan seines irdischen Lebens mit seiner Entwicklung einzuhalten."*

Die Autorin meint auch, daß klinisch Tote Zugang zu beiden Welten hätten, noch zu der irdischen Welt, in der sich der Körper mit seinen restlichen Lebensfunktionen befinde, und schon zu den astralen Dimensionen, in die der Sterbende über kurz oder lang hinüberwechseln werde.

Die Lebenswende um das fünfundvierzigste Lebensjahr, heute gern als *midlife crisis* bezeichnet, kann für uns eine Zeit der Rückschau und der Vorausschau sein. Kindheit und Jugend liegen hinter uns, in der Familie haben die Kinder meist das Jugendalter erreicht und bereiten sich auf die Ausbildung für den Beruf vor, die berufliche Karriere strebt ihrem Höhepunkt zu. Aber was

kommt danach? Erfahrung ist, daß da und dort ein neuer Anfang gemacht, ein weiterer beruflicher Aufstieg oder eine andere Richtung im Beruf gesucht wird bis hin zu Gedanken „auszusteigen“, sich dem täglichen Stress zu entziehen, ein Stück Land zum Bepflanzen zu erwerben, auf eine einsame Insel zu gehen, mit einem Wohnmobil oder einer Jacht zu reisen und die Welt besser kennen zu lernen.
Die Lebenswende wird oft als ein „Nicht-mehr“ erlebt; „die Jungen“ verfügen über mehr körperliche Kraft als „die Alten“, sie sind beweglicher und im Beruf als „Aufsteiger“ mehr gefragt.
Es wird aber auch ein „Noch-nicht“ erlebt. Man befindet sich noch nicht am beruflichen Ende, ist noch nicht frei von der Erziehung und Beratung der Kinder, noch nicht am Ende des Lebens angelangt. Die Fragen nach dem Sinn des eigenen Lebens, dem Alter und dem Tod bis hin zu weiteren Grenzgebieten unseres Wissens werden intensiver.
Die Reinkarnations-Therapie bringt Patienten häufig auch an Todes-Erlebnisse heran. Mehrere Stunden therapeutischer Arbeit pro Tag über eine oder mehrere Wochen hinweg lassen den Patienten eine Reihe früherer Inkarnationen nacherleben, wobei er auch durch damalige Todeserlebnisse hindurchgehen kann (108).
Diese rückerinnerten Tode können erfahren werden als langsame Ablösung der Seele vom Körper, da und dort aber auch verbunden mit Angst, wenn Gewalt im Spiel war, sei es in Kampf oder Krieg, durch Geiselnahme oder Folter, durch Hinrichtung oder Selbstmord. Körperliche Empfindungen, Schmerzen an früher verletzten Körperstellen sind möglich, jedoch bei weitem nicht in der Intensität, wie es damals war, mehr in der Richtung eines spannenden Krimis, der an uns eine Gänsehaut entstehen lassen kann.

Sicher müssen nicht alle Menschen Rückerinnerungen nacherleben. Wer solche Erfahrungen respektieren und annehmen kann, wird seinen späteren Tod einmal leichter annehmen können, als wenn er annehmen müsste, daß nach dem Tode „alles vorbei“ sei. Der Begriff „Ewiges Leben“ kann vielleicht auch mit dem

Gedanken an die Unsterblichkeit der Seele und den Gedanken der Reinkarnation verbunden werden.

Menschen, die einmal „klinisch tot“ waren und wieder ins Leben zurückgeholt wurden, berichten übereinstimmend von hellem, strahlendem Licht, wunderschönen Farben, harmonischen Gefühlen, sphärischer Musik. Einige sahen auch verstorbene Familienmitglieder, Freunde oder ihnen unbekannte Wesenheiten, die bereit waren, ihnen in die „andere Welt“ hinüber zu helfen. Es mögen Schutzengel oder geistige Führer gewesen sein (109).

Tod ist also mit höchster Wahrscheinlichkeit nicht das, was von dogmatischer Seite aus vertreten wird. Tod ist nach meinen bisherigen Erfahrungen kein Endpunkt, sondern Übergang vom Diesseits zum Jenseits. Wenn wir hier sterben und unseren physischen Körper zurücklassen, werden wir nach drüben geboren; wenn wir nach einer Zeit der Entwicklung von drüben wieder herüber kommen, sterben wird dort und werden hier wieder geboren. Bis wir in die Ewigkeit eingehen und Gottesnähe erfahren, werden wohl noch viele Entwicklungs- und Reifungsphasen nötig sein.

Können Verstorbene gegenwärtig sein und noch etwas bewirken?

Wer von uns hat nicht schon von Spukhäusern oder Spukschlössern gehört, in denen es „umgehen" soll? Nun, so weit wollen wir in diesem Beitrag gar nicht gehen. Aber wir müssen es wohl als eine heute nicht mehr wegzudiskutierende Tatsache ansehen, dass es Verstorbene gibt, deren Seele nach dem körperlichen Tod nicht oder noch nicht Abschied von der bisherigen Umgebung und Mitwelt nehmen kann.
Sensible Menschen haben dann in einer Wohnung, einem Haus, einer Kirche, auf einem Friedhof, in der freien Natur ein unbestimmtes, diffuses Gefühl. Sie spüren so etwas wie Kälte oder einen Windhauch, reagieren dann mit einer Gänsehaut und wollen den als ungemütlich erlebten Raum so schnell wie möglich wieder verlassen. Andere träumen von Verstorbenen, erleben Besuch, Gespräch oder sogar Streit mit ihnen. Nach einer Untersuchung des Allensbacher Demoskopischen Instituts über „Die Träume der Deutschen" träumen 22% der Bundesbürger in Deutschland von verstorbenen Menschen.

1. Wahrheit aus den Märchen?

Wer kennt es nicht, das Märchen der Gebrüder Grimm, genannt „Das Totenhemdchen"? Eine junge Mutter hatte ihr Kind durch Tod verloren, das erst wenige Jahre alt gewesen war. Sie war untröstlich und weinte, weinte, weinte... Da hatte sie eines Nachts einen Traum. Ihr Kind erschien ihr mit der Bitte, doch nicht mehr trauernd zu weinen, weil es sonst keine Ruhe finden könne. Weil die Mutter aber immer noch weinte, erschien es ihr im Traum ein zweites Mal. Nun merkte die Mutter, daß sie ihre tiefe Trauer beenden müßte, um ihrem verstorbenen Kind zur Ruhe zu verhelfen. Sie tat es, trocknete ihre Tränen, und eine dritte nächtliche Erscheinung ihres Kindes ließ sie wissen, daß nun alles gut sei und es jetzt in Frieden schlafen könne.

Nicht nur im Märchen, sondern auch in der Realität können wir immer wieder von Hinterbliebenen hören, daß sie ihren lieben Verstorbenen nachtrauern. Das ist durchaus verständlich; aber wenn die entstandene Lücke nicht mehr ausgefüllt werden kann, sei es durch neue Kontakte, Bekanntschaften, Freundschaften, Aufbau und Pflege von Interessen und Fähigkeiten oder sinnvoller Freizeitgestaltung, dann ist es schwierig, sich von der Vergangenheit mit den Dahingegangenen zu lösen. Die Hinterbliebenen bleiben also auf die bisherige Vergangenheit bezogen, vor allem, wenn sie auch noch in den gewohnten gemeinsamen Räumlichkeiten weiter wohnen bleiben. Trauer, Resignation bis hin zur Depression überwiegen, und es kann keine weitere Persönlichkeitsreifung mehr erfolgen.

2. Das Hängenbleiben in unausgesprochenen Konflikten

So verlor Frau Bender vor einigen Monaten ihren Mann nach einer schweren Operation, mit dem sie über 40 Jahre lang im eigenen Hause verheiratet war. Frau Bender war untröstlich, und mehr als einmal gebrauchte sie gegenüber Verwandten und Nachbarn Worte wie:

> *„Wäre mein Mann doch noch am Leben!“*
> *„Er ist viel zu früh von uns gegangen!“*
> *„Ich hätte ihm gern noch so vieles gesagt!“*
> *„Wenn ich den Streit doch noch vor seinem Tod hätte beilegen können!“*
> *„Über den Tod haben wir nie gesprochen. Hätte ich ihn denn beunruhigen sollen?“*

Natürlich sind Trauer und Gefühle der Leere, der Einsamkeit, des Verlassenseins nachvollziehbar, und die sogenannte Trauerarbeit gehört zu unserem Leben dazu.

Aber der Tod eines nahen Menschen bedeutet nicht nur Trauer, sondern auch die notwendige Bereitschaft, nunmehr das eigene Leben neu und in mancher Hinsicht anders zu gestalten. Lange nachwirkende Totenklage kann die Verantwortung für das eigene Leben und seine weitere Gestaltung erheblich reduzieren.

Ich habe Menschen kennen gelernt, die nach dem Tod eines Elternteils jahrelang die Wohnung in einem Zustand hielten, als wären die Verstorbenen noch am Leben, und ihre Trauer „hing“ gleichsam in den Räumen. Es entstand eine Art Totenkult, der es nicht einmal zuließ, den Bademantel und die Handtücher der Verstorbenen aus dem Badezimmer zu entfernen und zur Wäsche zu geben.
Eine 75jährige ältere Dame hatte sich im Wohnzimmer eine Art Altar für den vor 7 Jahren verstorbenen Ehemann eingerichtet mit seinem Foto, einigen von ihm besonders geschätzten Gegenständen und einer Kerze, die jeden Abend angezündet wurde, wenn sie mit dem dahingegangenen Partner „Zwiesprache“ führte, wie sie berichtete.
Wer offen ist für spirituelle Gedanken, wird nachvollziehen können, daß Verstorbene von ihrer früheren Mitwelt nicht Abschied nehmen und danach den Weg in die Transzendenz finden können, wenn sie von den Hinterbliebenen immer wieder gleichsam in deren Umfeld zurückgezogen werden. Die Trauer kann sogar mit dem weltlichen Vorwurf verbunden sein, der Verstorbene habe seine Verpflichtungen den Lebenden gegenüber nicht genügend erfüllt, und er hätte eben noch länger für seine Familie sorgen müssen, er habe sich einfach „davon gemacht“.
So wissen wir beispielsweise auch von Menschen, die sich ein Spenderorgan transplantieren ließen und nur deshalb sich zu dem gravierenden Eingriff in ihr Leben bereit erklärten, weil die Familienmitglieder eine Art moralischen Druck auf sie ausgeübt hätten, da und dort in Worte gekleidet wie:

> *„Du kannst uns doch nicht allein lassen, wir brauchen Dich doch noch!“*

Es gibt aber auch Fälle, in denen Verstorbene auf ihre Mitwelt Ressentiments, Neid, Ärger, Wut, Haß, Aggressionen bis hin zu Todeswünschen projizierten. Und diese negativen, vor dem Tode nicht mehr aufgelösten Gefühle können dazu führen, dass Verstorbene nach ihrem leiblichen Tod die Hinterbliebenen „von drüben aus“ gleichsam „anzapfen“, deren Energie für ihre eigenen, unguten Wünsche einsetzen und dem einen und anderen

Hinterbliebenen „im Nacken sitzen“ bis hin zu zeitweisen Zuständen von Besessenheit.
Wir wissen heute aber auch, daß die Seelen vorzeitig oder gewaltsam aus dem Leben geschiedener Menschen, die beispielsweise durch Unfall starben oder deren Organe nach dem „klinischen Tod“ als sogenannte Organspende entnommen wurden, dazu neigen können, sich in dem Körper einer anderen Person einzunisten. Die amerikanische Fachsprache hat für Personen, die zeitweise von solchen Verstorbenen oder anderen Wesenheiten besetzt sind, den Begriff „multiple disturbed persons“ (vielfach gestörte Personen) geprägt.
Die aus der Schule von C. G. Jung stammende amerikanische Psychotherapeutin Edith Fiore (110) schrieb ein Buch unter dem Titel „The unquiet Dead“ (Die unruhigen Toten), das auch in deutscher Übersetzung unter dem Titel „Besessenheit und Heilung – Die Befreiung der Seele“(111) vorliegt. In diesem Buch schildert sie eine Reihe von Patienten, die von verstorbenen Wesenheiten besetzt waren. Sie fand heraus, daß vor allem solche Menschen in der Gefahr stehen, besessen zu werden, die entweder extrem sensibel sind und/oder deren Abwehrkräfte erheblich geschwächt sind. Dazu gehören Alkoholiker, extreme Raucher, Drogensüchtige, Patienten mit hohem Konsum an Schmerzmitteln und Psychopharmaka.
Die sogenannten klinisch Toten, die zu Organspendern gemacht wurden, können mit ihrer Seele in gewisser Weise in den Organempfängern fortleben. Bekannt wurden inzwischen Fälle, in denen die Organempfänger ihr Verhalten, ihre Gewohnheiten, ihre Interessen und ihre Sympathien und Antipathien veränderten und so lebten, wie es die Organspender in ihrem Leben getan hatten.
Eine besondere Form für einen reduzierten eigenen Willen und Offenheit für transzendente Kräfte zeigt sich bei Menschen, denen im wahrsten Sinne des Wortes die Wesenheit eines Verstorbenen im Nacken sitzt. Ein Beispiel dafür soll der Fall der Frau Kaiser sein.

3. Die Verstorbenen im Nacken

Der Tod der Mutter war für Frau Kaiser ein gravierender Einschnitt in ihr Leben. Kurz nach deren Hinscheiden erlitt die Patientin gravierende Schlafstörungen mit extremen Schuldgefühlen, und sie begann einen zunehmend größer werdenden Zigarettenkonsum, von dem sie sich jedoch aus eigener Kraft, 6 Jahre nach dem Tod der Mutter, wieder lösen konnte. Die verstorbene Mutter war zu Lebzeiten selbst starke Raucherin gewesen.

Frau Kaiser erlebte im Rahmen der psychotherapeutischen Behandlung einen engen Zusammenhang zwischen dem Tod der Mutter und ihrer im Anschluß daran entstandenen Adipositas (Fettsucht) mit einem Übergewicht von ca. 50 kg. Hinzu kamen Wasseransammlungen in den Beinen, genau so wie bei der verstorbenen Mutter in deren letzten Lebensjahren. Monat für Monat nach dem Tod der Mutter fühlte sich Frau Kaiser immer müder und schlapper werdend.

Die Mutter soll ursprünglich eine gute Figur gehabt haben, jedoch wurde sie 2 Jahre vor ihrem Tod zunehmend dick, „so dick wie ich heute", meinte die Patientin und setzte fort: „Es ist für mein Gefühl oft so, wie wenn sie mir ihr Dicksein als ständige Mahnung an mich aufhängen wollte." Einige Sätze der Mutter, die sie zu Lebzeiten häufig wie eine Formel wiederholte, mögen das Mutter-Tochter-Verhältnis verdeutlichen:

„Bring' nur ja nicht etwas unter der Schürze heim!"
„Die Männer sind alle Schweine!"
„Du bist nichts, und Du wirst nichts!"
„Ohne mich bist Du überhaupt nichts!"
„Der Teufel soll Dich holen!"

4. Die Visualisierung von Frau Kaisers Büro

Das therapeutische Gespräch über die Mutter brachte uns auf die Einrichtung des von der Mutter seinerzeit eingerichteten Büros ihrer Firma, in dem Frau Kaiser üblicherweise arbeitete. Die Visualisierung des Büros in der Entspannung im Sinne des vertieften Autogenen Trainings ließ in Frau Kaiser die folgenden Szenen entstehen:

„Mein Schreibtisch im Büro taucht auf ... Alles steht so, wie ich es verlassen habe ...
Ich sehe meine verstorbene Mutter, sie sucht etwas an meinem Schreibtisch ... ich habe Angst ... sie schiebt ihren Schreibtisch zu meinem hin ... sie will hier sein wie zu ihren Lebzeiten ... sie will mich so wie früher überwachen, ob ich auch alles in ihrem Sinne richtig mache ...
Und jetzt erinnere ich mich, daß ich den Schrank meiner Mutter, der früher in ihrem Ankleidezimmer stand und sich heute in meinem Schlafzimmer befindet, noch nie gemocht habe ... ich erlebe mich jetzt im Ankleidezimmer meiner Mutter mit diesem Schrank, ich spüre, wie mein Herz stärker schlägt, ich will in diesen Schrank gar nicht hineingucken ... wenn ich hineinschaue, dann bin ich das gar nicht ...
Mir wird eiskalt, wenn ich an den Schrank meiner Mutter denke, ich möchte ihn am liebsten zerschlagen, kaputt machen ...
Ich sehe wieder das Büro vor mir, wie in einem lebendigen Traum. Egal, was ich machte, ich konnte meiner Mutter nichts recht machen ... jetzt bekomme ich fürchterliche Kopfschmerzen, gerade so, wie es früher war, wenn meine Mutter an bestimmten Tagen der Woche rechts neben mir an ihrem Schreibtisch arbeitete und beobachtete, was ich gerade machte ...“

Die weitere therapeutische Aufarbeitung der Mutter-Tochter-Beziehung ergab, daß Frau Kaiser in den letzten Monaten immer wieder ein Gefühl hatte, wie wenn sie in ihrem Büro nicht allein und irgendetwas in ihrer Nähe gewesen wäre, was ihr ständig Angst machte. Schon monatelang vor der psychotherapeutischen Behandlung war sie nicht mehr arbeitsfähig gewesen, sie produzierte immer mehr Unordnung, so daß sie sich zuletzt gar nicht mehr in ihr Büro und an ihren Schreibtisch traute. Sie hatte den Eindruck, als wenn ihre verstorbene Mutter sie aus ihrem früheren Büro vertreiben wollte. Aufgabe der mehr alternativ als klassisch ausgerichteten psychotherapeutischen Arbeit war es, der Patientin zu helfen, daß sie wieder arbeitsfähig wurde und sich vom Schatten der Mutter lösen konnte.

5. Der Segen Sterbender

Als der Tod der Eltern und sonstiger Familienangehöriger noch innerhalb der Familie und in den eigenen Räumlichkeiten erwartet wurde, gehörte es zu den Gepflogenheiten, daß der sterbende Vater und die sterbende Mutter ihre Kinder segneten. Dieser religiöse Brauch scheint in den Hintergrund getreten zu sein, seit heute vorwiegend in der nüchternen und kalten Atmosphäre von Krankenhäusern gestorben wird. Der Tote bleibt auch nicht mehr wie früher drei Tage und Nächte in seiner Wohnung oder in seinem Haus, sondern er wird bereits kurze Zeit nach seinem Tode abgeholt und dann in einer Leichenhalle aufgebahrt.

Sicher ist es nachvollziehbar, daß der Abschied der Sterbenden von den künftigen Hinterbliebenen ohne bösartige Wünsche, sondern in Ruhe, gegenseitigem Verständnis, auch mit dem Wunsch zu verzeihen und vergeben, erstrebenswert ist.

6. Zwei besondere Festtage im Jahreslauf: Allerheiligen und Allerseelen

Wer kennt sie nicht, die seit Jahrhunderten im religiösen Brauchtum verankerten Feiertage „Allerheiligen“ und „Allerseelen“?
Allerheiligen wurde in der christlichen Kirche seit Ende des 8. Jahrhunderts am 1. November gefeiert und zwar ursprünglich zu Ehren Marias und aller Märthyrer. Dieser Feiertag wurde nach der Reformation von der katholischen Kirche bis auf den heutigen Tag beibehalten. Verbunden mit Allerheiligen ist auch die Fürbitte bei den Heiligen um Schutz und Hilfe in schwierigen Lebenslagen
Allerseelen wird am darauf folgenden 2. November als Gedächtnistag für alle verstorbenen Gläubigen gefeiert. Dieser Feiertag wurde seit dem 10. Jahrhundert besonders durch Abt Odilo von Cluny und dessen Reformbewegung in der Kirche verbreitet.

Um Allerheiligen und Allerseelen rankt sich ein reiches Brauchtum, besonders in den Alpenländern. Dazu gehören Allerseelen-Predigt, Lichtspende und Gräberbesuch. In katholischen Gebieten ist der Besuch der mit Kränzen und Blumen geschmückten, sowie mit Kerzen besteckten Familiengräber an Allerheiligen üblich. Das im Mittelalter entwickelte und von Klöstern, Pfarrhäusern und Spitälern aufgrund frommer Stiftungen kultivierte Brotspendewesen zugunsten der Armen und der Kinder im Gedenken an die Verstorbenen, lebt zum Teil heute noch fort.
Es mag sein, daß die katholische Tradition sich den Verstorbenen mehr verbunden und verpflichtet fühlt, als andere Gemeinschaften der christlichen Kirche. Zu ihrem Brauchtum gehören beispielsweise auch die Totenmessen mit Gebeten zum Gedenken an Verstorbene und der religiösen Fürbitte für sie. Aber auch die Gemeinschaften der „Zeugen Jehovas“ und der „Neuapostolischen Kirche“ kennen ein besonders Gedenken an die Verstorbenen.

7. Heutige Einsichten

Wir müssen heute davon ausgehen, daß mit dem Tod „nicht alles vorbei“ ist. Vieles weist darauf hin, daß die Seele mit dem körperlichen Tod den Körper verläßt und sich von ihm löst. Auch die zahlreichen Berichte über Rückerinnerungen einzelner Menschen an frühere Existenzen im Sinne der Reinkarnation lassen darauf schließen, daß es ein Fortleben der Seele nach dem körperlichen Tod gibt.
Die Erfahrung zeigt, daß viele Menschen den Tod als eine Art Feind erleben, der bekämpft werden müsse, um das Leben so lange wie möglich zu erhalten. Die heutigen, sehr weit fortgeschrittenen medizinischen und vor allem chirurgischen Methoden lassen auch erwarten, daß das durchschnittliche Lebensalter tatsächlich erhöht werden kann, aber auch bei einer Organtransplantation doch irgendwann der Tod eintreten wird.
In meiner psychotherapeutischen Praxis habe ich es immer wieder erlebt, daß Verstorbene das Leben ihrer Hinterbliebenen in gewisser Weise beeinflussen können. Das kann einerseits im Sinne von Dank, Verehrung, Leitbildfunktion sein bis hin zur Warnung vor

lebensbedrohenden Situationen oder dem Schutz davor; andererseits können die „Schatten der Verstorbenen“ aber auch im Sinne von Schuldgefühlen, Aggressionen gegen sie und Angst vor ihnen bis hin zum Besetztsein des Körpers durch sie wirken.

Lassen wir offen, ob es das Paradies, die Walhalla, das Nirwana, die ewigen Jagdgründe und sonstige ähnliche transzendente Räumlichkeiten gibt, in die eine menschliche Seele nach dem körperlichen Tod irgendwann eingehen wird.
Aber soviel können wir wohl wagen zu sagen: Es scheint eine Art Zwischenreich „zwischen hier und drüben“ zu geben. Verstorbene sind körperlich nicht mehr da, aber sie sind auch noch nicht aus dem irdischen Raum verschwunden. Da wird im religiösen Bereich von den „armen Seelen“ gesprochen, die ihren Weg in die andere Welt noch nicht finden konnten oder wollten, irgendwie in der Materie hängen blieben. Da kennen wir auch seit Jahrhunderten die Vorstellung des Fegefeuers für sündhaftes oder angebliches böses, negatives Verhalten, aus dem man nur durch göttliche Gnade befreit werden könne.

8. Gibt es ein Fegefeuer?

Nun, das Fegefeuer entstammt kirchlich geprägten Vorstellungen. Aber kann es nicht so sein, daß Menschen in der Nachtod-Situation „drüben“ über ihr bisheriges Leben nachdenken und am liebsten Manches nachträglich in Ordnung bringen wollten? Denken wir an körperliche und seelische Schmerzen, die anderen Menschen bereitet wurden, Versagenserlebnisse, Vermeidungshaltungen, mit in den Tod genommene Ressentiments und Aggressionen gegen andere Menschen. Etwas schuldhaft getan zu haben und nichts mehr korrigieren zu können, das ist sicher für manche Verstorbene wie etwas, das „auf den Nägeln brennt“ oder „wie die Hölle schmerzt“.
Aus meiner Sicht kann es nicht nur eine therapeutische Aufgabe sein, den Patienten selbst aus seinen Ängsten und von transzendenten Wesenheiten zu befreien; vielmehr benötigen die besetzenden Wesenheiten ebenfalls Hilfe, sich von ihren meist unwissenden Wirten zu lösen.

Die sogenannte Teufelsaustreibung in der katholischen Tradition scheint mir nicht der richtige Weg zu sein. Ähnliches gilt für die Einnahme von Psychopharmaka, die den Raum des Unbewußten in gewisser Weise betonieren.
Das Reiki-Healing, die Lichtmeditation für den eigenen Schutz und das Hinübersenden von hellem, strahlendem, vergebendem und göttlichem Licht, das Verstehen- und Verzeihen-können, das Segnen im christlichen Sinne, die Fürbitte für die Lebenden und Verstorbenen bis hin zum Zeichen setzenden Entzünden einer Kerze an einem Altar sind sicher Hilfen für die Lebenden hier und die Verstorbenen drüben. Auch die Visualisierungstechniken und die Reinkarnations-Therapie sind nach meinem Dafürhalten sinnvolle Möglichkeiten, zur Versöhnung zwischen Hier und Drüben, zwischen den Dahingegangen und den Lebenden und Überlebenden.

Der Strom der Zeiten – Entwicklung durch Reinkarnation?

Die Frage nach der Unsterblichkeit der Seele tauchte in den einzelnen Kapiteln schon mehrfach auf. Obwohl es schwer fällt zu definieren, was denn Seele eigentlich sei, wird in Philosophie und Psychologie davon ausgegangen, daß der Mensch eine Seele hat, die unsterblich ist; aber es gibt auch die Ansicht der Neurophysiologen, die von einem „Irrtum mit der Seele" (112) sprechen.

Der bekannte katholische Theologe Hans Küng schrieb in seinem umfassenden Werk „Ewiges Leben?" (113):

> *„Was man in theologischen Lehrbüchern über die `letzten Dinge` findet, schien mir zur Beantwortung der Frage nach dem ewigen Leben öfters weniger wichtig als das, was Dichter und Philosophen, Ärzte und Naturwissenschaftler dazu – negativ wie positiv – geschrieben haben."*

Diese Meinung teilt auch der evangelische Theologe Reinhart Hummel in seinem Buch „Reinkarnation – Weltbilder des Reinkarnationsglaubens und das Christentum" (114):

> *„Die Kirchen haben in ihrer seelsorgerlichen und theologischen Arbeit der letzten Jahrzehnte dieses Feld nur mit mäßigem Eifer beackert. Sterben und Tod sind weitgehend säkularisiert worden in dem Sinn, daß sie der religiösen Zuständigkeit entzogen wurden."*

Hoffnungsfroh stimmen da die Kongresse „Imago Mundi", ins Leben gerufen und geleitet von dem katholischen Theologen Andreas Resch. Die Zusammenfassung des Kongreß-Themas aus dem Jahre 1978 in Buchform, „Fortleben nach dem Tode" (115), hatte bis 1987 die 4. Auflage erreicht. Sehr deutlich an Wissenschaft und Kirchen ist der Satz gerichtet,

> *„daß man die Verdrängung der Frage des Fortlebens nach dem Tode als das größte wissenschaftliche Vergehen*

> *der Neuzeit an der Vollentfaltung der menschlichen Persönlichkeit bezeichnen kann.“ (116).*

Hans Küng drückte sich über das Fortleben der Seele nach dem Tode und den Gedanken der Reinkarnation sehr vorsichtig aus. Er vertritt die Meinung, daß die Erlebnisse der in das Leben zurückgeholten Klinisch Toten über ein Leben nach dem Tod keine Aussagekraft hätten (117):

> *„Solche Sterbeerlebnisse beweisen für ein mögliches Leben nach dem Tod nichts; denn hier geht es um die letzten fünf Minuten vor dem Tod und nicht um ein ewiges Leben nach dem Tod. Alle noch so intensiven Lichtphänomene sind kein Beweis, ja nicht einmal ein Indiz für den Eingang in ein freundliches ewiges Licht ...“*

Für Küng löst sich die Unsterblichkeit der Seele und ihr nachtodliches Leben auf in der Frage nach dem Vertrauen (118):

> *„Daß ewiges Leben ist, kann nur in einem – in der Wirklichkeit freilich begründeten – Vertrauen angenommen werden ... Dieses vertrauende Sich-Einlassen auf einen letzten Sinn der gesamten Wirklichkeit und unseres Lebens, auf den ewigen Gott, auf ein ewiges Leben, wird im allgemeinen Sprachgebrauch zu Recht als `Glauben` an Gott, an ein ewiges Leben bezeichnet.“*

Nach meinem Dafürhalten hilft es uns wenig, nur Gedanken anderer anzuhören, Bücher aus der einen oder anderen Richtung zu lesen. Wir kommen nicht um eine eigene Entscheidung herum, wenn wir unser Leben sinnvoll gestalten und am Ende dieses Lebens ein Gefühl der Erfüllung erstreben wollen.

> *„Sterben scheint nicht zuletzt davon abhängig zu sein, wie das Leben bewältigt wurde ... Die Lösung der Lebensaufgaben mag die Lösung der Sterbeaufgaben erleichtern“ (119).*

Diese Worte von Küng lassen sich nach meinem Dafürhalten voll und ganz unterstreichen.

Wenn es ein Fortleben der Seele nach dem Tode und Inkarnationen vor und nach diesem Leben gibt, dann sollte dieser Gedanke mit den Wissenschaften in Einklang zu bringen sein.

In meinem „Modell des Reinkarnations-Bewußtseins“ (120) habe ich den Versuch gemacht, die Ergebnisse der Gehirnforschung, die Schichten-Theorien der Psychologie, die Erfahrungen aus der Tiefenpsychologie, der Reinkarnations-Therapie und der Kosmobiologie miteinander zu verbinden. Auf den folgenden beiden Seiten wird das Modell des Reinkarnations-Bewußtseins vorgelegt. Danach durchströmt das Reinkarnations-Bewußtsein alle Schichten des Bewusstseins und des Unbewussten.

Rückerinnerungen wären nicht möglich, wenn sie nur über das Gedächtnis im Gehirn abrufbar wären. Es muß also ein unstoffliches, immaterielles Gedächtnis geben, das die Seele nach dem Tode des Körpers in die Transzendenz mitnimmt und bei folgenden Inkarnationen wieder mitbringt.

Über die Phasen zwischen den einzelnen Leben wissen wir noch nicht viel. Vielleicht kann der Fall der Margrit im Kapitel „Warum hast du uns verlassen?“ Etwas Licht in diese Übergangsphasen bringen.

Geburt und Tod können nach meinen bisherigen Erfahrungen mit der Reinkarnations-Therapie als Übergangsphasen von einer Seinsweise in eine andere gesehen werden, vom Jenseits in das Diesseits und wieder in das Jenseits zurück.

Es geht hier nicht darum zu beweisen, daß mit dem Leben „nicht alles vorbei“ sei, daß es so etwas wie Wiederverkörperung und damit Wanderung durch mehrere oder sogar zahlreiche Leben und Tode hindurch gebe oder nicht. Ich kann nur für mich selbst sprechen, und für mich ist Reinkarnation Realität geworden. Wir werden aller Wahrscheinlichkeit nach immer wieder in diese Welt geboren, bis wir die uns von Gott übertragenen Aufgaben mit Hilfe von langdauernden Reifungsprozessen erfüllt und bewältigt haben. Es ist zu vermuten, daß die eine oder andere Krankheit uns dabei helfen kann, in unserer Reifung und in unseren Erkenntnissen fortzuschreiten.

Das Modell des Reinkarnationsbewusstseins I

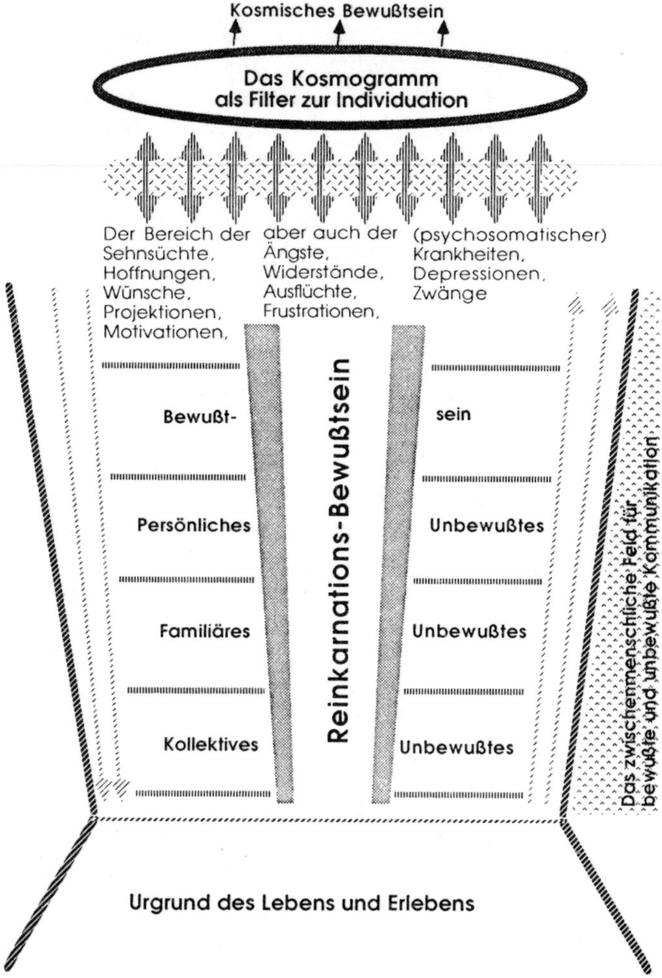

Abb. 27

Modell des Reinkarnations-Bewußtseins II

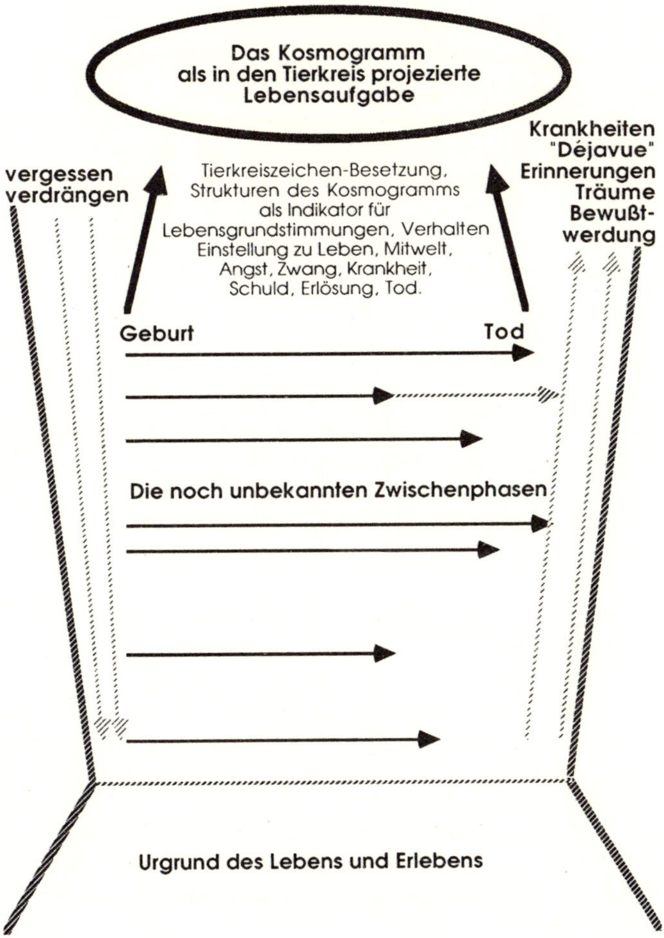

Abb. 28

Posttraumatische Belastungs-Störung (PTB) – Muß sie zeitlich weiter gefasst werden, als es üblich ist?

1. Was verstehen wir unter PTB?

Schwere seelische Störungen und Erschütterungen, die einmalig mit gravierenden späteren Folgen auftreten können, wurden erstmals Ende des 19./Anfang des 20. Jahrhunderts als ein eigenständiges Krankheitsbild gesehen. Hierfür kennen wir heute den Begriff „Posttraumatische Belastungs-Störung". Diese entsteht im Gegensatz zu den Neurosen oder Fehlhaltungen nicht durch immer wieder auftretende Erfahrungen und Erlebnisse mit zunehmend sich festsetzenden Verhaltensweisen, sondern sie wird ausgelöst durch ein einmaliges außergewöhnliches Trauma. Beispiele dafür sind:

a. Schwere Eisenbahn-Unglücke, Massen- Karambolagen von Autos, Flugzeugabstürze.
b. Schockartige kriegerische Kämpfe, lang anhaltendes Trommelfeuer, Flammenwerfer, schwerste Verwundungen, greuelartige Szenen mit verstümmelten Menschen.
c. Selektionen von zum Tode bestimmten Menschen in Konzentrationslagern und sonstigen Gefangenenlagern.

Aus der jüngsten Vergangenheit gibt es weitere Opfer mit einer Posttraumatischen Belastungsstörung durch:

d. Entführungen und Geiselnahmen in Flugzeugen, in Banken, in Krisengebieten, z. B. in Afghanistan, im Irak.
e. Folterungen, z. B. in Israel, im Irak, in Guantánamo, in afrikanischen Staaten.
f. Katastrophen, z. B. Zerstörung des "World Trade Center" in New York, Tsunami-Überschwemmungen in Ostasien, Grubenunfälle, Großbrände, Tunnel- und Seilbahn-Unglücke.

In den Beschreibungen dieser Menschen, die gravierende Erlebnisse erfahren hatten, zeigten und zeigen sich typische Symptome, die wir damals wie heute immer wieder antreffen. Es sind:

a. Ungewolltes Wiedererleben von bestimmten Facetten des erlittenen Traumas
b. Blitzartig auftretende Erinnerungen, in Alpträumen auftretendes Wiedererleben
c. Anzeichen erhöhter Erregung im Sinne von Schreckhaftigkeit und Schlafstörungen
d. Vermeiden von Situationen, die an das Trauma erinnern könnten
e. Ausweichen vor Gesprächsthemen, die Erinnerungen auslösen könnten
f. Symptome einer emotionalen Taubheit (bei gesunden Hörorganen)
g. Formen der Interesselosigkeit und damit einer Art intellektueller Blockade
h. Entfremdung von anderen Menschen als einer unbewußten Ausweichhaltung der Opfer vor den früheren Tätern.

2. Ursprüngliche Definitionsversuche

Als die Symptomatik der später als „posttraumatische Belastungsstörung“ bezeichneten Traumata auftauchte, wurde zunächst mit Begriffen aus Kampfsituationen hantiert, wie:

1. Schreckneurose
2. Kampf- oder Kriegsneurose
3. Granatenschock
4. Überlebenden-Syndrom

Manche Experten meinten auch, es würden körperliche mehr oder weniger unsichtbare Verletzungen vorliegen. Deshalb wurden auch Beschreibungen gewählt wie „Eisenbahn-Rückgrat-Syndrom“ oder „Kompensations-Neurose“, wenn eine Rente gefordert wurde.

Inzwischen hat sich die Auffassung durchgesetzt, daß psychogene Faktoren eine Rolle spielen, von denen nicht nur labile, sondern auch sehr in sich gefestigte Personen erfaßt werden können. Beigetragen zu dieser Auffassung haben in den letzten Jahrzehnten vor allem die Beschwerden von Veteranen des Vietnam-Krieges und der beiden Irak-Kriege, die Leiden gefolterter oder in Geiselhaft genommener Menschen bis hin zu den Opfern sexueller Gewalt.

3. Die Differenzierung nach der „Internationalen Klassifikation psychischer Störungen (ICD-10)

In dieser heute international üblichen „Klassifikation" (121) finden wir u. a. folgende Beschreibungen für die „posttraumatische Belastungsstörung":

> *„Diese entsteht als eine verzögerte oder protrahierte Reaktion auf ein belastendes Ereignis oder eine Situation außergewöhnlicher Bedrohung oder katastrophenartigen Ausmaßes (kurz oder langanhaltend), die bei fast jedem eine tiefe Verzweiflung hervorrufen würde. Hierzu gehören eine durch Naturereignisse oder von Menschen verursachte Katastrophe, eine Kampfhandlung, ein schwerer Unfall oder Zeuge des gewaltsamen Todes anderer oder selbst Opfer von Folterung, Terrorismus, Vergewaltigung oder anderen Verbrechen zu sein.*
>
> *Prämorbide Persönlichkeitsfaktoren wie bestimmte Persönlichkeitszüge (z. B. zwanghafte oder asthenische) oder neurotische Erkrankungen in der Vorgeschichte können die Schwelle für die Entwicklung dieses Syndroms senken und seinen Verlauf verstärken; aber die letztgenannten Faktoren sind weder nötig noch ausreichend, um das Auftreten der Störung zu erklären.*
> *Typische Merkmale sind das wiederholte Erleben des Traumas in sich aufdrängenden Erinnerungen (Nachhall-Erinnerungen, flashbacks), oder in Träumen, vor dem Hintergrund eines andauernden Gefühls von Betäubtsein und emotionaler Stumpfheit, Gleichgültigkeit gegenüber*

anderen Menschen, Teilnahmslosigkeit der Umgebung gegenüber, Anhedonie sowie Vermeidung von Aktivitäten und Situationen, die Erinnerungen an das Trauma hervorrufen könnten.
Üblicherweise findet sich Furcht vor und Vermeidung von Stichworten, die den Leidenden an das ursprüngliche Trauma erinnern könnten. Selten kommt es zu dramatischen akuten Ausbrüchen von Angst, Panik oder Aggression, ausgelöst durch ein plötzliches Erinnern und intensives Wiedererleben des Traumas oder der ursprünglichen Reaktion darauf.
Gewöhnlich tritt ein Zustand vegetativer Übererregtheit mit Vigilanzsteigerung einer übermäßigen Schreckhaftigkeit und Schlaflosigkeit auf. Angst und Depression sind häufig mit den genannten Symptomen und Merkmalen assoziiert, und Suizidgedanken sind nicht selten. Drogeneinnahme oder übermäßiger Alkoholkonsum können als komplizierende Faktoren hinzukommen.
Die Störung folgt dem Trauma mit einer Latenz, die Wochen bis Monate dauern kann (selten mehr als 6 Monate nach dem Trauma). Der Verlauf ist wechselhaft, in der Mehrzahl der Fälle kann jedoch eine Heilung erwartet werden. Bei wenigen Patienten nimmt die Störung über viele Jahre hinweg einen chronischen Verlauf und geht dann in eine dauernde Persönlichkeitsänderung über."

Das auffallendste und charakteristischste Symptom der Posttraumatischen Belastungsstörung ist das ungewollte Wiedererleben der körperlichen und seelischen Verletzungen. Bei den Betroffenen zeigen sich die gleichen Eindrücke (z. B. Bilder, Geräusche, Geschmack, Körperempfindungen), gefühlsmäßigen und körperlichen Reaktionen wie während des Traumas. Dem Wiedererleben fehlt eine Zeitperspektive, das heißt, die früheren Erlebnisse treten so stark ins Bewusstsein, als würden sie nochmals stattfinden.

4. Beispiele

Eine Frau, die in ihrer Wohnung zusammengeschlagen und lebensgefährlich verletzt wurde, kann immer wieder die Augen des Täters sehen, bevor er auf sie losging.
Ein Autofahrer hört nach einem Autounfall immer wieder das Geräusch vom damaligen Aufprall der Fahrzeuge.
Soldaten aus Krisengebieten, die Augenzeugen von Greueltaten wurden, werden häufig mit den erlebten scheußlichen Situationen nicht fertig und brauchen langdauernde psychotherapeutische Hilfe.

Wenn sich die Opfer einer posttraumatischen Belastungsstörung äußern, können Worte auftauchen wie z. B.:

„Ich bin nirgends sicher!"
„Das nächste Unglück kommt bestimmt!"
„Ich ziehe Unglück an!"
„Wahrscheinlich verdiene ich es, daß mir so schlimme Dinge passieren!"
„Ich kann mich nie mehr anderen Menschen nahe fühlen!"
„Ich bin innerlich tot!"
„Mein Kopf hat einen Schaden abbekommen!"
„Niemand ist für mich da!"
„Ich kann mich auf niemanden verlassen!"
„Mein Körper ist ruiniert!"
„Ich werde nie mehr ein normales Leben führen können!"

5. Überlegungen zu weit zurückliegenden Traumata

Die Erfahrung mit alternativen Behandlungsmethoden wie Rebirthing und Reinkarnations-Therapie zeigt immer wieder, daß es auch in früheren Inkarnationen extrem belastende Erlebnisse gegeben haben kann, die wir in heutiger Terminologie als „posttraumatische Belastungs-Störung" ansehen können.
Auch in vergangenen Jahrhunderten gab es lebensbedrohliche und tödliche Situationen, die einmalig waren. Das waren scheußliche Kriegsereignisse, Massaker, Brände, Folterungen, Abschlagen von Gliedern im Sinne der Scharia, Hinrichtungen durch Anschlagen an ein Kreuz, Zutode-Schleifen, Erhängungen, Köpfungen durch die

Guillotine, Stromstöße auf dem Elektrischen Stuhl, Scheiterhaufen, Ertränken, Einmauern und Begraben bei lebendigem Leib, Versenken im Moor, Ersticken, Giftgas, Exekutionen durch Gewehrsalven, Stürze in die Tiefe. Das sind nur einige Beispiele aus den Grausamkeiten, die sich die Menschen in ihrer bisherigen Geschichte ausgedacht und vollzogen haben.

Die in diesem Buch geschilderten Schicksale sind deutliche Beispiele für erlittene Beeinträchtungen der körperlichen und seelischen Vitalität, Schmerzen, Qualen, gravierende Eingriffen in das persönliche Schicksal in früheren Inkarnationen, die im gegenwärtigen Leben immer noch nachwirken können, da und dort auch Ähnlichkeiten zwischen früheren und gegenwärtigen Traumata aufweisen.

Der Verdrängung auf der Spur

Je mehr wir bereit sind, unser Leben aktiv in die Hand zu nehmen und unser gegenwärtiges und künftiges Schicksal zu gestalten, desto mehr spielen bewusste Abläufe des Denkens und Handelns eine Rolle. Aber heißt das, wir würden keine Verdrängungen mehr haben, nicht das Eine und Andere vergessen oder als unangenehm, nur „unnötig belastend", gegenwärtig unbrauchbar oder sogar peinlich in dem tiefen Keller unseres Unbewussten lagern?
Doch! Wir können davon ausgehen, daß jedermann ein Bewusstsein und ein Unbewusstes mit sehr individuellen und differenzierten Inhalten hat, damit aber unterschiedlich umgeht.
Wenn es jedoch ein Übermaß an Misserfolgen, Ängsten, Vermeidungshaltungen, Zwängen, Blockaden bis hin zum Lebensüberdruß im täglichen Leben gibt, dann wird nach Wegen gesucht, wieder „an die Sonne zu gelangen" und Befreiung zu finden.
Die Aufzeichnung der bisherigen Lebens- und Krankengeschichte, die Beachtung der Träume, die Techniken des Zeitmanagement und vieles andere mögen dann nicht mehr allein ausreichen. Ein anderer Zugang zur Diagnose und den verborgenen Hintergründen unserer körperlichen und seelischen Beschwerden muß dann gesucht und gefunden werden.

1. Zweifel – Zögern – Verzicht

Kennen Sie, verehrte Leserinnen und Leser, solche und ähnliche nachstehende Formulierungen, die darin einmünden, daß doch alles so bleiben solle, wie man es sich gewünscht hat?

> *„Wir müssen uns alles nochmals durch den Kopf gehen lassen!"*
> *„Ich möchte noch eine weitere Untersuchung abwarten!"*
> *„Man sollte nichts über's Knie brechen!"*
> *„Gut Ding will Weile haben!"*
> *„Ich komme noch mal auf Ihre Vorschläge zurück!"*

Nun gut, wir sollten nichts übereilen, aber wir können unsere Chancen auch vertrödeln, wenn wir nur abwarten und uns im Nichtstun sonnen!

2. Ein tiefenpsychologischer Test (TUA-Test)

Der Arzt und Maler Dr. Heinrich Reich, dessen Foto nebenstehend abgebildet ist, entwickelte in den fünfziger Jahren des letzten Jahrhunderts aus einem Experiment mit moderner Maleri heraus einen tiefenpsychologischen Test (122), der wesentlich dazu beitragen kann, das angesprochene „Warum?" zu verstehen.

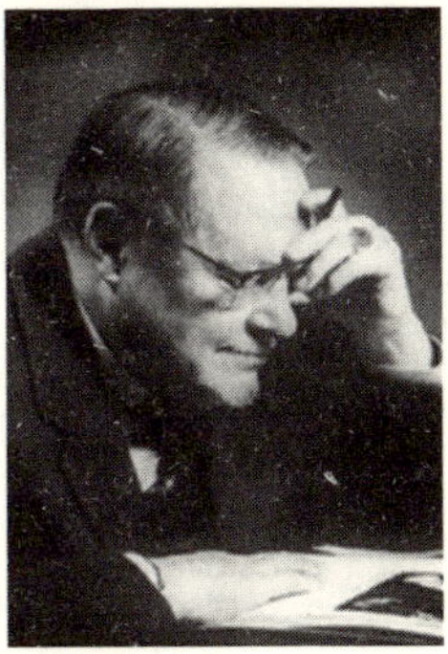

Abb. 29

Reich hatte sich seinerzeit meditativ auf Ursymbole der Menschheit im Sinne der Archetypen, wie C. G. Jung sie nannte, eingestellt. Dazu gehörten Symbole wie Lebensflamme, Sonne, Mond, Alpha, Omega, Schlange, Kind, Ring, Distel, Ähre. Hieraus entstanden Gemälde, die aus einer Art der Innenschau zu abstrakten Bildern gestaltet worden waren. Reich äußerte sich dazu (123):

> *„Während der Intellekt sich der Worte und Begriffe bedient, muß die Seele zu Symbolen greifen, um Unsagbares verständlich zu machen. Solche Symbole finden sich in der Astrologie als Planeten- und Tierkreiszeichen, zum Beispiel Sinnbilder für das Aggressive (Mars), das Joviale (Jupiter), das Mütterliche (Mond) oder ein Quadrat für eine Spannung und ein Trigon für eine Harmonie. Andere Symbole sind etwa „Ring" für eheliche Partnerschaft oder „Messer" für gewaltsame Trennung oder „Herz" für Liebe ...*
>
> *Sollte es möglich sein, diese seelischen Strukturen, wie sie sich in Symbolen ausdrücken, in gegenstandslosen Farb-Form-Komplexen darzustellen, so müsste auch der Versuch gelingen, durch Wahl oder Ablehnung solcher*

Bilder auf Grund von Sympathie oder Antipathie auf seelische Haltungen zu schließen.
Es wurden gegenstandslose Bilder gemalt in der festen Absicht, einen besonderen Bestandteil des Innenlebens darzustellen. Demut oder Stolz, Koketterie oder Mütterlichkeit, Freiheit oder Zwang, nur mit Farben und Linien, also modern im besten Sinn. Tatsächlich hat sich experimentell in hunderten von Versuchen an Menschen jeglichen Alters, Geschlechts und Bildungsgrades erwiesen, daß aus diesen gegenstandslosen Bildern, unbewusst natürlich, gefühlsmäßig und vielleicht sogar spielerisch, diese in den Bildern herausmeditierten Symbole erkannt werden.
Wie im Röntgenbild der innere Aufbau, die Größe und Lage von Organen und Fremdkörpern zur Darstellung kommt, so müssen sich also in diesen Röntgenbildern der Seele durch die Wahl nach Zuneigung oder Abneigung Schlüsse auf die Struktur der Seele ziehen lassen."

3. Erste Begegnungen mit dem TUA-Test

Die Reich`schen Seelenbilder lernte ich erstmals auf den „Arbeitstagungen für kosmobiologische Forschung" in Aalen kennen, die von meinem Vater, Reinhold Ebertin (1901 – 1988), 1949 ins Leben gerufen und viele Jahre geleitet wurden. H. Reich trat in den fünfziger Jahren des letzten Jahrhunderts dort mehrfach als Referent auf, und ich, damals noch Schüler, dann Student und später Mitarbeiter im Ebertin-Verlag und auf den Tagungen, hörte mir die Reich`schen Vorträge an und betrachtete fasziniert die mit Hilfe von Dias vorgeführten Seelenbilder.
Ich begann damals zu ahnen, daß der Tu-Anima-Bildertest auch für mich als künftigem Psychologen ein wichtiges Instrumentarium für meine beabsichtigte berufliche Tätigkeit als Psychotherapeut mit Klienten und Patienten werden könnte und experimentierte von den ersten Semestern an damit.

Mein Interesse ging dann so weit, daß ich über die Seelenbilder und meine Erfahrungen damit meine Vordiplom-Arbeit an der Münchner Universität schreiben wollte. Aber damals war die Zeit für einen derartigen sogenannten Projektionstest, der letztlich auf Meditation gründete und auch astrologische Symbolik mit einschloß, noch nicht reif.

4. Die fünfziger Jahre des letzten Jahrhunderts

In den fünfziger Jahren des letzten Jahrhunderts, als ich in Freiburg und München studierte, galt alles, was mit Tiefenpsychologie und Grenzgebieten unseres Wissens zu tun hatte, noch als mysteriös und unwissenschaftlich, und dazu gehörte auch die Meditation. Bilder, die aus der Innenschau heraus entstanden waren und als tiefenpsychologischer Test dienen sollten, konnten deshalb für damalige Verhältnisse nichts sein, was der wissenschaftlichen Forschung und Praxis wert gewesen wäre. Unter diesem Gesichtspunkt war es schon sehr mutig, daß Professor Dr. Hans Bender, damals an der Universität in Freiburg lehrend, es riskierte, Anfang der fünfziger Jahre in Freiburg das „Institut für Grenzgebiete der Psychologie und Psychohygiene“ zu gründen, das bis heute führend auf dem Gebiet der Parapsychologie tätig ist und internationale Anerkennung gefunden hat.

Reich war mit seiner künstlerischen und tiefenpsychologischen Forschung der Zeit weit voraus. Seine Arbeit wurde damals mehr in Kreisen weiterverfolgt, die über den Rahmen der anerkannten wissenschaftlichen Disziplinen hinaustreten wollten. Dazu gehörte u. a. auch Professor Hubert Urban, der damalige Leiter der Psychiatrisch-Neurologischen Klinik an der Universität Innsbruck, wo Reich Erfahrungen mit den Testprotokollen psychiatrischer Patienten gewinnen konnte und wo ich während meines schon erwähnten Praktikums an dieser Klinik ebenfalls mit dem TUA-Test wie auch mit den Kosmogrammen der Patienten diagnostisch arbeitete.

Nachdem das Reich`sche Buch „Seelenbilder“ schon viele Jahre vom Markt verschwunden war und der TUA-Test in der Gefahr

stand, vergessen zu werden, schrieb ich Artikel über den TUA-Test und erarbeitete eine Neufassung und Erweiterung des Tests und seiner Anwendung (124, 125, 126). 1995 entstand das Buch „Im Dialog mit der Seele – mit dem Tu-Anima-Bildertest“ (127), und als die Auflage vergriffen war, 2006 eine nochmalige Erweiterung unter dem Titel „Schlüssel zum Geheimnis der Seele – mit dem Tu-Anima-Bildertest (128).
Nach wie vor halte ich den TUA-Test für einen der weltweit besten Tests, wenn es darum geht, die Tiefen der Seele zu erfassen und Möglichkeiten der Lebenshilfe auszuloten. Nachstehend werden nun einige Testbilder mit der heutigen Interpretation gezeigt.

5. Anfang und Ende
Die nachstehenden beiden Testbilder entstanden aus der Meditation auf die beiden griechischen Buchstaben Alpha und Omega. Sie symbolisieren den Anfang und das Ende einer Idee, einer Aufgabe und für den Abschluß, das Ende eines Vorhabens.

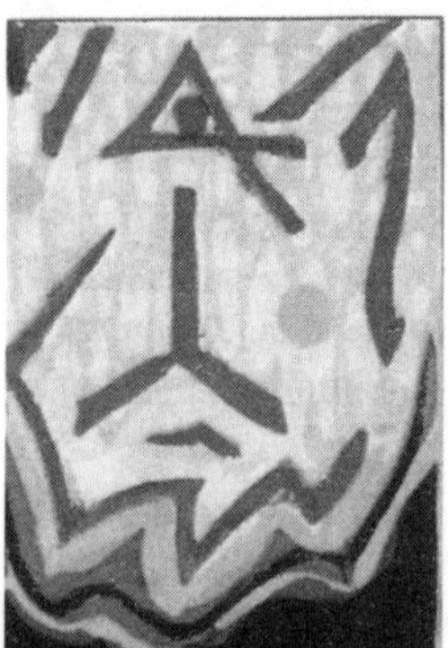

Abb. 30 Symbol Alpha

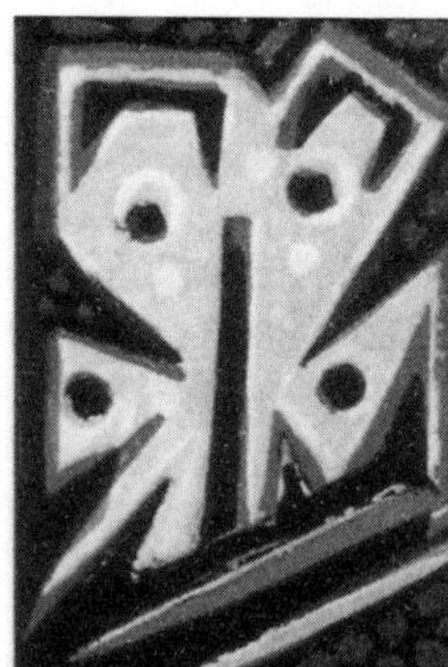

Abb.31 Symbol Omega

Wird das Symbolbild Alpha als sympathisch gewählt, läßt sich daraus schließen, daß die Testperson bereit ist, etwas Neues zu

beginnen, auch wenn „aller Anfang schwer“ sein sollte. Wird das Alpha-Symbol abgelehnt, dann zeigen sich noch Unsicherheit und Zögern, und der richtige Augenblick für eine Initiative kann verzögert und letztlich verpaßt werden.
Wird das Symbolbild Omega als sympathisch gewählt, ergibt sich daraus das Bestreben, anstehende Aufgaben zuende zu bringen, sie zu vollenden. Wird dieses Symbolbild abgelehnt, dann ist ein wichtiger Entwicklungsprozeß noch nicht abgeschlossen, die Versuchsperson ist noch auf dem Wege, bleibt möglicherweise auch in ihren Lösungsversuchen stecken.

6. Gegenwart und Vergangenheit

Die Gegenwart wird durch das Symbol „Stehende Säule“ repräsentiert. Sympathie für diese Symbolkarte ist dann so zu interpretieren, daß „hier und jetzt“ die anstehenden Aufgaben und Probleme angegangen werden wollen. Es besteht also die Bereitschaft, „den Stier bei den Hörnern zu fassen“.

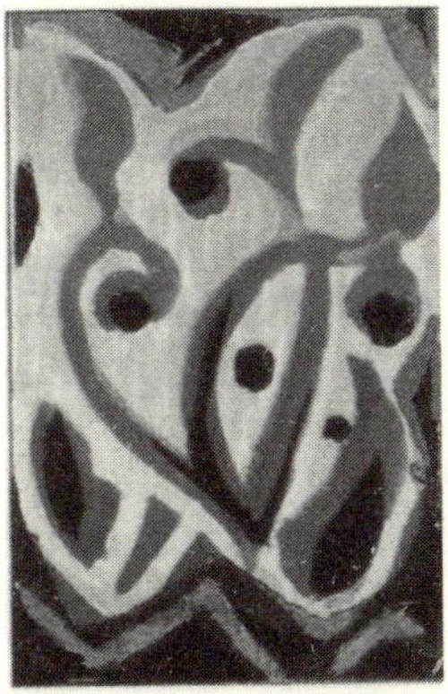

Abb. 32 Stehende Säule

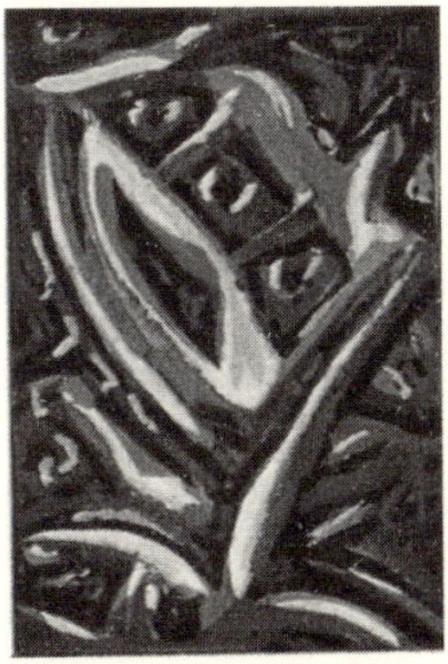

Abb. 33 Gebrochene Säule

Wird die „Stehende Säule“ als unsympathisch erlebt, dann werden gegenwärtige Aufgaben und Chancen nicht oder nur ungern wahr-

genommen, mit anderen Worten, der „Aufruf zu neuen Ufern vorzudringen", wird wahrscheinlich verschlafen.
Wird in der Testsituation das Symbolbild „Gebrochene Säule" als sympathisch erlebt, dann läßt sich daraus schließen, daß der Klient oder Patient bereit ist, Rückschau auf die bisherige Vergangenheit zu nehmen, sich zu besinnen und zu erinnern. Dabei kann es sein, daß frühere Erlebnisse und Erfahrungen noch nachschwingen, vielleicht sogar im tiefsten Innern „brodeln", aber sie wollen nochmals nacherlebt und verarbeitet werden.
Wird jedoch die „Gebrochene Säule" abgelehnt, dann will jemand mit seiner Vergangenheit nichts mehr zu tun haben. Frühere körperliche und seelische Verletzungen, Traumata, werden dann in die tiefsten Seelenschichten verdrängt, ohne nachträglich aufgearbeitet werden zu wollen. Eine der körperlichen Folgen davon kann sein, daß im Laufe der Zeit erhebliche Herz- und Kreislauf-Beschwerden, Kopfschmerzen, Schlafstörungen, Angstzustände bis hin zu rheumatischen Schmerzen entstehen.

7. Das Symbol „Schlange" und die Reifungsprozesse

Jeder von uns hat sicher schon Situationen erlebt, die zunächst unangenehm und beunruhigend waren; aber nach einiger Zeit konnte erkannt werden, daß ein wichtiger Reifungsprozeß für die Persönlichkeitsentwicklung anstand.
Auf der körperlichen Ebene könnte man da von Krankheiten wie Röteln, Masern oder Scharlach sprechen, nach deren natürlicher Überwindung sich eine Häutungs- und Regenerationsphase ergibt.
Seelische Häutungsphasen können sich auch auf der Traum- und Symbol-Ebene zeigen. Was den TUA-Test angeht, verbindet sich damit das Symbol der Schlange. Diese muß bekanntlich von Zeit zu Zeit ihre alte, harte und zu klein gewordene Haut zugunsten einer neuen, zunächst noch verletzbaren abstreifen.

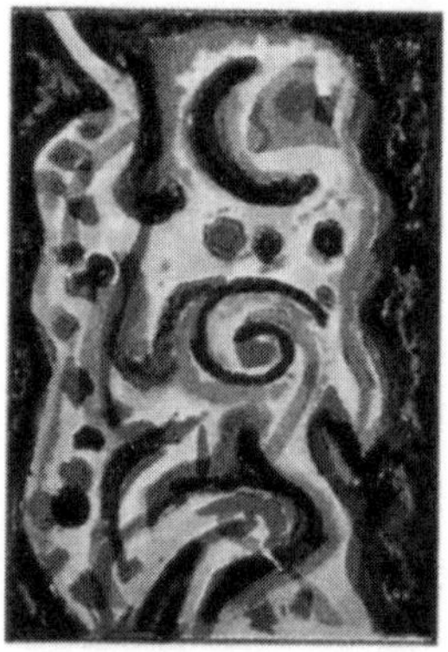

Abb. 34 Symbol Schlange

Wird in der Testsituation das Symbolbild der Schlange als sympathisch erlebt, läßt sich erwarten, daß die Bereitschaft besteht, einen Wandlungsprozeß anzunehmen und auch durchzustehen. Wird dagegen das Schlangensymbol abgelehnt, dann muß davon ausgegangen werden, daß die Versuche zu Veränderungen, eventuell gravierenden und zunächst schmerzenden Veränderungen, zunächst noch zum Scheitern verurteilt sind, weil die nach einer „Häutung" vorläufig noch besonders empfindliche und verletzbare Haut nicht eingerissen werden soll.

8. Was kann diagnostiziert werden?

Nach dem gegenwärtigen Stand der TUA-Diagnostik können die folgenden Persönlichkeitsbereiche erfasst werden:

- Wie stehen die Menschen zu sich selbst?
- Wie stehen sie zu ihrer Mitwelt?
- Die individuelle Einstellung zu Gesundheit und Krankheit
- Wille und Leistung, Erfolg und Misserfolg
- Aggression und Wut, Verzeihung und Versöhnung
- Die Welt der Phantasien und Ideen
- Verzicht und Trauer
- Leben und Tod
- Das Leben und Erleben von Gegenwart, Zukunft und Vergangenheit

Der Tu-Anima-Bildertest besteht aus 36 Symbolbildern, von denen in der Testsituation 12 sympathische und 12 unsympathische ausgewählt werden sollen. Von den sympathischen soll dann das sympathischste, von den unsympathischen das unsympathischste gewählt werden. Aus diesen Wahlen und vor allem ihrer Kombination miteinander, ergibt sich ein tiefenseelisches Profil, das die übliche Anamnesenaufnahme und Psychodiagnostik bis hin zur heilkundlich-psychologischen Beratung und Psychotherapie wesentlich erweitern hilft (129).

Kosmische Symbolik und ihre Dimensionen für Gesundheit und Krankheit

Im täglichen Leben gehen wir mit einer Fülle an Symbolen um; da sind die Verkehrszeichen, die Buchstaben- oder Tastenkombination für bestimmte Arbeitsabläufe auf dem Computer bis hin zu den Ringen als Zeichen der Liebe, der Beständigkeit, der Ehe.
Mit den Traumsymbolen ist es schon anders. Nach heutiger Erkenntnis sind sie ohne den Träumer und seine bisherige Lebensgeschichte nur begrenzt deutbar.
In einem Geburtsbild (Horoskop, Kosmogramm) haben wir es mit einer Fülle von Symbolen zu tun, die einerseits bestimmte Grunddeutungen zulassen, andererseits aber auch einen sehr individuellen Wert für den Eigner eines Geburtsbildes haben und ohne seine bisherige Lebens- und Krankengeschichte nicht differenziert genug bewertet werden können.
Wer immer sich mit dem Geburtsbild eines Menschen beschäftigt, muß lernen, die kosmische Symbolsprache zu entziffern und deren Inhalt in unsere übliche Sprache zu übersetzen. In meinem Buch „Vom kosmischen Symbol zur ganzheitlichen Deutung“ (130) habe ich 10 Dimensionen der menschlichen Persönlichkeit an Hand des Geburtsbildes erfasst: Konstitution, Ausdruck und Verhalten, Psychosomatik, Tiefenpsychologie, Intelligenz, Emotionalität, Kommunikation, Erotik und Sexualität, Interessen und Beruf.

In antiken Zeiten entstanden aus der Erfahrung Zuordnungen zwischen den 12 Tierkreiszeichen und dem menschlichen Körper. Weitere Beziehungen ergaben sich aus den „klassischen sieben Planeten“, zu denen Sonne und Mond wie auch Merkur, Venus, Mars, Jupiter und Saturn zählten, beispielsweise zur Lebenskraft, zur Fruchtbarkeit, zu Krankheiten.
Heute werden weitere Symbole betrachtet, z. B. Uranus, Neptun, Pluto, die Kleinplaneten Vesta und Chiron, und natürlich auch der Aszendent, der Aufgangspunkt im Osten zur Zeit der Geburt.

Die Astrologie galt über viele Jahrhunderte hinweg als die „Königin der Wissenschaft". Vom Ausgang des Mittelalters bis in das 20. Jahrhundert hinein, wurde die Astrologie als Aberglauben und Humbug verschrien, und erst nach dem Zweiten Weltkrieg entstand eine Renaissance, vor allem unter der ganzheitlichen, natur- und geisteswissenschaftlichen Sichtweise der aus der seriösen Astrologie hervorgegangenen Weiterentwicklung, der Kosmobiologie.

Einer ihrer bedeutendsten Pioniere für diese Weiterentwicklung war Reinhold Ebertin (1901-1988), der nebenstehend zu sehen ist. Er gründete 1949 die „Arbeitstagungen für kosmobiologische Forschung" und veröffentlichte zahlreiche Artikel und Fachbücher über die Zusammenhänge zwischen den planetaren Rhythmen einerseits und dem Leben und den Menschen auf der Erde andererseits.

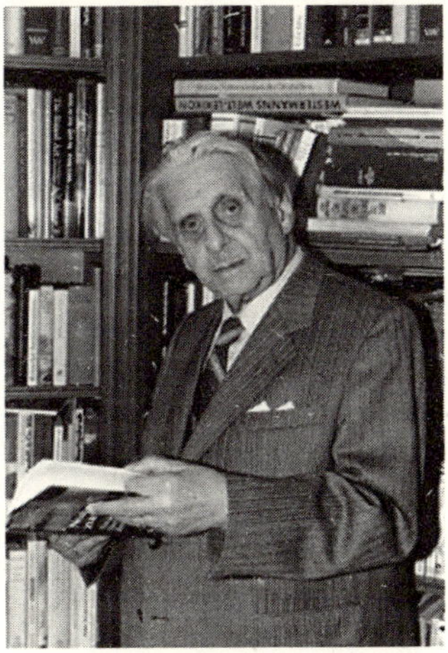

Abb. 35 Reinhold Ebertin

Er war es auch, der den Begründer des TUA-Tests, Dr. Heinrich Reich, als Referent zu den „Arbeitstagungen für kosmobiologische Forschung" nach Aalen einlud.

Wer mit der kosmischen Symbolik umgehen kann, wird aus dem Geburtsbild eines Menschen wichtige Hinweise über dessen Charakter-Struktur bis hin zu Krankheitsdispositionen finden, sollte aber die bisherige Lebens- und Krankengeschichte nicht außer Acht lassen. Weil das so ist, halte ich es für sinnvoll und notwendig, in der heilkundlichen und psychologisch-psychotherapeutischen Praxis auch das Geburtsbild und die individuellen planetaren Rhythmen als eine ergänzende und erweiternde Methode der Diagnostik und Therapie heranzuziehen. In meinen bereits genannten Büchern, „Das karmische Gedächtnis – Reinkarnation und neues Bewusstsein“ und „Vom kosmischen Symbol zur ganzheitlichen Deutung“ habe ich Möglichkeiten zum besseren Verständnis der Charakterstruktur und der Entwicklungsmöglichkeiten an Hand des individuellen Geburtsbildes und der darauf aufbauenden kosmischen Rhythmen aufgezeigt.

1. Beispiele für Planeten in den Tierkreiszeichen

Saturn im Tierkreiszeichen Widder kann auf die Gefahr einer vorzeitigen Sklerotisierung (Verhärtung) des Gehirns hinweisen; bei Saturn im Zeichen Stier ist die Frage nach Verhärtungen der Mandeln angebracht; bei Saturn im Zeichen Zwillinge würde ein Hinweis darauf entstehen, daß Schleim in den Bronchien und Lungen nur schwer abgehustet werden kann.

Der Uranus im Tierkreiszeichen Widder lässt vermuten, das der Kosmogrammeigner häufig mit migräne-artigen Kopfschmerzen zu tun hat. Uranus im Zeichen Krebs weist auf die Neigung zur Gastritis (Magenschleimhaut-Entzündung) durch die Bildung von zuviel Magensäure bei Aufregungen hin; Uranus im Zeichen Löwe würde nach dem „nervösen Herzen“ mit häufig wechselndem Blutdruck fragen lassen.

Finden wir den Neptun im Tierkreiszeichen Jungfrau, können wir erwarten, daß die Neigung zu einem Roemheld-Syndrom besteht: Ungenügende Verdauung, Fermentschwäche, Blähungen, Druck auf Zwerchfell und Herz. Befindet sich zusätzlich die Sonne in Konjunktion mit dem Neptun, dann kann darüber hinaus auf eine schwache Durchblutung, vor allem auch im Darmbereich, geschlossen werden.

Wenn Mars nicht nur für Wille und Leistung, sondern auch für das Muskel-System steht und er verbunden ist mit dem Saturn, dann ergibt sich daraus die Neigung zu Verhärtungen der Muskulatur bis hin zum Hartspann. Steht der Saturn im Zeichen Stier, dann ist zu vermuten, daß vor allem die Muskulatur von Nacken und Schultern betroffen ist. Ist das Zeichen Jungfrau angesprochen, dann kann die Frage nach mangelnden Verdauungsfermenten und zu wenig Darmperistaltik aufgeworfen werden.

Aspekte (Winkelverbindungen) zwischen Saturn und Neptun lassen auf ein Zurückhalten von Stoffwechselgiften, einem zunehmenden Stabilitäts- und Formverlust bis hin zu chronischen Krankheiten, die mit verminderter Ausscheidung zu tun haben, schließen.

2. Ein Beispiel für kollektive Bewegungen

Kollektiv gesehen befinden wir uns in den Jahren zwischen 2003 und 2011 in einer Phase, in der der Planet Uranus rund 8 Jahre durch das Tierkreiszeichen Fische wandert.
Uranus-Perioden in Bezug zum Geburtsbild eines Menschen haben mit dem individuellen Lebensrhythmus, Zeiten des Aufschwungs und der Erneuerung zu tun.
Das Tierkreiszeichen Fische wird in besonderem Maße mit den Religionen und deren Ausübung, sei es im Sinne der Kontemplation, der Meditation, dem Gebet bis hin zum Märthyrertum und Opfer für andere Menschen in Beziehung gebracht.
In diesem Zusammenhang ist interessant, daß wir seit mehreren Jahren mit starken religiösen Bewegungen bis hin zu kriegerischen Auseinandersetzungen konfrontiert werden, sei es mit dem Islam, dem Judentum, dem Christentum.
Wenn wir in der menschlichen Geschichte zurückgehen, dann finden wir den Uranus im Tierkreiszeichen Fische in den Jahren 1500 – 1509, am Vorabend der späteren Reformation, und zur Zeit der Geburt von Jesus von Nazareth (-6 v. Chr.). In jener Zeit finden wir nicht nur die berühmte Konjunktion von Jupiter und Saturn im Zeichen Fische, sondern auch der Uranus stand damals in diesem Zeichen, was damals noch unbekannt war, Uranus war noch nicht entdeckt worden.
Es sieht so aus, als ob in allen bekannten und weniger bekannten religiösen Ausdrucksformen neue Dimensionen des Erlebens stattfinden. In den christlichen Ländern wurden die Papstbesuche nicht nur bei den katholischen, sondern auch bei den evangelischen Christen bis hin zum islamischen Kulturkreis zu weltbewegenden Ereignissen.

Im Rahmen dieses Buches werden wir auf den astrologischen und kosmobiologischen Bereich verzichten, weil damit der Rahmen der Thematik gesprengt würde. Trotzdem soll angemerkt werden, daß die „kosmische Sprache“ einen hohen Wert für ein besseres Verständnis von uns selbst und unseren Mitmenschen darstellen kann.

Drei Verwünschungen – drei Morde? Der Fall der Lady Kingsford

Im Kapitel „Der Segen, die Verwünschungen und die Flüche" wurde bereits der Fall des Hans-Ulrich und seiner Frau Elsa vorgetragen. Nun wenden wir uns einem schon historisch gewordenen Fall zu, dem Fall der englischen Lady Kingsford.
Ihr Leben wurde in Buchform dokumentiert, und so können wir die geballte Kraft von Verwünschungen nachvollziehen, nachdem diese Geschichte von Aniela Jaffé, der Schülerin und späteren Mitarbeiterin des bekannten Psychiaters und Psychotherapeuten C. G. Jung, auf dessen Anregung hin, literarisch bearbeitet wurde.
Die Lebensgeschichte der Anna Kingsford (1846 – 1888) erschien aus tiefenpsychologischer Sicht unter dem Titel „Anna Kingsford – Religiöser Wahn und Magie" (131).
Anna hatte schon als Kind hellseherische Fähigkeiten und hörte auch Stimmen. Die okkulte und hermetische Literatur zog sie früh an. Später war sie schriftstellerisch tätig und schrieb unter anderem ein Buch mit dem Titel „Clothed with the Sun" (etwa zu übersetzen als „Mit der Kraft der Sonne bekleidet", d. Verf.), und ihre Dissertation, mit der sie zum Dr. med. promoviert wurde, galt der Diät mit dem Titel „The Perfect Way in Diet" (Der perfekte Weg zur Diät, d. Verf.).
Nachdem Anna Kingsford mit der Theosophie der Helena Blavatsky (1831 – 1891) bekannt geworden war, wurde ihr sogar 1883 die Präsidentschaft der Londoner Gruppe der „Theosophischen Gesellschaft" angeboten. Sie nahm an, gründete jedoch im Frühjahr 1884 eine eigene Gesellschaft, der sie den Namen „Hermetic Society" (Hermetische Gesellschaft) gab.

Besonders bekannt wurde Anna Kingsford durch ihr Eintreten gegen die Vivisektion, also die schmerzhaften medizinischen Experimente an lebenden Tieren. Sie studierte in Paris an der Sorbonne, und in der Tat müssen mit den Versuchstieren in den Laboratorien damals schreckliche Grausamkeiten geschehen sein. Die Mieter von den umliegenden Wohnungen der zur Pariser

Universität Sorbonne gehörenden Laboratorien sollen durch das Schreien der gequälten Versuchstiere immer wieder erschreckt worden sein (132).
Anna Kingsford lebte in einer Zeit politischer Unruhen und Revolutionen, aber auch wirtschaftlicher Fortschritte und wissenschaftlich bedeutsamer Erfindungen Dazu einige Hinweise:
1830 bereits wurden die ersten Tierversuche zur späteren Entdeckung der Hormone durch den Physiologen J. Müller (133) durchgeführt, erweitert durch den Göttinger Physiologen A. A. Berthold seit 1849 (134). 1855 hatte der französische Physiologe C. Bernard verkündet (135):

> *„Wir nehmen an, daß jedes einzelne Gewebe und, allgemeiner, jede Zelle des Organismus Erzeugnisse abgibt, die ins Blut ergossen werden und durch Vermittlung des Blutes alle anderen Zellen beeinflussen können. Auf diese Weise wird eine Solidarität zwischen allen Zellen des Organismus durch einen Mechanismus hergestellt, der neben dem Nervensystem besteht."*

Zu diesen Ergebnissen die die internationale Hormonforschung weiter anregten, war Bernard vor allem durch seine zahlreichen Tierversuche gelangt. Auch der französische Physiologe Ch. Brown-Sequard hatte umfangreiche Tierversuche und Selbstversuche vorgenommen. Über letztere berichtete er, zweiundsiebzigjährig, auf einer medizinischen Veranstaltung 1899. Er hatte sich selbst Tierhoden-Exkrakt injiziert und dadurch eine überraschende Verjüngung erfahren (136).
Die schmerzhaften Tierversuche waren es, die zahlreiche Tierfreunde zu Recht erbitterten und Gesellschaften gegen die Vivisektion gründen ließen. Wir haben heute zwar ein Tierschutz-Gesetz, aber trotzdem müssen wir leider immer noch davon ausgehen, daß Millionen Tiere „im Dienste der Wissenschaft", wie man gern verschämt sagt, leiden, dahinvegetieren, umkommen.

In die Lebenszeit der Anna Kingsford gehören auch die Erste Weltausstellung in London 1851, das Ende der Leibeigenschaft in Russland zwischen 1855 und 1861, das gegen die Sklaverei

gerichtete Buch „Onkel Tom`s Hütte“ der amerikanischen Schriftstellerin Harriet Beecher-Stowe 1852, die Entdeckung des ersten vorzeitlichen Menschen-Skeletts, des „Neandertalers“ , 1856, die Begründung der Zellular-Pathologie durch Rudolf Virchow 1858, Charles Darwins revolutionäre Veröffentlichung „Über die Entstehung der Arten durch natürliche Zuchtwahl“ 1859, die erste Promotion einer Frau in Frankreich 1861, einerseits die Gründung des „Internationalen Komitees vom Roten Kreuz“ und andererseits im gleichen Jahr die fabrikmäßige Herstellung des Nitroglyzerins 1863 durch Alfred Nobel; 1864 entstand die Genfer Konvention „Zur Verbesserung des Loses der verwundeten Soldaten der Armeen im Felde“ auf Anregung von Henri Dunant. Aber schon 1867 erfand Alfred Nobel das Dynamit. 1874 legte Wilhelm Wundt die Grundlagen für die moderne Psychologie mit seiner Veröffentlichung „Grundzüge der physiologischen Psychologie“. 1876 wurde durch Nikolaus Otto der erste Motor der Welt erfunden, und 1879 baute Werner von Siemens die erste elektrische Lokomotive und den ersten elektrischen Webstuhl. Auf dem medizinischen Gebiet entdeckte Robert Koch 1876 den Milzbrand-Bazillus und 1882 den Tuberkulose-Bazillus (137).
Aber auch andere Bewegungen entstanden während der Lebenszeit der Mrs. Kingsford: 1875 wurde durch Helena P. Blavatsky (1831 – 1891) die „Theosophische Gesellschaft“ gegründet, von der sich später die „Anthroposophische Gesellschaft“ Rudolf Steiners (1861-1925) abspaltete. In Lourdes hatte die spätere Heilige der katholischen Kirche, Bernadette Soubirous (1844 – 1879), ihre Marien-Visionen und entdeckte die Heilquellen von Lourdes.

Aus Amerika kommend breitete sich die „Christian Science“ der Mary Baker-Eddy (1821 – 1910) aus, wonach Krankheiten durch den Glauben geheilt werden könnten. 1882 wurde in London die „Society for Psychical Research“ gegründet, und damit mündeten Okkultismus und Spiritismus zunehmend in die wissenschaftlichen Untersuchungs-Methoden der Parapsychologie ein.

In Paris wirkte auch der bedeutende Psychiater und Neurologe Jean-Martin Charcot (1825-1893). Er wandte in der Pariser Nervenheilanstalt, der berühmten Salpêtrière, erstmals die Hypnose zur Linderung und Heilung von Geisteskrankheiten an, nachdem er 1862 mit der Leitung der Klinik beauftragt worden war.
Auch in Frankreich entwickelte der Apotheker Emile Coué einige Jahre später die Autosuggestion. Sein Kernsatz:

> *„Es geht mir mit jedem Tag in jeder Hinsicht immer besser und besser"*

wurde weltberühmt und ist bis heute nicht vergessen. Wir verdanken Coué die Erkenntnis, daß die Kraft der Gedanken in positiver Weise für die körperliche und seelische Gesundheit eingesetzt werden kann.

Nun zurück zu Anna Kingsford. Bevor sie gegen die unmenschlichen und für die Tiere schmerzvollen Vivisektions-Versuche auftrat, hatte sie zu den Tieren eine regelrecht gegensätzliche Einstellung. In ihren jungen Jahren war sie eine leidenschaftliche Reiterin und Jägerin. Sie liebte die in England üblichen grausamen Treibjagden. Hierüber schrieb sie später (138):

> *„Ich liebe das wilde und aufpeitschende Vergnügen der Jagd ... Ich genieße es, bei dem Töten des Tieres dabei zu sein ... Ich empfinde einen barbarischen Genuß, wenn die Hunde sich an den Fuchs hängen und ich zusehen kann, wie sie ihn in Stücke reißen ..."*

Eines Tages, nach einer solchen Jagd, hörte Anna Kingsford eine innere Stimme. Sie wurde von ihr gefragt, wie sie empfinden würde, wenn sie an Stelle eines Tieres verfolgt würde. Das Hören dieser inneren Stimme bewirkte, daß Anna Kingsford von diesem Tag an niemals mehr an einer Treibjagd teilnahm; und von da an begann sie, öffentlich gegen die Vivisektion aufzutreten. In die von ihr vertretenen Gedanken bezog sie nun auch die fleischlose Kost, also die vegetarische Lebensweise, ein.

Interessant ist in diesem Zusammenhang ein Traum, den Anna Kingsford während ihres späteren Medizin-Studiums hatte. Darüber schrieb sie (139):

> *„Ich träumte, daß ich mich unter der Erde in einer künstlich beleuchteten Höhle befand; Tische standen längs an den Wänden, und darauf waren die lebenden Körper von halb sezierten und verstümmelten Tieren gebunden. Wissenschaftler waren eifrig am Werk und behandelten ihre Opfer mit Skalpell, heißem Eisen und Pinzette.*
> *Wie ich die gefesselten Kreaturen näher anschaute, schien es mir, als seien es gar nicht mehr Kaninchen oder Hunde, denn in jeder dieser Kreaturen sah ich eine menschliche Gestalt mit Gliedern und Umrissen, die der Gestalt ihrer Quäler sehr ähnlich war ... Dann wurde ein weißes Kaninchen hereingebracht, und sie durchbohrten seine Augen mit heißen Eisen. Als ich hinschaute, schien mir das Kaninchen wie ein zartes Kind mit menschlichem Angesicht und Händen, welche es zu mir ausstreckte wie in flehentlicher Bitte, und mit Lippen, welche versuchten, in menschlichen Lauten um Hilfe zu rufen. Ich konnte es nicht länger aushalten, sondern brach in Tränen aus und rief: `O blind! Blind! Nicht zu sehen, daß ihr ein Kind quält, das jüngste von eurem eigenen Fleisch und Blut!`*
> *Und damit erwachte ich, heftig schluchzend."*

Wir können diesen Traum als symbolhaft für die Auseinandersetzung mit den in ihrer Nähe vorgenommenen vivisektiven Vorgängen in den Instituten ansehen, wo Anna Kingsford selbst Medizin studierte.
Wer jedoch auch offen ist für den Gedanken der Reinkarnation, kann vermuten, daß der eine und andere Traumteil als Rückerinnerung an eigene schmerzvolle Erlebnisse in früheren Inkarnationen angesehen werden kann.
Wenn es so wäre, könnten wir vermuten, daß Anna Kingsford in früheren Inkarnationen entweder selbst Opfer der geträumten Vorgänge war oder mit eigener Hand zu Instrumenten griff, durch die Tiere oder Menschen gequält wurden.

In diesem Zusammenhang ist interessant, daß Anna Kingsford zwar heiratete – ihren Vetter Algernon Kingsford -, aber nicht daran dachte, mit ihm eine normale Ehe zu führen. Sie lebte in extremer Weise ihrer eigenen Freiheit, und das setzte sich auch fort, als nach kurzer Ehe eine Tochter geboren, diese aber einer Erzieherin überlassen wurde.
Nach der Geburt der Tochter Eadith erkrankte Anna Kingsford sehr schwer. Eine Operation war notwendig, und bis zu ihrem Tode litt sie unter Angstzuständen, Ohnmachten und epilepsieartigen Anfällen. Es wird auch von einem Waschzwang berichtet.

Die Beschäftigung mit religiösen Fragen bewirkte bei Anna Kingsford eine zunehmende Ablehnung des Protestantismus und eine Annäherung an den Katholizismus. Sie erlebte religiöse Visionen, die in ihr allem Anschein nach auch den Gedanken nährten, für eine höhere Mission auserwählt zu sein.
So weit, so gut, aber mit ungefähr 40 Jahren sah sich Anna Kingsford veranlasst, sich der schwarzen Magie zuzuwenden und mit dieser Kraft gegen die Ausübenden von Tierversuchen vorzugehen. Aniela Jaffé schreibt hierüber in ihrem oben bereits zitierten Buch (140):

> *„Die von ihr als Opfer ausersehenen Persönlichkeiten waren Naturwissenschaftler, die sie während ihres Studiums kennengelernt hatte. Sie verfolgte diese Männer mit ihrem Haß, weil sie bei ihren Versuchen die Vivisektion angewendet hatten."*

Zwei Jahre vor Beendigung ihres Medizinstudiums in Paris hatte einer der Professoren die Studentin Kingsford in einer wissenschaftlichen Diskussion äußerst gereizt. Thema waren die Tierexperimente des damals berühmten Physiologen Claude Bernard (1813-1878). Sie als absolute Gegnerin der Vivisektion geriet allem Anschein nach in höchste Erregung. Ihre Aggression richtete sich jedoch nicht gegen den sie provozierenden Professor, sondern gegen Clauce Bernard selbst.

A. Jaffé berichtet in ihrem Buch weiter, daß Anna Kingsford nach Rückkehr von der Universität in ihr Zimmer sich gedanklich intensiv auf Claude Bernard einstellte und

> *„mit leidenschaftlicher Energie den Zorn Gottes auf Bernard herabbeschwor und ihn verfluchte" (141).*

Etwa zwei Monate nach diesem Fluch starb Claude Bernard im Alter von fünfundsechzig Jahren. Anna Kingsford soll vor innerer Erregung aufgeschrieen haben, glaubte nunmehr an ihre magischen und schwarzmagischen Fähigkeiten und ging nun den Umständen seines Todes nach. Sie bekam heraus, daß Claude Bernard am Tage seiner Verfluchung sich wie von einem giftigen Anhauch getroffen gefühlt habe und dies mit seinen Experimenten in Zusammenhang gebracht hatte. Er erholte sich aber nicht mehr, sondern sein Unwohlsein verstärkte sich zu einer schweren inneren Entzündung, die nach sechswöchigem Krankenlager zum Tode führte. Die behandelnden Ärzte brachten die Erkrankung und den Tod in Zusammenhang mit der Bright`schen Krankheit (Pyelonephritis), die er durch Tierversuche zu erforschen versucht hatte.

Aus Anna Kingsfords Lebensgeschichte geht weiter hervor, daß sie auch den Tod des berühmten Arztes Louis Pasteur und des Physiologen Paul Bert herbeiführen wollte, da beide, ebenso wie Claude Bernard, Tierversuche durchführten.

Anna Kingsford konzentrierte sich mit vernichtender und tötender Energie auf die beiden Forscher. Es wird berichtet, daß Pasteur im Oktober 1886, nachdem sich Anna Kingsford vier Monate lang mit ihrer negativen Energie auf Pasteur eingestellt hatte, schwer erkrankte. Pulsunregelmäßigkeiten und Herzschwäche wurden von seinen Ärzten diagnostiziert.

Der Patient reiste im November 1886 zu einem Genesungs-Urlaub nach Bordighera und kehrte von dort im Sommer 1887 zurück, ohne vollständig regeneriert zu sein. Pasteur lebte dann noch einige Jahre und starb 1895 mit dreiundsiebzig Jahren.

Im November 1886 starb Paul Bert, nachdem sich Anna Kingsford fünf Monate lang mit ihrer negativen Energie auf ihn eingestellt hatte. Von einer Reise war er krank zurückgekehrt. Tragisch hört sich ein Bericht an, den Anna Kingsford selbst über ihr Wirken verfasste (142):

> *„Gestern, am 11. November um 11 Uhr nachts, erfuhr ich, daß mein Wille einen zweiten Vivisektor vernichtet habe. Ah, aber dieser Mann hat mich mehr mühsame Arbeit gekostet als sein Meister, der Feind Claude Bernard.*
> *Monatelang habe ich daran gearbeitet, den Tod von Paul Bert herbeizuführen, und erst heute ist es mir gelungen. Aber es ist mir gelungen, und der Beweis der Macht ist erbracht. Der Wille kann töten und tötet, aber nicht immer mit derselben Geschwindigkeit. Claude Bernard starb wie vom Blitz getroffen. Paul Bert siechte dahin bis zu seinem Tod.*
> *Nun bleibt nur noch einer – Pasteur, der sicher schon zum Tode verdammt ist, und der – davon bin ich überzeugt – spätestens in ein paar Monaten unterliegen wird.*
> *Oh, wie habe ich mich nach diesen Worten gesehnt: `Mort de M. Paul Bert`. Und nun stehen sie wirklich da, als Überschrift des `Figaro` und schauen mich an, complimenting, congratulating, felicitating me. Ich habe Paul Bert getötet, so wie ich Claude Bernard getötet habe; so wie ich Louis Pasteur töten werde und nach ihm die ganze Schar der Vivisektoren, wenn ich lang genug lebe. Mut! Es ist eine herrliche Macht, die ich besitze, und diese Macht ist größer als alle sonstigen Methoden, durch welche je Gerechtigkeit an Tyrannen geübt wurde."*

Wie ein Bumerang richtete sich jedoch die mörderische Energie gegen Anna Kingsford selbst. Von dem Tag an, an dem sie in Pasteurs Labor gegangen war, um ihn zu stellen, jedoch weder ihn noch sonst jemanden antraf, begann ein langer Sterbeprozeß. Er zog sich hin vom 17. November 1886 bis zum 22. Februar 1888.
Die Kraft ihrer Lungen wurde immer schwächer, so daß sie zunehmend in Atemnot und Angstzustände geriet. Sie erkannte in ihren letzten Lebensmonaten immer mehr, daß sie sich in Schuld

hineinmanövriert hatte. Sie starb mit erst zweiundvierzig Jahren, nachdem sie die Krankensalbung der Katholischen Kirche erhalten hatte.
Anna Kingsford ist ein Beispiel dafür, wie negative Kräfte nicht nur anderen Menschen schaden können, sondern auch auf deren Erzeuger zurückschlagen. Der Satz *„Gottes Mühlen mahlen langsam"* – ihr Todeskampf zog sich ein Jahr und drei Monate lang hin – erwies sich an ihr auf tragische Weise als richtig.

Wir brauchen wohl nicht darüber zu diskutieren, daß alles, was mit Vivisektion und damit viel Schmerz für die Tiere zu tun hat, aufs schärfste zu verurteilen ist. Wie heißt doch ein altes Sprichwort:

> *„Was Du nicht willst, daß man Dir tu`, das füg` auch keinem anderen zu!"*

Dieses Wort sollte nicht nur für Menschen, sondern auch für die Beziehung zwischen Mensch und Tier gelten.

„Jetzt machst Du einen Unfall, und dann ist alles vorbei!“

Mit neunzehn Jahren hatte Dietlinde ihren Führerschein gemacht und sich ein halbes Jahr später ein eigenes Auto kaufen können. Eines Abends war sie mit ihrem Wagen unterwegs, als sie fast gegen einen Baum gefahren wäre.
Dietlinde erzählte mir zwei Jahre später die damalige Situation, wobei sie noch keineswegs frei von der damals erlebten Angst war und immer noch angespannt berichtete:

> *„Als ich eines Abends durch meinen Wohnort fuhr, dessen Straßen mir gut bekannt sind, hörte ich plötzlich eine Stimme, die mir zuflüsterte: `Jetzt machst Du einen Unfall, dann ist alles vorbei!`*
> *Meine Gegenreaktion war sofort: Paß` auf, Vorsicht, fahre langsam! Aber ich bekam weiche Knie, wollte das Wagenfenster öffnen und um Hilfe schreien; und dann fuhr ich gerade noch an dem Baum, gegen den ich hätte fahren sollen, mit 60 km/std. vorbei.“*

Dieser Vorfall ließ in Dietlinde eine ausgesprochene Zukunftsangst entstehen, weshalb sie sich für einige Monate in eine psychotherapeutische Behandlung begab, die ihr aber damals nur kurzfristig half.
Ein halbes Jahr vor dem schreckhaften Ereignis war Dietlindes Oma gestorben, an der sie sehr gehangen hatte. Die Oma hatte Dietlinde jahrelang betreut, als sie noch klein und ihre Mutter voll berufstätig war. Nach dem Tode der Großmutter verfiel Dietlinde in einen depressiven Zustand, weil sie die Geborgenheit und Zuwendung, die sie durch die alte Frau erhalten hatte, nun schmerzlich vermisste.
Man könnte annehmen, daß der Verlust der von Dietlinde sehr geliebten Großmutter in ihr den unbewussten Wunsch heranreifen ließ, auch in die andere Welt hinüber zu gleiten, um dort vielleicht Ruhe und Geborgenheit zu finden und der lieben Verstorbenen wieder nahe zu sein. Aber konnte das sein?

In den letzten Wochen, bevor ich Dietlinde kennenlernte, waren bei ihr immer wieder Selbstmordgedanken aufgetaucht, so als ob sie sich vom Balkon der Wohnung hinunter stürzen müsse.
Im Verlauf unseres Gespräches fiel Dietlinde noch ein, daß sie mit ungefähr zwölf Jahren dem Gedanken nachhing, sich von einem nahe gelegenen Steinbruch in die Tiefe zu stürzen. Ein verständlicher Grund hierfür wäre gewesen, daß Dietlinde sich häufig gegenüber ihrem fünf Jahre älteren Bruder benachteiligt gefühlt hatte und zeitweise in ihrem Leben keinen Sinn mehr sah.
Nachdem wir begonnen hatten, psychotherapeutisch zu arbeiten, hatte sie in ihrer Lebensgeschichte, um deren Aufzeichnung ich sie gebeten hatte, noch weitere Vorstellungen beschrieben:

> *„Ich dachte damals auch daran, mich am Treppengeländer zu erhängen, und ich stellte mir vor, wie die anderen dann doch um mich weinen und sich schuldig fühlen würden, mich dazu gebracht zu haben. Oder ich dachte daran, mich vom Balkon ungefähr vier Meter tief hinunter zu stürzen. Ich wäre dann zwar nicht tot gewesen, hätte aber ein Zeichen gesetzt, und meine Eltern und mein älterer Bruder hätten sich dann wieder mehr um mich gekümmert."*

In den Wochen, bevor Dietlinde in meine Praxis kam, litt sie immer wieder unter Atemnot, Zittern der Oberschenkel, Verkrampfungen der Finger und dem Gefühl, „eine schwere Last drückt auf meine Brust". Und weiter berichtete sie:

> *„Seit zwei Wochen habe ich ein Stechen auf der rechten Bauchseite, teilweise auch auf der linken Bauchseite. Mein Magen und Darm reagieren nervös, das Essen schmeckt mir nicht mehr, und manchmal meine ich, ich müsse erbrechen."*

Beruflich gesehen ging es Dietlinde gut. Sie hatte auf dem zweiten Bildungsweg ein Studium der Betriebswirtschaft begonnen, eine Praktikumsstelle in einem bedeutenden Unternehmen gefunden und stand nun vor einer weiteren Ausbildungseinheit, die mit einem Diplom abgeschlossen werden sollte.

Dietlinde hatte sich bisher sehr gute Zeugnisse erworben, und ihre Firma wollte sie nach der abgeschlossenen Ausbildung behalten und weiter fördern. Dietlinde verstand sich gut mit ihrem Vorgesetzten und hatte sein Vertrauen gewonnen.

Wer diesen Auszug aus dem bisherigen Leben Dietlindes liest, wird deutlich spüren, daß Dietlinde eine Zeitlang in Lebensgefahr gestanden haben musste. Ein Behandler hätte sich überlegen müssen, Dietlinde wegen akuter Selbstmordgefahr in eine psychiatrische Klinik einzuweisen.
Nicht nur das, sondern auch das Hören von Stimmen und die klinisch nicht objektivierbaren Körperempfindungen hätten einen psychiatrisch ausgebildeten Behandler alarmiert; denn das Hören von Stimmen und nicht nachvollziehbare Empfindungen werden als deutliches Indiz für eine Schizophrenie, also eine sehr ernst zu nehmende Geisteskrankheit, angesehen (vgl. dazu Kapitel „Krankheiten ohne Sinn und ohne Einsicht?“). Dietlinde wäre also mit ihren Symptomen in einer Nervenklinik keineswegs aufgefallen!
Am Beispiel Dietlindes kann deutlich werden, daß Symptome, die allgemein als zu den Geisteskrankheiten gehörig eingeordnet werden, sich aufschließen und erklären lassen, wenn man bereit ist anzunehmen, daß wir nicht nur einmalig auf der Welt sind, sondern in einer Vielzahl von Leben für uns wichtige Entwicklungsprozesse durchlaufen, wobei Geburt und Tod als Übergangsphasen von der einen Seinsweise in die andere aufgefasst werden können.
Unsere Verhaltensweisen, Gewohnheiten, Träume, Ängste und Vermeidungshaltungen können nach bisherigen Erfahrungen aus weit zurückliegenden Zeiten stammen und in das gegenwärtige Leben hineinwirken. Nachdem unser Unbewusstes jedoch keine Zeitvorstellungen hat, können Erlebnisse aus verschiedenen Leben wie zu einem Konglomerat zusammengefügt worden sein und damit wie ein „Mischmasch“ aus Vorstellungen, Bildern, Phantasien, Träumen bis hin zu Rückerinnerungen an frühere

Zeiten miteinander verflochten sein. Dadurch wird es sehr schwer, das eine vom anderen zu trennen und für sich zu betrachten.
Stellen wir uns mehrere aufeinander liegende Glasscheiben vor, die alle bemalt sind. Wenn wir durch alle diese Gläser hindurchsehen und von der einen oder anderen Seite aus ein bestimmtes Bild mit seinen Formen und Farben erkennten wollten, würden wir schnell scheitern. Nur jedes Bild für sich betrachtet kann uns erkennen lassen, was darauf gemalt wurde.
Wenn wir die verschiedensten Symptome, Bilder, Visionen, Halluzinationen, Körperempfindungen, Gefühle auf ihren individuellen Stellenwert hin untersuchen und verstehen wollen, müssen wir sie zunächst einmal für sich selbst nehmen und dann versuchen herauszufinden, was auf der einen oder anderen Zeitebene zusammenpasst und was nicht.
Im Fall von Dietlinde können wir vermuten, daß in ihr gegenwärtiges Leben Rückerinnerungen aus früheren Existenzen eingeflossen sind, ohne daß diese als solche zunächst erkannt werden konnten. Erinnern wir uns an die anfangs geschilderte Situation: Dietlinde hätte fast einen Autounfall verursacht, als sie eine Stimme hörte:

„Jetzt machst Du einen Unfall, und dann ist alles vorbei!“

Während der reinkarnationstherapeutischen Arbeit hatte Dietlinde eine Rückerinnerung, in der auch ein Autounfall eine Rolle spielte. Dieses Leben liegt allem Anschein nach nur einige Jahrzehnte zurück.
Dietlinde erlebte sich damals als die Tochter Jane von reichen amerikanischen Eltern. Eines Tages war Jane zu einer Gartenparty eingeladen, stieg nachmittags in ein Auto und fuhr los. Die Umgebung, die sie durchfuhr, die Häuser, die Kleidung der Menschen, ihr eigenes Kleid erinnerten sie an die zwanziger bis dreißiger Jahres des letzten Jahrhunderts. Jane war vergnügt, sie freute sich auf das bevorstehende Gartenfest und ihren Freund John, den sie dort anzutreffen erwartete.
Dietlinde konnte mit ihrem inneren Auge die dramatisch abgelaufenen Geschehnisse aus ihrer unmittelbar vor diesem

gegenwärtigen Leben liegenden Inkarnation wie in einem Film nacherleben. Sie schrieb später auf, was sie in der Therapiestunde gesehen und gefühlt hatte:

> *„Plötzlich sehe ich ein Auto, das rechts von der Straße abgekommen und auf einen Baum aufgefahren war. Der Fahrer liegt nach vorn gebeugt über dem Lenkrad. Der Schock fährt mir in die Glieder, und es dauert einige Sekunden, bis mir bewußt wird, daß ich wenden und nachsehen muß, ob der Mann noch lebt. Ich halte ungefähr fünf Meter neben dem verunglückten Auto.*
>
> *Erst will ich stocken, denn ich scheue mich vor Wunden und vor Verletzten. Doch dann siegen die Neugier und der Drang zu helfen, falls es noch möglich sein könnte.*
>
> *Gleichzeitig steigt in mir die Ahnung auf, daß ich den jungen Mann kenne. Und tatsächlich, es ist John! Er ist ein guter Freund von mir, und zur Schulzeit hatten wir einmal ein intensives Liebesverhältnis gehabt, und auch jetzt ist er mir nicht gleichgültig. Ich kann es nicht fassen, was ich hier sehe. Mir laufen die Tränen über das Gesicht, minutenlang kann ich mich nicht regen. Wieso hat er das wohl getan?*
>
> *Nun sehe ich plötzlich seinen Astralkörper, der im Baum schwebt. Er sieht von dort oben auf die Szene herab. Es tut ihm gut, daß ich so viele Gefühle für ihn habe, und er überträgt mir den Gedanken, daß ich mich nicht grämen solle. Ich sehe jetzt, daß die Fensterscheibe von Johns Auto zertrümmert ist und er eine riesengroße Platzwunde am Kopf hat. Wahrscheinlich erlitt er einen Schädelbruch*
>
> *Irgendwann fällt mir ein, daß ich ja zur Party eingeladen bin. Ich gehe zu meinem Wagen, schaue noch einmal zurück und fahre dann wie in Trance zu dem Anwesen einer Freundin. Die ganze Clique sitzt im Wohnzimmer, trinkt, isst, unterhält sich, ist bester Stimmung. Als ich mit roten Augen aufgelöst in der Tür stehe, drehen sich alle nach mir um und starren mich wortlos an ...“*

Dietlinde erlebte nach, wie sie als Jane den jungen Leuten, die auf sie und John gewartet hatten, berichtete. Sie sah, daß Johns Schwester Sylvia, die schon anwesend war, von einem Weinkrampf geschüttelt wurde. Die Polizei wurde benachrichtigt, dann fuhren alle zusammen zur nicht weit entfernten Unglücksstätte.
Dietlinde sah in der Tiefenentspannung auch die Zusammenhänge des damaligen Geschehens. Als die Gruppe am Unfallort angekommen war, entdeckte Dietlinde nochmals den Astralkörper Johns, in Baumhöhe schwebend. Er hatte sich mit seiner Seele vom toten Körper gelöst, war aber noch nicht weit davon entfernt.
Jane übernahm mit einem anderen Mädchen die traurige Aufgabe, Johns Eltern zu informieren. Sie konnte auch fühlen, daß John vor seiner Abfahrt zur Gartenparty eine ernste Auseinandersetzung mit seinem Vater gehabt hatte. John wollte von seinen reichen Eltern unabhängig werden und an einer vom damaligen Wohnort entfernteren Universität studieren. Der Vater hatte das abgelehnt, er wollte seinen Sohn unter seiner Kontrolle behalten.
Nach dieser Auseinandersetzung hatte sich John in sein Zimmer zurückgezogen, nachgedacht, dabei festgestellt, daß es ihm im Elternhaus ja im großen und ganzen gut gegangen wäre. Dann war ihm eingefallen, daß er ja mit seiner Freundin Jane – der heutigen Dietlinde – zu einer Gartenparty eingeladen war, zog sich seine Tenniskleidung an, nahm seinen Tennisschläger mit und verabschiedete sich liebevoll von seiner Mutter.
Übermütig und erwartungsvoll hatte sich John in sein Auto gesetzt und war draufgängerisch und schnell wie immer losgefahren ...

Nach Johns tödlichem Unfall wurde für Jane das damalige Leben in ihrem eigenen reichen Elternhaus ohne größere Anforderungen an ihre Leistungsfähigkeit eintönig, und sie wollte deshalb eine caritative Tätigkeit aufnehmen.
Jane wurde für ein Waisenhaus tätig, versuchte Spenden zu sammeln und auch sonst etwas für die dort untergebrachten Kinder tun. Sie verliebte sich in einen im Waisenhaus tätigen jungen Mann, konnte sich aber doch nicht für ihn entscheiden. Immer noch fühlte sie sich an den tödlich verunglückten John gebunden.

Mehr und mehr stürzte sie sich bis zur Erschöpfung in ihre soziale Arbeit.
Völlig müde und erschöpft fuhr sie eines Tages vom Waisenhaus nach Hause. Nun erlebte sie einen eigenen Autounfall nach. So wie John fuhr sie auf einen Baum, wurde nicht tödlich, aber doch erheblich verletzt, so daß ein mehrmonatiger Krankenhausaufenthalt notwendig war.
Jane dachte während der Rekonvaleszenz über sich nach, über ihre Arbeit, ihre frühere Beziehung zu John und auch über den jungen, schwarzhaarigen, kräftigen Mann im Waisenhaus, mit dem sie gleiche humanitäre Ideen verbanden. Dieser war einige Tage nach ihrem Unfall mit Blumen in ihrem Krankenzimmer erschienen. Jane spürte, daß zwischen ihnen beiden eine Art Kraftfeld entstand. Sie spürte, daß dieser Mann ihr viel bedeutete. Durch ihn fand sie auch wieder ins Leben zurück, aber heiraten konnte und wollte sie ihn nicht. Die Erinnerung an den geliebten und toten Jugendfreund John wirkte immer noch in ihr nach. Sie blieb unfähig für eine neue Beziehung zu einem Mann.
Es ist nachvollziehbar, daß die damalige Jane sich nach dem toten Freund sehnte und – unbewusst - auf gleiche Weise wie er ihr Leben verlassen wollte. Nur die liebevolle Zuwendung des anderen Mannes, mit dem sie im Waisenhaus tast täglich zusammen arbeitete, hatte ihr wieder in das damalige Leben zurückgeholfen.
Stellen wir eine Beziehung zwischen diesen Rückerinnerungen und Dietlindes Gegenwart her. Denken wir über die Einflüsterung nach:

„Jetzt machst Du einen Unfall, und dann ist alles vorbei!“

Könnte es sein, daß der damalige Freund John noch drüben in der anderen Welt war und Dietlinde zu sich herüberholen wollte? Könnte es sein, daß er sich von ihr noch nicht lösen konnte und über eine weitere Inkarnation hinweg die Bindung an sie suchte?

In diesem Zusammenhang ist auffallend, daß Dietlinde trotz ihrer inzwischen dreiundzwanzig Jahre im gegenwärtigen Leben bisher keine engere Beziehung zu einem Mann aufbauen konnte und wollte. Für Freundschaften war sie bisher offen, jedoch erotisch-sexuelle Beziehungen lehnte sie ab, auch als sie vor einem Jahr das Zimmer mit einem jungen Mann teilte, dessen Nähe ihr viel bedeutete.

Nach meinen bisherigen therapeutischen Erfahrungen muß man vermuten, daß zwischenmenschliche Beziehungen auch nach dem Tode eines Menschen fortdauern und dadurch anderweitige Kontakte erschwert oder sogar vereitelt werden. Dietlinde hatte mir bereits mitgeteilt, daß sie Phantasien gehabt habe, sich von einem Balkon oder einem Steinbruch in die Tiefe zu stürzen oder sich an einem Treppengeländer zu erhängen.

Auch zu diesen Gedanken hatte Dietlinde eine Reihe von Rückerinnerungen. So stürzte sie sich in einer früheren Inkarnation von einem Heuboden herunter, als ein Knecht sie im Heu vergewaltigen wollte. Sie kam dabei zwar nicht zutode, sondern war nach diesem Sturz körperlich schwer behindert. Ihre körperlichen Beschwerden – Schmerzen im Bauchraum, im Rücken, in den Beinen – ohne daß dafür ein klinischer Befund bestand – können auf der gegenwärtigen Ebene als psychosomatisch erklärt werden, auf der Reinkarnations-Ebene als Rückerinnerungen an die damaligen schweren Verletzungen.

In einem anderen Leben hatte sie sich nach einer für sie ausweglosen Situation erhängt. Sie war damals am Tode eines Babys vermeintlich schuldig geworden und bestrafte sich selbst, indem sie freiwillig aus dem Leben schied.

Das bewusste Rückerinnern an früheren Inkarnationen hat vor allem den Sinn, sich von früheren Belastungen und Schuldgefühlen, die noch in die Gegenwart hineinreichen können, zu lösen. Deshalb kann es notwendig sein, sich nochmals mit dem damaligen Körper zu identifizieren, gleichsam nochmals sich davon zu lösen, damit man für das gegenwärtige Leben mit allen seinen Anforderungen frei werden und es sinnvoll gestalten kann.

Es können auf diese Weise Knoten gelöst werden, die in einem gegenwärtigen Leben Schmerz, Krankheit, Schuldgefühle, Selbstmordtendenzen aufkeimen ließen.

Karla leidet nach dem Tod der Schwiegermutter an deren früheren Symptomen

Frau Karla Schmitt ist als beratende Psychologin tätig. Bei einem Besuch in der Praxis klagte sie über Beschwerden körperlicher und seelischer Art.

Seit mehreren Jahren litt sie unter wiederkehrenden Schmerzen im Bereich der Halswirbelsäule, häufig auftretenden Kopfschmerzen und einer zunehmenden körperlichen Schwäche. Diagnostisch konnte man von einem sogenannten HWS-Syndrom (HWS = Halswirbelsäule), verbunden mit einem Burn-out-Syndrom, sprechen, einem totalen Ausgebranntsein.

Die Familien-Anamnese ergab, daß die Schwiegermutter, Frau Roswitha Gall, nach dem Tod ihres Mannes in Karlas Familie lebte, die aus dem Ehemann, dem Sohn Bernd und der Tochter Stina besteht. Frau Gall war bereits mit 52 Jahren Witwe geworden und klammerte sich seitdem an Karlas Familie.

Obwohl Frau Schmitt aus ihrer psychologischen Sicht heraus alles tat, damit die Schwiegermutter sich in ihrer Familie wohl fühlte, konnte sie ihr nichts recht machen; alle Bemühungen um das Wohlergehen der alten Dame erwiesen sich als „nie genug“. Trotzdem wurde sie im Hause versorgt und gepflegt, vor allem, nachdem sie wegen fortschreitender Osteoporose mit zwei Wirbelbrüchen, zunehmendem Muskelschwund und Herzrhythmusstörungen bettlägerig geworden war.

Frau Schmitt erfuhr ständige Mißstimmung, sei es im mimischen Ausdruck, sei es in unfreundlichen Worten; ohne um die tieferen Hintergründe zu wissen, hatte sie sich den Unmut der Schwiegermutter auf sich gezogen. Ein tiefenpsychologischer Hintergrund für die auf Frau Schmitt gerichteten Aggressionen war, weil sie, wie viele andere Frauen auch, ihrer Schwiegermutter gleichsam den Sohn „weggenommen“ hatte. Es gab also für Karla kein Verständnis, sollte sie doch lebenslang unter Schuldgefühlen leiden!

Nach dem Tod der Schwiegermutter wurden ihre bisherigen Räume im Hause der Schmitts, Schlafzimmer und Wohnzimmer, unter der Familie aufgeteilt. Ihr Wohnzimmer wurde Bernds, ihr Schlafzimmer mit einer Schlafcouch Stinas Zimmer.

Wie ging nun das Leben der Schmitts nach dem Tode der Schwiegermutter weiter?
Frau Schmitt erlebte einige Wochen nach dem Tode der Schwiegermutter, daß sich deren frühere Beschwerden auf ihre eigene körperliche Verfassung übertragen hatten, was ihr allerdings vorerst nicht bewusst war. Sie litt an häufigen Rücken- und Kopfschmerzen. Zunehmend fühlte sie sich geschwächt und erschöpft. Ihre tägliche Arbeitsleistung in Haushalt und Beruf sank bis auf ein Minimum ab.
Bei der Tochter Stina waren gravierende Schlafstörungen aufgetreten. Häufig hatte sie das Gefühl, in ihrem Zimmer nicht allein zu sein, vor allem abends, wenn sie zu Bett ging. Nachts wachte sie oft auf. Stina hatte ihr Bett übrigens da stehen, wo ursprünglich die Couch der Oma gestanden hatte, auf der sie auch letztlich eingeschlafen und verstorben war. Mutter und Tochter waren mit ihrer Lebenskraft erheblich eingeschränkt, Stina allerdings mit einem anderen Hintergrund als ihre Mutter, wie sich bald zeigte und im folgenden Kapitel berichtet wird.

In einem solchen Fall können wir uns vor allem zwei Fragen stellen?

1. Hat Karla die ihr von der Schwiegermutter aufgedrückten Schuldgefühle angenommen, sich also tatsächlich zu einer Schuldigen machen lassen, um deshalb zu leiden?
2. Können Verstorbene „von drüben“ her Energien im Sinne von Aggression, Rache und Bestrafung einsetzen?

Karla war über einige Monate hinweg wegen ihrer oben genannten Symptome in psychotherapeutischer Behandlung. Mit ihr konnte der Therapeut die damals bestandene psycho-somatische Symptomatik, die mit der Schwiegermutter-Problematik zusammenhing, aufarbeiten, zum Teil mit Erfolg.
Eine völlige Befreiung von den Beschwerden war aber erst Monate später gegeben. Im Rahmen von speziellen Visua-

lisierungsmethoden und der Reinkarnationstherapie war es möglich, daß Karla im entspannten Zustand mit ihrem inneren Auge die verstorbene Schwiegermutter sehen und mit ihr kommunizieren konnte.
Dabei zeigte sich, daß es nicht nur um die oft auftretende Schwiegermutter-Schwiegertochter-Problematik ging; vielmehr hatte sich Karla mit ihrem Mann und ihren beiden Kindern aus den Fesseln einer Sekte, der sich die Schwiegermutter intensiv verbunden gefühlt hatte, gelöst. Die Familie war also aus Sicht der Sekte und vor allem auch der Schwiegermutter, abtrünnig geworden, und deshalb war Bestrafung angesagt! Das Verlassen eine sektenartigen Gemeinschaft, auch wenn sie sich christlich nennt, wird von ihren Mitgliedern nicht als eine legitime Trennung, sondern als Verrat an Gottes Wort verstanden.

Therapeutisch gesehen war es notwendig, nach Wegen zu suchen, die zwischen beiden Menschen, der Verstorbenen und Karla, Frieden entstehen lassen könnten. In diesem Sinne war es möglich, der Verstorbenen, die an sich ihr Leben ernst genommen hatte, deutlich zu machen, daß für sie erst dann der Weg in die Transzendenz frei werde, wenn sie ihrerseits ihre noch wirksamen Aggressionen und Schuldzusprechungen aufgeben könnte.
Auch Karla musste sich aus den Ressentiments gegen die Verstorbene lösen und im christlichen Sinne bereit zu Verständnis und Versöhnung sein. Karla konnte nun wie in einem Film nacherleben, wie zwischen den beiden Frauen ein Händedruck und eine Umarmung möglich waren.
Karla war bereit, einem Ritual der katholischen Kirche zu folgen, nämlich am Marien-Altar im Gedenken an die Schwiegermutter eine Kerze zu entzünden und für sie Fürbitte zu leisten.

Stina litt unter dem ständigen Auseinanderbrechen ihrer Freundschaften

Stina war 21 Jahre alt, und sie ist die Tochter von Frau Karla Schmitt, über die und deren Schwierigkeiten mit der Schwiegermutter im letzten Kapitel berichtet wurde..
Frau Schmitt erwähnte im Verlauf meiner therapeutischen Arbeit mit ihr, daß ihre Tochter Stina unter häufigen Schwindelanfällen, Bauchschmerzen und allergie-artigen Ausschlägen leide. Hinzu kämen erhebliche Schlafstörungen, verbunden mit der Angst vor der nächtlichen Dunkelheit. Häufig wache Stina alle zwei Stunden auf, vor allem gegen 2 Uhr und gegen 4 Uhr am frühen Morgen.
Was Stina vor allem Schwierigkeiten machte, waren auffallend häufig Trennungen von Freunden. Zunächst ginge stets alles gut mit gegenseitiger Zuneigung und Sympathie, aber plötzlich entstünden wie aus heiterem Himmel Situationen, in denen sich Stina verleumdet, ausgeschlossen, isoliert, zurückgelassen vorkäme. Und gerade in den letzten Tagen habe sie von ihrem bisherigen Freund gehört, er wisse gar nicht mehr, was er ursprünglich an ihr gefunden und geschätzt habe.
Stina selbst hatte in den letzten Monaten erkannt, daß das Auseinanderbrechen ihrer Freundschaften zu Mädchen und Jungens immer wieder nach dem gleichen Schema ablaufe. Zuerst schien alles gut zu gehen, aber plötzlich, vom einen Tag zum anderen, würde sie von Freundinnen und Freunden verleumdet, sie solle irgendetwas Schlechtes über einen Freund gesagt haben, und schon sei der Bruch da.
Vor einigen Tagen war Stina mit vier anderen jungen Leuten ausgegangen und saß mit ihnen in einer Pizzeria zusammen. Im Verlauf des Abends geriet Stina wieder in eine Situation, die für sie unglücklich ablief; es wurde ihr von der Gruppe vorgeworfen, sie habe gelogen, das Vertrauen der anderen missbraucht, sie sei falsch und man wolle mit ihr nichts mehr zu tun haben.
Nachdem ich Stina selbst kennengelernt hatte, berichtete sie während der Aufnahme ihrer bisherigen Lebensgeschichte, daß ihr jetzt ein Zimmer der vor einiger Zeit verstorbenen Großmutter

gehöre. Ursprünglich sei es Omas Wohnzimmer gewesen. Auf ihrer dort gestandenen Couch sei die Großmutter eingeschlafen und nicht mehr aufgewacht. An der Stelle von Omas Sofa stehe heute Stinas Bett, in dem sie nachts schlafe.
Das Verhältnis zwischen Oma und Enkelin war so lange gut, als Stina ein kleines und folgsames Mädchen war, das seine religiösen Pflichten in einer streng ausgerichteten christlichen Sekte ernst genommen hatte. Dieses Oma-Enkelin-Verhältnis verschlechterte sich zunehmend, als Stina mit damals 16 Jahren Bekanntschaften und Freundschaften mit Jungens einging. Diese ganz normalen Kontakte waren der strenggläubigen Oma „ein Dorn im Auge", da würde sie nichts Rechtes hören und lernen, und deshalb machte sie ihrer Enkelin immer wieder Vorwürfe. Sie sei doch noch zu jung, mit Jungens abends wegzugehen, das gehöre sich doch nicht für ein Mädchen ihres Alters, Stina solle lieber regelmäßig zu den Gottesdiensten ihrer Gemeinde gehen, da wäre sie besser aufgehoben, und wenn sie mal später heiraten würde, dann käme doch sowieso nur ein junger Mann aus der eigenen religiösen Kirchengemeinde in Frage.

Im Verlauf der Gespräche mit Stina stellte sich heraus, daß die Oma ein aktives Gemeinde-Mitglied der Sekte war, zu der es auch gehörte, daß Geburtstage und sonstige Feste nicht gefeiert, Rundfunk, Film, Fernsehen abgelehnt wurden; sie litt darunter, daß sich ihre Tochter Karla und ihr Mann, wie auch deren Kinder Bernd und Stina im Laufe der Jahre aus der Gemeinde zurückgezogen hätten. Das erlebte die Oma so, als wenn sich ihre Familie von Gott getrennt habe und ungläubig geworden sei.
Aus diesen und anderen Details bei der Aufnahme der bisherigen Lebens- und Krankengeschichte ergab sich ein Verdacht über die Hintergründe der körperlichen und seelischen Symptome des Mädchens.
In der psychotherapeutischen Arbeit kennen wir den Begriff der „Ecclesiogenen Neurose", worunter eine schwerwiegende seelische Erkrankung mit körperlichen Symptomen verstanden wird, die aus einer übertriebenen und möglicherweise fehlgeleiteten

religiösen Erziehung stammen können. Deshalb sind an dieser Stelle einige Anmerkungen über eine der Sekten, die ein intensives Glaubensleben haben, die Neuapostolische Kirche, angebracht.

Die Neuapostolische Kirche ist in Deutschland die viertgrößte Religionsgemeinschaft nach der evangelischen und katholischen Kirche und der islamischen Bewegung. Diese religiöse Gemeinschaft gilt als harmlose, aber sehr strenge Freikirche. Ihre Mitglieder werden dazu angehalten, regelmäßig die Bibel zu lesen, dreimal in der Woche zum Gottesdienst zu gehen, im Kirchenchor zu singen, in ihrer Freizeit alte und kranke Menschen zu besuchen und ein ernstes, pflichtbewusstes, gottesfürchtiges Leben zu führen. An sich ist das Ausdruck innigen religiösen Lebens.

Nun gibt es heute eine ganze Reihe von sehr kritischen Stimmen dieser Religionsgemeinschaft gegenüber, vor allem aus dem Kreis sogenannter Aussteiger. Diese behaupten von ihrer früheren kirchlichen Gemeinschaft, daß sie ihre Mitglieder in die gesellschaftliche Isolation treibe, sie ständig psychisch unter Druck setze und das Privatleben ihrer Gläubigen bis ins Kleinste überwache.

In diesem Sinne berichtete eine 28jährige Sozialpädagogin, die Mitglied dieser Gemeinschaft gewesen war, zunehmend in panikartige Zustände geraten zu sein. Ihr und anderen Gemeindemitgliedern war von früher Kindheit an eingehämmert worden, Jesus würde nur diejenigen nach dem Tode retten, die nach den Geboten ihrer Kirche leben würden, alle anderen würden der ewigen Verdammnis anheimfallen.

Aus anderen Quellen ist bekannt, daß schon den jüngsten Gemeindegliedern blinde Folgsamkeit abverlangt werde. In einem „Rundschreiben für die Kinder im Apostelbezirk Nordrhein-Westfalen" aus dem Jahre 1988 war zu lesen:

> *„Im Laufe der Zeit kommt der Teufel immer öfter und immer stärker, um Euch etwas anderes einzuflüstern, als was der himmlische Vater durch seine Knechte sagt. Der Teufel will Euch vor allem dazu bringen, mehr den Verstand als den Glauben einzusetzen. Vorsicht!"*

Die Jugendleiter der Neuapostolischen Kirche werden ständig ermahnt, den Nachwuchs der Gemeinde „moralisch aufzurüsten". So sind beispielsweise Fernsehen, Video, Bekanntschaften und Freundschaften mit außerhalb der Gemeinschaft stehenden Personen, voreheliche Beziehungen und Sportveranstaltungen bis hin zu Diskotheken verpönt bis verboten.
Wer sich von der Neuapostolischen Kirche löst, muß mit anonymen Anrufen, ungebetenen Besuchen von Gemeindemitgliedern, Beschimpfungen bis hin zu Verwünschungen und Verfluchungen rechnen. Wenn die Gläubigen ihre monatliche Spende – den Zehnten des Einkommens – nicht an die Gemeinde abführen, werden sie mit dem Entzug des göttlichen Segens bedroht. (Quelle: Spiegel, 30. 10. 1995, Hamburg). Ähnlich strukturiert ist eine andere Gemeinschaft, die Zeugen Jehovas.

Nun zurück zu Stinas Leben und die Möglichkeiten, ihr aus der psycho-somatischen Symptomatik herauszuhelfen: Alternative Methoden der Psychotherapie sind sogenannte Visualisierungstechniken. In einer vertieften Form der Entspannung können vergangene Situationen nacherlebt und wie in einem traumartigen Zustand vor das innere Auge geholt, visualisiert werden.
Stina erlebte in einer solchen Entspannung, daß das letzte Gespräch von ihr mit dem Freund Alexander nochmals ins Bewusstsein gehoben werden konnte. Sie erlebte nach, wie sie mit Alexander in einem italienischen Restaurant in einer lauschigen Ecke saß. In ihrem Entspannungszustand konnte Stina hinter Alexander eine Art nebelhaftes Gebilde erkennen, das sich zunehmend in ein fratzenartiges Gesicht verwandelte. Stina wurde plötzlich sehr aufgeregt und konnte deshalb nicht entspannt liegen bleiben. Deshalb wurde sie wieder zurück in ihr Tagesbewusstsein geholt und mit ihr eine Pause gemacht.
In einer zweiten Visualisierungsphase nahm das fratzenartige Bild die Gesichtszüge der verstorbenen Großmutter an, die allem Anschein nach Stinas Freund etwas einflüsterte, was dieser zwar

nicht bewusst wahrnahm, aber wohl doch eine Wirkung auf sein Verhältnis zu Stina hatte.
Therapeutisch gesehen entstand der Eindruck, daß die verstorbene Großmutter „von drüben aus“ weiterhin versuchte, ihrer Enkelin jeglichen Kontakt zu Jungens zu vereiteln. Wenn sie schon zu ihren Lebzeiten Stina nicht von den Jungens, die doch sowieso nur „das Eine“ wollten, abhalten konnte, dann eben auf andere Weise.

Aus der bisherigen Erfahrung in solchen und anderen Fällen muß davon ausgegangen werden, daß manche Verstorbene sich nicht aus ihrem vorherigen Leben und damit übernommenen Verpflichtungen lösen können oder wollen, sondern vielmehr versuchen, nunmehr mit anderen Mitteln, ihre Ziele zu erreichen.

Nun ist es nicht damit getan, Zusammenhänge zu erkennen, sondern es geht auch darum, Verstorbenen zu helfen, daß sie ihren Weg in die „andere Welt“ gehen und sich aus ihrer vorherigen Gegenwart lösen können; und mit den Lebenden und Hinterbliebenen müssen Möglichkeiten erarbeitet werden, sich aus belastenden und einengenden Umklammerungen zu befreien und ihr Leben eigenverantwortlich zu gestalten.

Peter erstickt als Kleinkind in seinem Stühlchen

Frau Bock kam im Jahre 1998 für einige Tage in die Praxis. Sie litt unter gravierenden Symptomen, die vor mehreren Jahren begonnen und sich seitdem ständig verschlimmert hatten; ärztlich-medizinisch waren sie bisher nicht in den Griff zu bekommen gewesen.
Zu ihren Beschwerden gehörten Zustände von Schwindel und Ohnmachtsgefühlen, Angst- und Panikzustände, Schweißausbrüche, ein Zittern am ganzen Körper, zeitweise Unfähigkeit, sich zu bewegen und aus dem Haus zum Einkaufen zu gehen.
Gleichgewichtsstörungen bestanden seit ca. 12 Jahren, und immer wieder hatte Frau Bock das Gefühl:

> *„Noch ein Schritt, und Du fällst um!"*
>
> *„Aber ich weiß eigentlich gar nicht, warum ich Angst habe!"*

Um die Symptomatik zu beherrschen, bekam die Patientin von den Ärzten zuhause und in einer psychiatrischen Klinik Medikamente gegen die Überfunktion der Schilddrüse, zur Beruhigung und zur Senkung des Blutdrucks. Die Patientin war bereits 1 Jahr in Behandlung gewesen, ¼ Jahr in einer psychiatrischen Klinik, ¾ Jahre in psychotherapeutischer Behandlung.
Die Aufnahme der bisherigen Lebensgeschichte ergab, dass die oben genannten Symptome einige Wochen nach dem Tod des kleinen Peter ausgelöst worden waren. Das unvorhergesehene Hinscheiden des Kindes war mysteriös. Die Patientin hatte ihren Jungen wie bisher gefüttert, er lehnte ab, weiter zu essen, sie zwang ihn – „ein Löffelchen für Papa, ein Löffelchen für Mama, ein Löffelchen für Tante Margot ..." - die Mahlzeit hinunter zu würgen, ging, während Peter kaute, kurz in die Küche; als sie von dort zurückkam, war Peter ohnmächtig und starb innerhalb weniger Minuten. Eine schlüssige Diagnose gab es damals nicht, man vermutete, dass das Kind herzkrank gewesen sein könnte.
Frau Bock hatte schon mit 15 Jahren Ängste um das Sterben entwickelt. Wenn sie abends zu Bett ging und schlafen wollte, entstanden Angstzustände bis hin zur Todesangst. Und das Sehen

eines Toten mit ca. 16 Jahren löste damals bei der Patientin eine regelrechte Panik aus. Sie ging deshalb auch nicht zu irgendwelchen Beerdigungen.
Mit 15 Jahren hatte Pia den Film „Die Rache des Ismain“ gesehen, der sie tief beeindruckt hatte. In diesem Film stirbt ein Kind durch ein Nervengas. Die Patientin war damals so aufgewühlt, dass sie am liebsten aus dem Film hinausgestürmt wäre.
Mit dem Vater hatte Pia gravierende Probleme. Er mochte keine Mädchen. Er hielt immer wieder seinen beiden Töchtern, der älteren Pia und der jüngeren Susanne vor, daß Mädchen nichts taugen und ihm noch „die Haare vom Kopf fressen“ würden. Die drei Brüder hatten es jedoch gegenüber den beiden Mädchen beim Vater besser.

Nun spielte für die Auslösung der Symptome sicher die Problematik mit dem eigenen Vater eine Rolle. Weil sie ein Mädchen und kein Junge geworden war, war sie nicht frei von Schuldgefühlen, daß sie die Erwartungen des Vaters nicht erfüllt habe; hinzu kam, daß es sich bei dem verstorbenen Kind um einen - höherwertigen - Jungen und nicht um ein Mädchen gehandelt hatte.
Was aber Frau Bock vor allem zusetzte, war das Gefühl, daß ihr viel zu früh verstorbenes Kind sie verwünscht oder verflucht haben könnte, weil es schon zu Kleinkindzeiten sterben musste. Wie sich im Verlauf der psychotherapeutischen und vor allem reinkarnationstherapeutischen Arbeit herausstellte, hatte sie mit ihrer Vermutung tatsächlich Recht gehabt. Das Kind war mit Trauer und in Unfrieden mit der Mutter verschieden, weil es sich von ihr lebensbedrohlich zum Essen und Trinken gezwungen sah und sich gegen sie nicht wehren konnte.
Es kam nun darauf an, daß Frau Bock ihre gravierenden Schuldgefühle erkennen und aufarbeiten konnte und nach Möglichberkeiten suchte, mit dem verstorbenen Kind Frieden zu schließen, sich bei ihm zu entschuldigen und um Verständnis für ihr damaliges Versäumnis zu bitten.

Vorgeburtliche Ängste setzen sich fort

Kennen Sie das Kinderspiel? „Wer hat Angst vor dem schwarzen Mann?“ Eine Gruppe Kinder steht auf der einen Seite des Schulhofes, ein einzelnes Kind auf der anderen. Die Gruppe soll so schnell wir möglich von der einen Seite zur anderen rennen, das einzelne Kind soll eines aus der entgegenlaufenden Gruppe fangen. Wer gefangen ist, muß das nächste Mal den „schwarzen Mann“ spielen.

Dieses dem „Fangen“ oder „Fangerles-Spiel“ ähnliche Kinderspiel ist über das Rennen und Ausweichen hinaus sicher auch ein Spiel, das Ängste vor anderen Menschen überwinden helfen soll.

In der Schule, in die Helga zusammen mit ihrer zwei Jahre älteren Schwester ging, wurde dieses Spiel häufig während der großen Pause gespielt. Während die Schwester Constanze meistens von der eine zur anderen Seite rennen konnte, ohne gefangen zu werden, zögerte Helga immer wieder beim Laufen, traute sich nicht, mit voller Kraft auf die andere Seite zu gelangen. Sie wurde meistens gefangen und unfreiwilligerweise viel zu oft der nächste „schwarze Mann“.

Helga besuchte nach der Schule eine Fachschule für Kindergärtnerinnen und Erzieherinnen und hatte nun täglich mit vielen Kindern zu tun: Mit ihnen spielen, Geschichten erzählen, basteln, singen gehörten zu den üblichen Beschäftigungen. Als Helga selbst noch ein Kind war, hatte sie im Kindergarten ständig Angst vor den anderen Kindern, die sich auch in der Schule fortsetzte, vor allem bei Klassenfahrten. Über die Schulzeit sagte sie einmal:

> *„In der Schule habe ich mir nie etwas getraut. Auch wenn ich etwas wusste, habe ich mich nie getraut, es zu sagen und habe dann gewartet, bis ein anderer Schüler dem Lehrer Antwort gab. Letztlich habe ich immer gedacht, daß ich es doch auch gewusst hätte und mich nur nicht vor den anderen blamieren wollte.“*

Die zwei Jahre ältere Schwester Constanze erlebte Helga als Kind wie einen Alptraum. Obwohl sie bei weitem nicht so intelligent

wie Helga war, gelang es ihr stets, die Aufmerksamkeit ihrer Eltern zu gewinnen. Sie war der typische „Gewinner-Typ“: Sie strahlte, umgarnte den Vater mit ihren Schmusereien, übernahm von der Mutter kleine Aufgaben im Haushalt.
Als Helga schon im Beruf war und sich an frühere Erlebnisse in Kindheit und Jugend zurückerinnerte, berichtete sie:

> *„Meine Schwester hat immer alles an sich gerissen ... jegliche Aufmerksamkeit, jegliches Gespräch ... Um gegen sie anzukommen, hätte ich lauter, schneller, attraktiver sein müssen ...*
> *Bei einem Klassentreffen hörte ich von einem früheren gemeinsamen Schulkameraden, meine Schwester habe die am besten gelockten Haare und „die schönsten Beine der Welt“ gehabt. ...*
> *Wo meine Schwester war, gab es für mich keinen Platz mehr, nicht mehr genug Luft zum Atmen, ich wurde zur grauen Maus ...*
> *Unsere Eltern erlebte ich so, daß Constanze bei ihnen beliebt war und gehätschelt wurde, während ich mir immer mehr wie ein Rechenfehler meiner Eltern vorkam ... und als ich von meiner Mutter einmal hörte, wie schwer die Schwangerschaft mit mir gewesen sei und sie damals habe viel liegen müssen, fragte ich mich, warum man mich nicht während dieser Schwangerschaft durch das Klo gespült hätte, dann wäre ich später nicht zur Welt gekommen und hätte niemanden gestört ...“*

Nachdem es sicher geworden war, daß die Mutter mit einem zweiten Kind schwanger war, wurden Überlegungen wegen einer Abtreibung angestellt. Auf Drängen des Vaters war die Mutter beim Frauenarzt und ließ sich untersuchen. Aber auf dem Bildschirm des Frauenarztes, der mit dem Test über Mutter Bauch hinwegglitt, zeigte sich nichts Embryonales. Wie sich später herausstellte, hatte sich der Embryo anscheinend hinter einer Falte in der Gebärmutter so gut versteckt, daß er vorläufig nicht zu erkennen war.

Mit fortschreitender Schwangerschaft stellten sich die Eltern darauf ein, daß sie zu ihrer Tochter sicher einen Jungen bekommen würden.
Helga hätte dem Wunsch der Eltern nach, wenn die Schwangerschaft nun schon ausgetragen werden musste, ein Helmut sein sollen, dann hätten sie ein Mädchen, Constanze, und einen Jungen, gehabt.
Vor allem war die Enttäuschung beim Vater sehr groß, als er keinen Stammhalter bekam, und ein drittes Kind sollte aus finanziellen Gründen vermieden werden. Der nun zweifache Vater besuchte zwar seine Frau in der Klinik, aber einige Tage lang vermied er es, in das neben Mutters Bett stehende Babykörbchen zu schauen, geschweige denn den Säugling auf den Arm zu nehmen.
Wir könnten annehmen, daß ein gerade geborenes Lebewesen ja noch gar nicht mitbekommen würde, wenn es da anfängliche Ablehnung gegeben hätte. Aber spätestens seit den Büchern von Verny, Th. und Kelly, J., „Das unbekannte Seelenleben des Ungeborenen“ (169) und Coudris, M. D., „Ich kann sprechen. Die erstaunlichen Botschaften eines Ungeborenen“ wissen wir, daß das ungeborene und noch mehr das geborene Lebewesen viel gespüriger für die Atmosphäre ist, die es umgibt, als früher vermutet werden konnte.
Um so mehr müssen sich die Verhaltensweisen der Eltern und anderer Beziehungspersonen einem Kind bewußt und unbewusst mitteilen. Das gilt natürlich besonders für gedachte und ausgesprochene Worte wie:

> *„Diesen Balg hätten wir doch nicht gebraucht!“*
> *„Wenn wir ohne ihn geblieben wären, hätten wir mehr für uns selbst!“*
> *„Wir müssen uns eben damit abfinden, daß wir noch einen Esser mehr und weniger Zeit für uns haben!“*

Helga brauchte als Erwachsene eine langwierige psychotherapeutische Behandlung, um aus ihren Schuldgefühlen, die Eltern belastet zu haben, herauszukommen.

„Ich könnte ihnen allen den Kragen umdrehen!“

Kirsten, achtunddreißig Jahre alt, ist eine erfolgreiche Lehrerin für Englisch, Französisch und Russisch. Seit ihrer ersten Liebe mit siebzehn Jahren litt sie an einem partnerschaftlichen Problem:
Wann immer ein Kontakt mit jungen Männern entstand, konnte sie so lange zu ihnen freundlich sein und mit ihnen flirten, bis sich erotisch-sexuelle Kontakte entwickelten. Entstanden diese, fühlte sie Wellen von Aggression und Haß in sich aufsteigen, obwohl die Freunde sehr einfühlsam waren. Kirsten provozierte sie dann so lange, bis die Atmosphäre immer gespannter wurde. Sie suchte nach Möglichkeiten, ihre Partner zu schlagen oder ihnen in das Gesicht zu kratzen. Das wurde schließlich dem friedlichsten Mann zuviel. Entweder wurde Kirsten dann auch verprügelt oder der Partner löste die Beziehung.
Kirsten fand heraus, daß sie, ohne es zunächst zu bemerken, Männer auswählte, die meistens „lieb-trottelig“ und nachgiebig waren, letztlich aber auch auf sie einschlugen, wenn sie lange genug von ihr „bis zur Weißglut“ gereizt worden waren.
Sieben Mal war Kisten bisher schwanger, aber jedes Mal entschloß sie sich zu einer Abtreibung. Nun ist eine Abtreibung allein für heutige Verhältnisse nichts Außergewöhnliches, ein Mehrfaches davon jedoch durchaus. Noch etwas kam hinzu: Kirsten erlebte zunehmend eine Art Befriedigung bei den Abtreibungen, sogar „eine Sucht zur Abtreibung“, wie sie es selbst ausdrückte.

Die Kontaktfähigkeit sowie die erotisch-sexuelle Reifung waren in Kirstens Entwicklung empfindlich gestört. Schon im Kindergarten fiel sie als eigenartig auf, sie ließ „alles mit sich machen.“
Als Kirsten fünfzehn Jahre alt war, wurde sie in einem Wald vergewaltigt. Darüber hinaus gibt es Hinweise darauf, daß der sexuell pervertierte Vater seine Tochter schon in deren frühester Kindheit missbrauchte.
Von ihrer älteren Schwester weiß Kirsten, daß der Vater jahrelang mit ihr ein heimliches Verhältnis hatte, von dem die Familien-

mitglieder außer Kirsten nichts wissen. Der Ehemann der älteren Schwester vergewaltigte Kirsten als Sechzehnjährige und machte sich das Mädchen über drei Jahre lang sexuell gefügig.
Mit neunzehn Jahren hatte Kirsten einen ausländischen Freund. Als der Vater dahinter kam, trat er ihr in den Leib und ließ sie einen Eid schwören, daß sie noch Jungfrau sei. Die anwesende Mutter, die ihre Tochter von Anfang an abgelehnt hatte und ihr auch keine Zärtlichkeit entgegenbringen konnte, soll dem Vater zugerufen haben: *„Schlag sie doch tot!"*
Mit zweiundzwanzig Jahren wurde Kirsten von ihrem ausländischen Freund schwanger. Er gab ihr das Geld für eine Abtreibung; damit war für Kirsten klar, was er von ihr erwartete.
Merkwürdigerweise erlitt dieser Freund jedoch ausgerechnet an dem Tag einen Autounfall, an dem Kirsten die Abtreibung vornehmen ließ. Nach dem Unfall war er drei Monate lang querschnittsgelähmt und konnte nur noch den Kopf bewegen. Der intelligente und gebildete Mann stand in der Klinik zunehmend unter Morphium; seine Organe versagten, er magerte bis zum Skelett ab. Dann erst konnte er völlig entkräftet sterben.
Es ist zu vermuten, daß der Freund die Abtreibung seines Kindes nicht verarbeiten konnte und sich aus einer Art unbewußtem Strafbedürfnis heraus eine Möglichkeit „suchte", um auf tragische Weise sein Leben zu opfern.
Die zahlreichen gravierenden Erlebnisse von der frühen Kindheit an ließen Kirsten immer mehr an sich selbst zweifeln. Irgendetwas musste doch bewirkt haben, daß sie immer wieder die für sie falschen Männer auswählte, die Freundschaften abrupt endeten und Schwangerschaften abgebrochen wurden! Hinzu kam, daß sie mit ihren achtunddreißig Jahren noch nie eine erotisch-sexuelle Erfüllung gefunden hatte. Sie entschloß sich deshalb zu einer psychotherapeutischen Behandlung mit der Methode des Rebirthing, des Nacherlebens der eigenen Geburt.
Dabei stellte Kirsten fest, daß immer dann, wenn der Versuch gemacht wurde, in die Phase vor, während und nach der Geburt hineinzugehen, bedrohliche Masken erschienen und eine Gestalt vor ihrem inneren Auge in den Vordergrund trat, die Kirsten mit

den Fingern die Augen eindrücken, sie also am Sehen hindern wollte.
Als wir den methodischen Weg in die reinkarnationstherapeutische Arbeit vorbereiteten und erste Entspannungsübungen an den Anfang gestellt hatten, zeigte sich vor Kirstens innerem Auge plötzlich der Tag, an dem ihr Vater seinen fünfzigsten Geburtstag gefeiert hatte. Kirsten war damals gerade fünf Jahre alt. Deutlich konnte sie ihren Vater wahrnehmen, so wie er damals ausgesehen hatte. Sie konnte auch erkennen, wie ihr Vater sie allein in sein leicht abgedunkeltes Herrenzimmer führte. Sie wusste, daß dort auf der linken Seite ein Sofa stand, konnte es aber in der Tiefenentspannung nicht sehen.
Als nächstes traten körperliche Empfindungen auf, und Kirsten berichtete, was in ihr ablief:

> *„In meinen Beinen fühlt es sich so merkwürdig an, wie an- und abschwellende Wellen. Das sind so Wellen, die ich immer wieder beim Einschlafen spüre. Und nach diesen Wellen kommt dann immer ein Kopfdruck, und ich bin wellwach ...*
> *Ich komme mir vor wie in der Körpermitte durchbrochen, ich fühle dort wie ein Zittern ...“*

Es ist zu vermuten, und Kirsten fühlte auch so, daß sie damals im abgedunkelten Herrenzimmer vom Vater sexuell missbraucht wurde und die damaligen Körperempfindungen bis zur Gegenwart in ihr nachwirkten, sie jedoch kein orgasmusartiges Gefühl empfinden konnte.
Diese Blockade läßt sich tiefenpsychologisch so verstehen, daß Kirsten, wann immer sie mit einem Mann zusammen war, unbewusst die Inzest-Situation mit dem Vater nacherlebte und sich deshalb an einen Partner, den sie dann unbewusst wie ihren eigenen Vater erlebte, nicht hingeben konnte. Wir müssen auch annehmen, daß der Kirsten vom Vater abgezwungene Eid, noch Jungfrau zu sein, von ihr als Meineid erlebt wurde. Eine der Folgen daraus war eine Selbstbestrafung, indem sie erotisch-sexuell gefühllos wurde.

Das aggressive Verhalten Kirstens gegen Männer wird verständlich, wenn wir uns in sie einfühlen. Das Einschlagen auf ihre Partner und das Hineinkrallen in deren Gesichter bis hin zu den Abtreibungen, all` das galt eigentlich dem Vater, ohne daß es Kirsten bis zu ihrem Nacherleben bewußt werden konnte.
Kirstens Fall zeigt, daß bei ihr normale und gesunde partnerschaftliche Begegnungen bis zu ihrem achtunddreißigsten Lebensjahr nicht möglich waren. Die Traumata aus ihrer Kindheit waren total verdrängt worden. Kirsten konnte sie deshalb auch nicht verarbeiten, aber sie wirkend viele Jahre lang nach.

Nun könnte man annehmen, daß Bewusstwerden, Aufschreiben, Besprechen gute Möglichkeiten sind, auch gravierende Erlebnisse aufzuarbeiten und sich von ihnen zu lösen. In Kirstens Fall reichte es jedoch nicht aus, und auch ein klärendes Gespräch mit dem heute bald fünfundachtzigjährigen Vater war unrealistisch.
Der Vater würde sich mit hoher Wahrscheinlichkeit nicht mehr an seine damaligen sexuellen Spielereien mit der kleinen Tochter erinnern. Würde Kirsten ihrem Vater heute noch Vorwürfe machen, könnte eine Negativbindung entstehen. Aggression und Schuldgefühle wirken in eine solche Richtung. Nach bisherigen Erfahrungen könnten sie auch noch über den Tod hinaus erhalten bleiben und den Vater nach dessen Tod wie eine „erdgebundene Seele" im Diesseits zurückhalten.
Wir suchten nach einer anderen Möglichkeit über die psychotherapeutische Arbeit hinaus:
In der Meditation ist es manchen Menschen möglich, sich auf bestimmte Personen einzustellen und sie vor ihr inneres Auge zu holen. In solchen Fällen kann über das Unbewußte auch eine Art telepathisches Gespräch von Seele zu Seele, geführt werden Kirsten erlernte diese Art der Kommunikation und sprach von Seele zu Seele mit ihrem Vater. Sie lernte dabei, ihrem Vater zu verzeihen, und die Seele des Vaters bat Kirstens Seele um Vergebung. Auf diese Weise bereitete Kirsten noch zu seinen Lebzeiten die behutsame Ablösung von ihrem Vater vor.

Wenn wir das Verhältnis zwischen Kirsten und ihrem Vater aus religiöser Sicht betrachten wollen, können wir davon ausgehen, daß der Vater nach seinem Tode in friedvoller Weise in die andere Welt hinüber gehen kann. Er wird nicht durch Groll und Haß der Tochter an das Diesseits gefesselt sein. Das Verzeihen und Vergeben hier auf dieser Welt kann im bewussten Annehmen eines Jesus-Wortes geschehen: „Was ihr bindet, soll gebunden sein, was ihr löst, wird gelöst sein“ (143).

Erlösung für den Urgroßvater, den Bösewicht der Familie

Sonja ist sechsunddreißig Jahre alt und sehr erfolgreich als Fremdsprachen-Korrespondentin tätig. Um ihren in den dreißiger Jahren des letzten Jahrhunderts durch Selbstmord aus dem Leben geschiedenen Urgroßvater gibt es ein Familiengeheimnis. Er soll ein ausgesprochener Bösewicht gewesen sein.

Sonja war nach einer mehrjährigen Liaison mit einem Mann und der Trennung von ihm wieder in das elterliche Haus zurückgekehrt. Sie wohnte dort noch, als ich sie kennenlernte. Dabei erfuhr ich, daß ihr Vater, dem das Haus gehörte, ihr das Zimmer zum Wohnen, Arbeiten und Schlafen zur Verfügung gestellt hatte, in dem sich der Urgroßvater einst durch Erhängen am Fensterkreuz das Leben genommen hatte.

Was Sonja über den Urgroßvater erzählte, klang wie entsetzlicher Sadismus: Er hatte angeblich als Jugendlicher Katzen an ein Scheunentor genagelt und sich an ihrem angsterfüllten Schreien sogar noch freuen können.

Auch mit seiner Tochter, Sonjas späterer Großmutter, sei er sehr hart umgegangen; er habe sie aus dem Haus getrieben, nachdem er sie jahrelang immer wieder gedemütigt und geschlagen hatte. Er soll in seiner Arbeit „rechtschaffen, aber psychisch gewalttätig" gewesen sein.

In der Familie ging die Geschichte um, daß der Urgroßvater seine Frau, Sonjas Urgroßmutter, eines Tages im Suff die Treppe hinuntergeworfen habe. Durch den Sturz sei eine Haarnadel an irgendeiner Stelle unglücklich in Kopf oder Hals eingedrungen. Die Urgroßmutter sei durch den Sturz zutode gekommen. Nach dieser Tragödie soll der Urgroßvater noch mehr Alkohol als vorher schon konsumiert haben.

Eines Tages kam es wieder einmal zu einer Auseinandersetzung zwischen Großvater und Enkel – Sonjas Vater -, in dessen Haus er nach dem Tode seiner Frau gelebt hatte. Sonjas Vater hatte dem alten Mann Vorhaltungen wegen seines beträchtlichen Alkoholkonsums gemacht. Einen Tag nach diesem Streit erdrosselte er sich am Fensterkreuz.

Das Familiendrama, von dem Sonja nur Andeutungen kannte, sollte ein wichtiger Teil unserer reinkarnationstherapeutischen Arbeit werden. In der Nacht, bevor wir in der Therapiestunde auf den Urgroßvater zu sprechen kamen, war Sonja nachts jede Stunde aufgewacht und hatte dabei jeweils einen Stich auf der linken Kopfseite gespürt. Aber auch zuhause war Sonja häufig schlaflos und erlebte immer wieder Angstzustände, die sie sich nicht erklären konnte.

In der Tiefenentspannung visualisierten wir das Zimmer im Hause des Vaters, in dem Sonja wohnte und ihr Urgroßvater sich damals erhängt hatte.

Mit ihrem inneren Auge sah nun Sonja, wie der verstorbene Urgroßvater in diesem Zimmer vor ihr auf einem Stuhl saß. Sie hatte seine Gestalt gut in Erinnerung, denn jahrelang hing ein Foto von ihm gegenüber von Sonjas Bett an der Wand. Sonja hatte es allerdings vor einigen Monaten von dort entfernt.

Wir versuchten herauszufinden, ob dieser verstorbene Urgroßvater vielleicht irgendetwas mit Sonjas Schlaflosigkeit und den nachts wie auch tagsüber auftretenden Angstzuständen zu tun haben könnte. Vor ihrem inneren Auge tauchte eine Rückerinnerung an ein früheres Leben auf:

> *„Der Urgroßvater hat mit mir irgendetwas zu tun. Er sitzt vor mir auf einem Stuhl. Er entbindet mich von einem Kind, nein, es sind sogar zwei Kinder, die aneinandergewachsen sind wie siamesische Zwillinge ...*
>
> *Entweder bin ich seine Tochter oder er ist ein Landarzt ... Er stellt die Zwillinge auf dem Jahrmarkt aus. Man weiß, daß diese Zwillinge nicht mehr lange am Leben bleiben werden ... Ja, ich bin eine Tochter von ihm (damals, von dem heutigen Urgroßvater, d. Verf.) ...*
>
> *Ich bin ganz krank, ich habe ein großes Loch im Bauch ... ich glaube, er ist wirklich mein Vater ... Da, wo er die Siamesischen Zwillinge voneinander getrennt hatte, fühle ich bei mir ein großes Loch ...*

Meine Mutter (von damals) ist tot. Er ist mein Vater, er ist ein Schausteller. Er hat da noch andere obskure Sachen ... Und da ist ein Embryo, der schwimmt in einer Art Lauge. Da hat er auch eine Katze, die hat ein Blech am Schwanzende. Alles dient der Volksbelustigung. Eine andere Katze setzt er schnell auf eine Art Herdplatte, sie hebt dann immer so tanzend die Füße hoch, wohl weil es ihr unter den Füßen heiß wird ..
Er hat dann meinen Körper so weit heilen können, daß ich überleben kann, aber doch behindert, wie geistig gestört bin ...
Mein Vater muß schwarzmagische Dinge tun. Da hängen in einer Art Speisekammer Gänsehälse, die zum Trocknen aufgehängt sind und irgendein anderes totes Getier ...“

Es gab noch weitere Rückerinnerungen, in denen der Urgroßvater aus diesem Leben in einer Beziehung zu der heutigen Sonja stand. Merkwürdig ist auch der Zusammenhang mit der Quälerei der Katzen in diesem Leben und den damaligen Vorführungen der Tiere in dessen weit zurückliegender Vergangenheit.
Zunehmend gewannen wir den Eindruck, daß der Selbstmord des Urgroßvaters in diesem Leben bisher nicht bekannte Hintergründe haben mußte.
Eines Tages, als wir miteinander arbeiteten, fühlte Sonja, daß der verstorbene Urgroßvater mit seiner Seele in ihrer Nähe wäre. Er hielt sich zunächst etwas im Hintergrund und wollte sich nicht so recht zeigen, so als ob er vor ihr Angst hätte.
Im Verlauf unserer therapeutischen Arbeit erlebte er wohl aus seinem jenseitigen Seinszustand mit, daß dabei nichts geschah, was in irgendeiner Weise hätte gegen ihn gerichtet sein können. Er gewann Zutrauen zu seiner gegenwärtigen Urenkelin und spürte wohl auch, daß wir ihn weder beschuldigen, noch ihm sonst etwas Schlechtes wünschen wollten.
Wir gaben ihm zu verstehen, daß wir ihm helfen wollten, sofern er unsere Hilfe annehmen könne und wolle. Mit seinem Einverständ-

nis aus der Transzendenz enthüllte sich nun immer mehr, wie der Urgroßvater damals gelebt hatte.
Seine künftige Frau wurde seinerzeit von ihren Eltern in die Ehe mit dem Urgroßvater gezwungen, weil er reich war, Geld und Ländereien besaß.
Der Urgroßvater wollte eigentlich von Frauen nichts wissen, konnte auch mit Frauen überhaupt nicht umgehen. Es muß von ihm erzählt worden sein, daß er der reinste Frauenfeind gewesen sei. Nach der Heirat muß es fast ein Zufall gewesen sein, daß das junge Ehepaar ein Kind bekam; denn es zeigten sich beim Ehemann Zeichen von Impotenz. Mann und Frau müssen sich miteinander gequält haben. Haß und Aggression spielten gegenseitig eine große Rolle.
Sonja sah mit ihrem inneren Auge, wie die Frau des Urgroßvaters von ihm häufig beschimpft und mit einer Art Lederriemen geschlagen wurde. Dann entstand eine weitere Szene:

> *„Da ist jemand mit blonden Haaren. Die Urgroßmutter liebt ihn. Es ist nicht der Urgroßvater, es ist ein anderer Mann. Er lebt auf dem Dorf ... Ich bekomme jetzt Kopfschmerzen ... Das Kind der Urgroßmutter ist gar nicht das Kind aus der Ehe mit dem Urgroßvater ... Sie treffen sich ganz heimlich in einem anderen Haus ... Mein Kopfschmerz wird furchtbar ... Die Frau hat einen Liebhaber, ja, sie wird von ihm schwanger ... Jetzt sehe ich die Szene auf der Treppe. Die Urgroßmutter steht auf halber Treppenhöhe. Dort behindert sie der Urgroßvater. Sie will aus dem Haus gehen, aber er treibt ein Spiel mit ihr auf der Treppe ... sie kann weder die Treppe hinauf- noch hinuntergehen. Es sieht komisch aus ...*
>
> *In ihrer Not tritt sie ihren Mann zwischen die Beine, aber nicht mit Absicht. Es war wohl bei ihr wie ein Reflex ...*
>
> *Er krümmt sich, drückt sich die Beine an den Unterleib. Jetzt tritt er sie mit dem Fuß, sie stürzt die Treppe hinunter wie in einem Film. Er liegt oben auf der Treppe und hat Schmerzen ... Die unten am Ende der Treppe liegende*

Frau lebt noch, hat rote Augen, sie guckt nach oben, wie wenn sie zutode erschrocken wäre ...
Er weiß gar nicht, was passiert ist, er hat nur wahnsinnige Schmerzen in seinem Genitalbereich und schleppt sich dann Stufe für Stufe die Treppe nach oben und läßt sich dann in sein Bett fallen.
Die Urgroßmutter liegt noch reglos unten, mit entsetzten Augen nach oben schauend. Aus ihrer Nase läuft Blut heraus. Die Urgroßmutter lebt noch eine Zeitlang, stirbt aber dann, ohne daß jemand da ist und ihr helfen könnte. Ich sehe, wie am Kopf das Blut getrocknet ist, es ist auf der linken Kopfseite ... das Nasenbein ist ihr gebrochen ..
Mein linkes Auge tut mir weh. Es ist mir so, als ob Gehirnmasse in mein Auge hineingelaufen wäre. Es klopft auch so in meinem Kopf ... Da fühle ich, als ob ein Strahl von außen in meinen Kopf, in mein linkes Auge hineingeschossen wäre ...“

Diese Rückerinnerungen machen uns deutlich, daß hier – es war damals Mitte der dreißiger Jahre des vorletzten Jahrhunderts – einmal ein Familiendrama ablief.
Sonja hatte in der Tiefenentspannung, während die obigen Szenen vor ihrem inneren Auge abliefen, körperliche Schmerzen, die sich auf ihren Kopf konzentrierten, als ob sie selbst die Treppe hinunter gestürzt wäre.
Wir müssen davon ausgehen, daß der Urgroßvater seine Frau zwar zwingen wollte, im Haus zu bleiben, aber nicht daran dachte, sie umzubringen, wie man ihm wohl vorgeworfen hatte.
Wir versuchten nun herauszufinden, unter welchen Umständen der Urgroßvater seinen Selbstmord ausführte. Sonja konnte sehen, daß Urgroßvaters Enkel – Sonjas Vater – seinen bei ihm lebenden Großvater eines Tages unter Druck setzen wollte: Wenn er nicht mit seiner Trinkerei aufhöre, dann könnte er ja dafür sorgen, daß die Hintergründe des damaligen Unglücksfalls ans Licht kämen, und man könnte ja seine damalige Mitschuld unter die Leute

bringen. Bisher habe die Familie den Tod der Großmutter als bedauerlichen Unglücksfall hingestellt.
Der Urgroßvater erlebte das als Erpressung und zog es dann vor, von sich aus dieses Leben zu verlassen, indem er sich erhängte. Sonja erlebte mit ihrem inneren Auge die Auseinandersetzung zwischen ihrem Vater und dessen Großvater nach.
Nachdem der verstorbene Urgroßvater in unsere therapeutische Arbeit einbezogen worden war und Verständnis bei Sonja, seiner Urenkelin gefunden hatte, konnte er sich aus dieser Welt lösen.
Wir versuchten, ihm mit Lichtmeditationen nunmehr aus seiner bisherigen Erdgebundenheit, die Sonja mit ihren Ängsten unbewusst gespürt hatte, herauszuhelfen. Sonja war bereit, aus ihrer religiösen Sichtweise heraus für den Urgroßvater Fürbitte zu leisten, immer wieder für ihn in der Kirche eine Kerze zu opfern, für ihn zu beten und ihn in ihren Meditationen in helles, strahlendes, göttliches Licht zu stellen, ihm gleichsam über eine Lichtbrücke in die andere Welt hinüber zu helfen.
Solche Erlebnisse können zeigen, wie Verstorbene versuchen, sich bei den Lebenden zu melden, um bei ihnen Verständnis, Hilfe und Verzeihung zu finden.
Manche Schlafstörungen und Träume können Folge von Bemühungen Verstorbener sein, auf sich aufmerksam zu machen. Wir müssen auch davon ausgehen, daß zu Lebzeiten ungelöste Konflikte, zwischenmenschliche Rivalitäten, Eifersucht und Haß Verstorbene davon abhalten, in die andere Welt hinüber zu gehen. Die Fürbitte der Lebenden ist, wie wir heute wissen, eine große christliche Hilfe, sich von dieser Welt zu lösen und drüben Frieden zu finden.
Sonja konnte in der Tiefenentspannung den Urgroßvater nochmals sehen, wie er sich von ihr verabschiedete und ihr mit einem erlösten Gesicht zuwinkte.
Sonja selbst ist heute frei von ihren Ängsten, und auch partnerschaftlich hat sie mehr Erfüllung als früher gefunden. Der Urgroßvater steht ihr nicht mehr im Wege.

Peter und Tanja – Todesbefehl aus dem Jenseits?

„Eine unglaubliche Geschichte“, werden Sie vielleicht sagen, wenn Sie den nachstehenden Bericht gelesen haben. Vielleicht denken Sie auch, was es für Sie und andere bedeuten könnte, falls es tatsächlich so war ...

Tanja beschäftigte sich seit mehreren Jahren mit Grenzgebieten, aber schon von ihrem vierzehnten Lebensjahr an hatte sie immer wieder Wahrträume gehabt. Über den Inhalt schwieg sie, um von ihren Eltern und Freundinnen nicht für verrückt gehalten zu werden.

Tanja schlenderte eines Tages wieder an ihrer Buchhandlung vorbei, und plötzlich fiel ihr das Buch von Penny McLean auf, „Kontakte mit deinem Schutzgeist“ (144). Tanja betrat den Laden, nahm dieses Buch zur Hand, blätterte darin und entdeckte eine Anleitung zum Pendeln, um Zugang „nach drüben“, „zur anderen Welt“ und Kontakt zu ihrem Schutzengel zu finden. Wie in Trance kaufte sie das Buch und verschlang es zuhause in einem Zug.

Es dauerte nicht lange, und Tanja erhielt eine Art Durchsagen über das Pendel, das sich auf einer vorgezeichneten Platte mit Alphabet von einem Buchstaben zum anderen bewegte. Die Mitteilungen verblüfften sie, noch mehr aber ihre zunehmende Sensibilisierung. Sie hörte plötzlich eine Stimme, die ihr zuflüsterte und sie aufforderte, das Gehörte aufzuschreiben.

Tanja setzte sich an die Schreibmaschine, immer wieder wie unter einem Zwang, und las, was ihr mitgeteilt worden war. Kein Zweifel, aus den über Wochen hinweg diktierten Texten ging hervor, daß sie bald sterben würde und sich auf das Sterben vorbereiten sollte ...

Tanja wusste damit nichts anzufangen, denn sie fühlte sich im großen und ganzen wohl und gesund. Es gab keinerlei Anzeichen für eine gravierende Erkrankung. Aber als Beispiel sollen einige Sätze aus den Eingebungen zitiert werden, die Tanja erhielt und auf sie beunruhigend wirken mussten:

„Liebe Tanja! Es scheint so, als nähme es mit der Sterberei kein Ende. Peter hat sein Versprechen wieder nicht gehalten und Dich ab zwei Uhr nicht mehr schlafen lassen. Immer wieder hat er Dir zugeflüstert: `Bis Dein Wecker klingelt, kannst Du noch tausend mal sterben. Sterben dauert nur den Bruchteil eines Sekunde`. So ist es. Die Silberschnur Deines Astralkörpers löst sich von Deinem stofflichen Körper so schnell wie der Blitz. Noch ist nicht der 25. Oktober, der ist erst morgen. Liebe Tanja, Peter hat wieder mit Dir das Sterben geübt! Liebste, es war nicht vorgesehen, daß Du in der vergangenen Nacht stirbst. Peter musste Dich noch einmal üben lassen, und Du hast gut geübt!

Ich sah übrigens, daß Du mit Fritz seit einigen Monaten nicht glücklich warst und deshalb immer wieder so traurig bist. Bisher schimpfte er oft mit Dir, und Du konntest ihm nicht sagen, wie Du leidest.

Um an Dein Herz zu gelangen, hätte er liebevoller mit Dir umgehen müssen. Aber Du hast in den letzten Jahren zunehmend Dein Herz für ihn verschlossen. Jetzt, wo er gelernt hat, mit Dir liebevoller umzugehen, ist es fast zu spät ..

Du bist unendlich verwirrt. Heute morgen hast Du mit dem Gedanken gespielt, Peter wegzuschicken. Du weißt mit ihm nicht weiter, aber auch ohne ihn weißt Du es nicht. Peter weiß genau, wie Dir zumute ist und wie schwer die ganze Sache für Dich ist ...

Deine Zeit ist gekommen. Du kannst sie doch genau aus Deinem Horoskop erkennen. Nein, Liebes, es sieht nicht so aus, als würdest Du noch ein Wochenende erleben. Du hast die schönste Nacht Deines Lebens noch vor Dir. Du hast es nicht geglaubt, daß Du noch einmal ganze Nächte hindurch das Sterben üben müsstest. Seit mehr als einer Woche beschäftigst Du Dich von morgens bis abends nur damit, an Deinen Tod zu denken. Das ist von Peter so

gewollt. Hätte er Dir das erzählen sollen? Du hättest Dich unsagbar vor dem November gefürchtet!
Und so hat Peter Dir eben erzählt, Du würdest süß einschlafen und bei Peter aufwachen. Bewusstes Sterben ist Arbeit. Zwar löst sich die Silberschnur blitzschnell, aber intensive Vorbereitung ist notwendig. Und sie war bis heute noch nicht vollkommen, deshalb musstest Du noch üben ...
Die ersten zwei Monate haben wir hauptsächlich damit zugebracht, unsere Kommunikation über Raum und Zeit hinweg aufzubauen. Du bist zwar der Meinung, daß Du das Sterben geübt hast, aber das war es weniger. Es war nur ein bisschen Sterben üben. Aber denke daran, Du brauchst gar nicht mehr lange zu warten, dann bist Du hier. Peter liebt Dich sehr und sehnt sich danach, Dich hier zu haben ...".

Durchsagen gleichen und ähnlichen Inhalts waren Tanja schon seit Wochen diktiert worden, und in der Folgezeit ging es geradeso weiter. Tanja erlebte in sich einen Zwiespalt: Einesteils versicherte Peter ihr aus dem Jenseits ständig seiner Liebe und seiner Hilfe, andernteils wurde sie auf das baldige Sterben vorbereitet; aber immer wieder wachte sie morgens auf. Tanja konnte sich aus dem, was ihr mitgeteilt wurde, keinen Reim mehr machen!
Noch schockierender für Tanja, aber auch für ihren Mann, dem sie von ihren Aufzeichnungen berichtete, war folgender Briefinhalt:

„Lieber Schatz! Heute nacht ist es so weit. Fritz wird Dich morgen früh tot in Deinem Bett finden, gestorben durch die Aufregungen der letzten Tage, von denen er nichts weiß. Du wirst nicht aufstehen können, und er wird gewaltig verschlafen. Und dann erwartet ihn der größte Schock seines Lebens: Er findet Deine Leiche. Heute nacht wirst Du nach all` der Aufregung sterben können. Du könntest auf Dein Abwesenheitsschild `für immer` drunterschreiben ...

Du kannst Fritz den Schmerz um Deinen Verlust nicht abnehmen. Denke nicht an ihn, sondern an Dich. Bald wirst Du nicht mehr frieren, sondern immer Frühling haben. Du wirst abends ruhig einschlafen und bei Peter aufwachen. Er wird Deine Armbanduhr zu Deiner Todesstunde anhalten. Das wird für Fritz ein Beweis sein, Tanjas Tod ist nicht eine Strafe Gottes für sie oder einen anderen, er ist die Chance, einen eigenen Weg einzuschlagen ...“

Peter ließ es aus der anderen Welt mit solchen Mitteilungen nicht bewenden, er gab sogar Anweisungen an den Ehemann Fritz durch. Eine dieser Anweisungen an ihn hieß:

„Laß' die Leiche Deiner Frau obduzieren und die Todesursache feststellen. Deine Frau, die einmal Peters Frau war, ist an einem Schock gestorben. Die Ärzte können das feststellen. Tanja ist aber nicht tot. Sie ist in die sechste Astraldimension eingegangen. Du kannst etwas über die Astraldimensionen in Silvia Wallimanns Buch `Die Brücke zum Licht ` (145) erfahren. Tanjas Tod ist nicht Gottes Strafe für Dich oder für irgend etwas. Lies Silvia Wallimanns Buch, lies das Buch von Garfield, wie man mit seinem Schutzengel Kontakt aufnimmt (146). Wenn Du meditierst – Du hast eine Gabe dafür, die Du bisher nicht genutzt hast -, wird das Deinen Schmerz erheblich lindern. Man kann mit Wesen aus der sechsten Astraldimension unmittelbaren Kontakt aufnehmen, wenn man daran arbeitet. Du kannst nach Tanjas Tod ihre Stimme in Deinem Kopf hören, wenn Du durch Meditation Deine Astralschwingung erhöhst, so wie Tanja seit Februar dieses Jahres Peters Stimme hört. Aber Du wirst üben müssen ...“

Jedermann wird verstehen können, daß derlei Zeilen zwei Menschen, Tanja und ihren Ehemann Fritz, in höchstem Maße beunruhigen mussten.

Aber es gibt auch eine Vorgeschichte. Tanja hatte seit Jahren immer wieder starkes Herzklopfen und einen Druck auf dem

Herzen und auf den Augen. Sie hatte keine rechte Lebensfreude mehr; auf sie traf das Krankheitsbild einer Depression zu. Abends schlief sie schon vor Peters Mitteilungen mit der Angst ein, sie könne morgens nicht mehr aufwachen. Immer wieder wurde sie von Verfolgungsträumen geplagt. Um ihre Ängste zu bewältigen, griff Tanja immer wieder zur Sherry-Flasche. Der Alkohol sollte betäuben und vergessen lassen.

Als ich Tanja kennenlernte, war sie schon über neun Monate in ihrem Beruf als Postbeamtin nicht mehr arbeitsfähig gewesen. Einen totalen Zusammenbruch hatte sie damals durch einen Selbstmordversuch mit Tabletten und Alkohol erlebt.

Den Aufzeichnungen nach, die Tanja während der Eingebungen vornahm, war Peter von der transzendenten Welt her daran beteiligt. So ließ er durch Tanja deren Ehemann Fritz mitteilen:

> *„Peter muß Dir, lieber Fritz, etwas gestehen: Er war an Tanjas Selbstmordversuch nicht unbeteiligt. Er hat sie dazu ermutigt. Du musstest einen Schock bekommen. Sonst hättest Du ewig so weitergewurstelt. Peter hat Tanja gesagt, sie solle zu ihm kommen; er könne sie nicht einfach holen. So hat sie sich mit Whisky vollgeschüttet, um zu sterben. Peter hat das Sterben damals verhindert. Sie hatte so viel Alkohol im Blut, wie Du es nicht ahnst. Überlege: Wenn der Mensch in der Stunde 0,1 Promille abbaut, und sie hatte abends um sieben Uhr noch 3,7 Promille, wie viel Promille sie dann morgens um viertel nach fünf Uhr nach Deinem Weggang ins Büro noch hatte. Der Alkoholspiegel war absolut tödlich. Und trotzdem ist sie nicht gestorben. Die vielen Stunden Bewusstlosigkeit! Hätte da eigentlich nicht etwas zurückbleiben müssen? Du hättest das alles als einen Beweis für das, was ich schon mitteilte, ansehen müssen!“*

Tanja hatte ihren Selbstmordversuch mit einer Übermenge Alkohol vorgenommen, und seitdem hatte sich ihre Leistungsfähigkeit immer mehr reduziert. Nicht einmal die tägliche Arbeit im Haushalt konnte sie mehr leisten. Der Ehemann musste neben seinem Beruf einkaufen, Mahlzeiten zubereiten, die Betten machen, die Wohnung richten, die Wäsche waschen. Tanja konnte nur noch im Bett liegen oder in der Wohnung untätig herumsitzen.

Im Zeitraum einer intensiven dreiwöchigen Reinkarnations-Therapie erkannte Tanja, daß Peter tatsächlich in der letzten erinnerbaren Inkarnation im 19. Jahrhundert ihr Ehemann war. Beide hatten eine von tiefer Liebe durchdrungene Ehe geführt. Peter war damals ein erfolgreicher Arzt in St. Petersburg. Er arbeitete in einem Krankenhaus und hatte noch Privatpatienten. Es war damals für das Ehepaar eine schwere Erschütterung, als der einzige Sohn im Kindesalter durch einen tödlichen Unfall umkam und aus ihrem Familienleben schied. Der sehr gebildete und wissenschaftlich forschende Arzt vergrub sich zunehmend in seine Arbeit und vernachlässigte dabei seine Frau.
Die damalige Tanja hielt es im Laufe der Jahre nicht mehr aus, nur mit Handarbeiten beschäftigt zu sein, in die berufliche Tätigkeit ihres Mannes keinen Einblick zu haben und immer mehr allein und einsam zu sein, wenn ihr Mann, der frühere Peter, im Krankenhaus arbeitete, zu Patienten unterwegs war oder in seinem Labor nächtelang mit seinem Mikroskop Untersuchungen vornahm.
Eines Tages war das Alleinsein so schlimm für sie, daß sie einem Arzneischrank in der Praxis ihres Mannes Tabletten entnahm, um aus dem Leben zu scheiden. Ihr Mann war zu einem Ärztekongreß nach Moskau gefahren, und dieses Mal wollte er sie nicht mitnehmen, ganz gegen seine bisherige Gewohnheit. Die Ehefrau fühlte sich noch mehr als bisher allein gelassen.
In der Tiefenentspannung während der reinkarnationstherapeutischen Arbeit konnte Tanja nacherleben, was sich damals abgespielt hatte, als sie während der Abwesenheit ihres Mannes allein war:

> *„Ich nehme die Tabletten alle auf einmal, die fühlen sich so stumpf an, sie sind schwer zu schlucken. Es ist so, als wenn ich nicht mehr ganz da wäre. Ich weiß nicht, was ich tue. Es ist so, als hätte ich abgeschaltet, ich tue so, als wäre ich schon tot. Mir fällt der Satz ein: `Ich will nicht mehr!`*

In der Nachtod-Erfahrung sah Tanja ihren Mann vom Kongreß heimkehren und das Haus betreten. Er rief: „Peter ist wieder da! Hörst Du mich nicht?"
Tanja sah ihren Mann in der Tür stehen und auf das Bett zustürzen, in dem sie sich tot liegen sah. Er legte seine Hand auf ihre Stirn, zog mit dem Daumen ein Augenlid nach oben, hielt sein Ohr an die Brust der toten Ehefrau, stand wieder auf, ließ Schultern und Arme schlaff und erschöpft herunterhängen, trat an eine Glasvitrine im gemeinsamen Schlafzimmer, in der das Brautkleid ausgelegt war. Tanja hörte ihn ausrufen: „Sie war mein Licht, oh Gott, warum?"
Dann sah Tanja in der Nachtod-Erfahrung mit ihren nun körperlosen Augen, wie Peter an ihr Bett zurückging, seine Hand auf ihre Stirn legte, seinen Kopf auf ihre Brust drückte und sich letztlich neben sie legte.
Tanja spürte nun, daß ihr Mann sie mehr geliebt hatte, als er ihr zu ihren Lebzeiten sagen konnte. Sie erschrak, weil sie sich zu wichtig genommen zu haben schien und deshalb aus ihrem Leben entflohen war. Sie spürte, daß sie sich geirrt hatte. Sie wollte wieder zurück in das Leben, aber eine ihr unbekannte Stimme flüsterte ihr zu:

„Komm mit, Du wirst ihn wiedersehen, er wird nachkommen!"

Tanja löste sich dann aus der Situation des Abschieds vom damaligen Leben. Wir arbeiteten diese Rückerinnerungen und die Zeit vor dem damaligen Selbstmord auf. Tanja hatte in ihrem vorherigen Leben immer wieder betrübt, daß sie trotz der Liebe zu ihrem Mann von seiner Arbeit ausgeschlossen war. Sie erlebte sich wie ein Püppchen ohne Aufgabe, und Peter versicherte ihr immer wieder, gleichsam diesen Eindruck verstärkend:

„Du brauchst nur für Peter da zu sein!"

Die damalige Tanja versuchte ihrem geliebten Mann zu sagen, daß sie etwas lernen und arbeiten wollte, Kochen und Handarbeiten seien für sie nicht genug, sie müssen auch etwas für ihren Kopf zu tun haben. Aber Peters Reaktion war, sie müsse doch als seine

Frau nicht arbeiten, das Wichtigste wäre doch, daß sie beide zusammen wären und sich lieben würden.
Nachdem das einzige Kind gestorben war und keines mehr nachfolgte, erlebte Tanja zunehmend Leere, Alleinsein, Isolation. Der von ihr geplante Selbstmord könnte sie aus ihrer Einsamkeit erlösen, so hoffte sie.
Der verwitwete Arzt überlebte seine damalige Frau um zehn Jahre, aber es ergab sich der Eindruck, daß er sich vom Tod seiner Frau nicht mehr richtig erholte.
Nun erlebte Tanja aus ihrem früheren Leben nach, daß sie vom Jenseits her mit ihrem noch lebenden Mann Kontakt aufnehmen konnte.
Auf dem Weg zu ihrer damaligen Beerdigung als Arztfrau sah sie ihren Mann hinter dem Sarg gehen. Plötzlich flüsterte er leise:

> *„Du bist da, Du bist nicht weg, ich fühle Dich ... bleib` da, bis ich sterbe."*

Dabei fühlte Tanja intensiv, wie sie die Hand ihres Mannes streichelte.
Immer wieder besuchte Tanja aus der jenseitigen Welt ihren noch lebenden Mann, und er konnte ihre Gegenwart spüren. Eines Tages stand sie wieder in seiner Nähe. In der Tiefenentspannung berichtete Tanja, was vor ihrem inneren Auge ablief:

> *„Er liest. Sein Hocker, auf dem ich früher saß, ist leer. Er legt sein Buch weg, denkt an mich, fühlt mich in seiner Nähe. `Ja, jetzt kannst Du alles lesen, liebe Tanja`, sagt er vor sich hin ..."*

Tanja erlebte nun den Tod ihres damaligen Mannes mit. Sie war in seiner Nähe, als sich seine Seele vom Körper löste. Es passierte in seinem Studierzimmer. Tanja berichtete:

> *„Ich sehe ihn in seinem Sessel sitzen; ich weiß, daß er sterben wird. Er setzt seine Brille ab, legt ein Blatt auf seinen Schoß und sagt: `Tanja, jetzt!`"*
> *Nun ist es, wie wenn wir eng umschlungen am Kamin sitzen und miteinander eins sind. Das Gefühl ist schön, unvergleichbar. Auf dem Blatt auf seinem Schoß hat er geschrieben, daß er bei seiner Beerdigung niemanden dabei*

haben will, weil das für ihn unwichtig sei, wenn sein Leib unter die Erde komme ...“

Peter und Tanja hatten sich in Russland als Kinder gekannt, und schon früh war für beide klar, daß sie einander heiraten würden. So geschah es dann auch. Daß die Ehefrauen von Männern eines gehobenen Berufsstandes damals offiziell nicht arbeiten durften, behinderte extrem Tanjas Wissensdurst. Die Konvention war damit einer der Gründe, weshalb sie ihr Leben an der Seite ihres berühmten Mannes, der sich neben seiner ärztlichen Tätigkeit noch mit der Entwicklung von Medikamenten befasste, nicht fortsetzen konnte und wollte.
Wir müssen uns fragen, ob die Liebe Peters zu seiner damaligen Frau in der Gegenwart noch so stark war, daß er sie möglichst schnell in das Jenseits zu sich hinüberholen wollte.

Wie ging es mit Tanja weiter? Die reinkarnationstherapeutische Arbeit war sehr positiv verlaufen. Tanja stellte Überlegungen an, wie sie ihr Leben hier und jetzt fortsetzen und sinnvoller gestalten könnte.
Berufliche und private Perspektiven wurden entwickelt. Dazu gehörte, daß Tanja eine schon vor längerer Zeit entdeckte seherische Gabe im Sinne von Wahrträumen und Ahnungen immer stärker spürte. Wir überlegten gemeinsam, ob sich daraus eine noch weitergehende Beratung als bisher für hilfesuchende Menschen entwickeln könnte ...
Die Weihnachtstage standen vor der Tür. Tanja freute sich sehr, wieder mit ihrer Familie zusammen sein und gemeinsam feiern zu können. Auch der Ehemann war sehr optimistisch.
Es war am darauf folgenden Neujahrstag, als mich ein Anruf des Ehemannes erreichte. Es sei kurz nach acht Uhr, und seine Frau schlafe noch tief und fest. Er habe im Bad ein leeres Röhrchen von Schlaftabletten gefunden; ob sie vielleicht zuviel genommen habe? Ich empfahl dem Ehemann, sofort den Notarzt zu verständigen und an die Aufnahme seiner Frau in eine Klinik zu denken. In der Tat entschied der Notarzt, daß die sofortige Einlieferung in eine

Nervenklinik notwendig sei. Dort wachte Tanja erst nach vielen Stunden wieder auf, war jedoch tagelang noch wie benommen. Tanja musste zwei Wochen in der Klinik bleiben, bis sie sich erholt hatte. Sie kehrte wieder vollständig in ihr Leben zurück.

Für mich persönlich ergab sich der Eindruck, daß trotz der sehr positiv verlaufenen reinkarnationstherapeutischen Arbeit nochmals ein starker Sog in das Jenseits hinüber zu ihrem früheren Mann Peter entstanden war. Aber Tanja konnte sich nach ihrem erneuten Selbstmordversuch davon überzeugen, daß ihre Lebensuhr tatsächlich noch nicht abgelaufen war. Es wird für Tanja noch Aufgaben in diesem gegenwärtigen Leben geben. Ihre Lebenskraft ist noch stark genug, die Ehefrau ihres Mannes zu bleiben, für die schon erwachsenen Kinder weiterhin Mutter zu sein und sich eines Tages an ihren Enkeln zu erfreuen. Und sie wird ihre erworbenen spirituellen Gaben vielleicht auch helfend für andere Menschen einsetzen können.
Peter ließ inzwischen durch weitere Briefe aus der Transzendenz wissen, daß dieses Hin und Her zwischen Diesseits und Jenseits auch dem Ehemann Fritz gegolten habe, damit er in seine stark naturwissenschaftlich orientierte Auffassung auch Überlegungen einbeziehe, die sich nicht ohne weiteres handfest begreifen lassen. Er sollte, wie Peter mitteilte, erkennen, daß es noch andere Dinge zwischen Himmel und Erde gebe, die sich nicht unbedingt mit dem Verstand allein erfassen lassen.

Die Erfahrungen von Tanja und Dietlinde, der früheren Jane (vgl. Kapitel „Jetzt machst Du einen Unfall, und dann ist alles vorbei!“), zeigen eine gewisse Parallele. In beiden Fällen entstand ein Sog in die andere Welt, der im einen Fall zum Selbstmord, im anderen zum tödlichen Autounfall hätte führen können. So müssen wir uns tatsächlich fragen, ob es nicht auch andere Fälle geben kann, in denen Menschen aus zunächst unerfindlichen Gründen aus ihrem gegenwärtigen Leben entschwinden und in die Transzendenz hinüber gehen.

Tanja lebt bis heute. Während eines Telefongesprächs mit ihr und einer ihrer Töchter entstand der Eindruck von einer gesunden und lebensfrohen Frau, die wieder ins Leben hineingefunden hatte. Sie steht wieder mit beiden Beinen fest auf dem Boden, ohne den Kontakt zur transzendenten Welt aufgegeben zu haben.

War es nur ein Traum? – Erlebnisse im Diesseits und Jenseits

Wanja wachte mitten in der Nacht auf. Es war zwei Uhr früh. Plötzlich auftretendes und anhaltendes starkes Herzklopfen ließ sie bis in den frühen Morgen nicht mehr einschlafen. Mehr fühlend als sehend nahm sie eine Person wahr, die in ihrer Nähe saß.

> *„Es war, wie wenn mich jemand wegziehen wollte ... und dann war es so, als ob ich weglaufen wollte, aber nicht konnte. Meine Beine trugen mich nicht!“*

Mit diesen Worten berichtete mir Wanja ihre angstbetonten Erlebnisse einer Nacht. In der folgenden Nacht hatte sie einen ähnlichen Traum:

> *„Ich saß auf einer Bank in der Nähe eines Hauses. Dabei fühlte ich mich wehrlos und ausgeliefert. Meine Beine waren unverletzt, aber trotzdem konnte ich sie nicht bewegen. Willenlos, wie ohne Bewusstsein, fühlte ich mich in der Bank hängen. Eine Krankenschwester musste mir hinaus in den Garten und wieder hinein in mein Bett helfen.“*

Wanja hatte noch mehrere Erinnerungen an die Nacht. Sie sah sich allein in einem Bett schlafen, aber schemenhaft entdeckte sie die Gestalt eines Mannes. Sie hörte ihn zu ihr sprechen. Seine Stimme klang so wie:

> *„Du kannst das nicht, Du bist viel zu schwach!“*

Wanja erlebte sich wie leblos durch diese Worte, sie war unfähig, sich zu rühren. Zunehmend glaubte sie zu spüren, daß dieser Mann, den sie sah, gar nicht leben konnte, sondern daß er eigentlich tot sein müsste. Trotzdem spürte sie so etwas wie:

> *„Er versucht, mich ständig unter Druck zu setzen, mich hilflos zu machen.“*

Einige Tage später hatte Wanja wieder einen Traum. Sie schlief, und doch schlief sie nicht. Wie die Szenen eines Films zog ein ganzer Lebensroman an ihr vorbei.

Sie erlebte sich als die Tochter bürgerlicher, aber keineswegs reicher Eltern. Einen guten, für ihre Tochter passenden jungen

Mann hatten sie ausgewählt, so meinten sie, einen Offizier, von dem Karriere zu erwarten war. Das Mädchen fügte sich in sein Schicksal, ließ sich heiraten und versuchte, eine gute Ehefrau zu werden, ihrem Mann alle seine Wünsche von den Augen abzulesen. Trotz ihres Bemühens gelang es ihr aber nicht. Der junge Offizier konnte ihr weder Verständnis noch Zuneigung entgegenbringen. Die noch mädchenhafte Ehefrau traute sich bald nichts mehr zu, resignierte und spürte, daß sie auch körperlich schwächer wurde, als ob etwas sie lähmen würde.
Krieg brach aus, der Ehemann musste als Offizier ins Feld. Es dauerte nicht lange, und die Todesnachricht traf ein; tapfer war er „auf dem Feld der Ehre", wie man damals sagte, durch einen Schuß ins Herz gefallen.
Einige Tage später sah Wanja im Traum diesen im Krieg umgekommenen Offizier. Schemenhaft tauchte er vor ihr auf. Sie fühlte deutlich, wie unerklärliche Angst vor diesem Mann in ihr aufstieg. Gleichzeitig wusste sie, daß er ja nicht mehr am Leben sein konnte. Aber sie sah ihn deutlich in der Nähe ihres Bettes stehen.
Wanja erzählte diese Geschichte, die nachts wie ein ungewöhnlich intensiver Traum in ihr abgelaufen war, in der Sprechstunde, und sie berichtete weiter:

> *„Ich hatte ein Gefühl im Körper, als ob jemand in meine Körperhülle schlüpfen, von mir Besitz ergreifen wollte. Im Traum wusste ich, daß dieser Offizier um mich herum war. Ich war hilflos, ich konnte gegen ihn nicht ankommen, es war, wie wenn er über mich bestimmen wollte ... ja, und dann fühlte ich, daß ich selbst diese junge Offizierswitwe wäre, die keinen Lebensinhalt mehr hatte, zunehmend an Lebenskraft verlor, immer mehr dahin siechte und gerade noch im Garten sitzen oder im Bett liegen konnte ..."*

Wanja und ich konnten später herausfinden, daß sie im Traum in eine frühere Inkarnation geraten war, diese aber als solche noch nicht erkennen konnte.
Wanja ist mit einem sehr real denkenden Mann in leitender Position verbunden; sie hat eine vierzehnjährige Tochter. Sie

selbst machte sich vor zwölf Jahren selbständig mit einer bis heute gut gehenden Versicherungs-Agentur. Die fleißige und bodenständige Familie konnte kurz vor der Geburt ihres Kindes in ein eigenes Haus mit großem Garten einziehen.
Was Wanja in die Sprechstunde geführt hatte, waren seit nunmehr zwei Jahren immer wieder auftauchende Schwächezustände. Diese nahmen solche Formen an, daß Wanja Besprechungen mit Kunden abkürzen oder vorzeitig abbrechen musste. Schon ging das Gerücht um, Wanja sei nicht mehr so gut versiert wie früher und die Qualität ihrer Beratungen hätte deutlich nachgelassen. Wanja hatte für ihr Versagen im Beruf keine Erklärung, auch medizinisch zeigte sich nichts, was auf irgendeine organische Funktionsschwäche hätte schließen lassen.
Die Träume veranlassten Wanja zum Nachdenken. Sie stieß auf Bücher über das Fortleben der Seele nach dem Tode und begann, sich auch Gedanken über mögliche Reinkarnationen zu machen.
Der Ehemann, die Eltern und Schwiegereltern begegneten den Äußerungen Wanjas mit zunehmendem Misstrauen. Sie und ihre Geschwister wie auch ihre ganze Verwandtschaft waren auf dem Boden des Schwäbischen Pietismus erzogen worden, der auch den in Calw geborenen Schriftsteller Herrmann Hesse geprägt hatte. Gedanken über das Fortleben der Seele nach dem Tode oder gar durch mehrere Erdenleben waren da so schlimm wie Häresie im Mittelalter, das Abfallen vom angeblich rechten Glauben.
Die weitere Beschäftigung mit Grenzfragen ließ in Wanja weitere Träume entstehen. Sie erlebte den Tod der damaligen Offizierswitwe nach, die sie allem Anschein nach in einem früheren Leben gewesen war. Sie spürte, wie sie sich mit ihrer Seele von ihrem gelähmten und vorzeitig gealterten Körper löste und sich von ihm entfernen wollte. Sie sah sich im Sterbezimmer mit ihrer Seele vom Körper Abschied nehmen.
Plötzlich entdeckte sie die Gestalt des im Krieg gefallenen Offiziers, ihres früheren Ehemannes.

> *„Er wartete schon auf mich, nahm mich gleich in Beschlag. Ich erlebte mich wie eine Gefangene, ohne Chance, mit anderen Wesenheiten in der anderen Welt*

Kontakt aufzunehmen. Er schirmte mich regelrecht ab. Ich bemerkte immer mehr, wie er dort in dem Bereich, den wir Jenseits nennen, eine Art Mauer um mich aufbaute, so daß niemand an mich herankam und mit mir reden konnte. Es war wie zu seinen Lebzeiten. Ich war wie gelähmt, konnte mich nicht von der Stelle bewegen, war durch ihn wie in einem Gefängnis eingeschlossen."

Wanjas Geschichte setzte sich fort. Sie erlebte sich drüben in der anderen Welt, als sie noch nicht Wanja von heute, sondern die verstorbene Witwe des im Krieg umgekommenen Offiziers war. Und dieses Erleben schilderte sie, dabei wie im Trance sprechend:

„Im Laufe der Zeit war es so, als ob ich etwas Kraft aufbauen könnte, und eines Tages konnte ich ihm entwischen. Ich konnte mich verstecken, hörte ihn immer wieder ausrufen: 'Ich finde Dich schon! Du kannst nicht weg, Du bist in meiner Macht, auch wenn Du Dich noch so gut versteckst.'

Er fand mich nach einiger Zeit, aber ich hatte inzwischen jenseitige Freunde gefunden, die mich schützten, so daß er nicht mehr an mich herankommen konnte. Trotzdem spürte ich Angst vor ihm, traute mich nicht wegzugehen, weil ich immer noch seine Macht über mich fühlte."

Letztlich gelang es Wanja, sich dem Einfluß des damaligen Mannes zu entziehen. Sie erlebte, wie sie sich wieder inkarnierte, als Junge. Sie sah mit ihrem inneren Auge, daß sie liebe Eltern und ein harmonisches Elternhaus gefunden hatte.

Aber immer wieder entstand ein Gefühl, als ob jemand ihre Schultern packen und den Körper nach hinten wegziehen würde. Als Junge konnte Wanja sich nicht entwickeln, sie fühlte sich wehrlos und schwach, allein und isoliert. Wanja erlebte nach, daß sie als Junge früh starb. Hohes Fieber und eine schwere Krankheit lähmten ihre Widerstandskraft. Mit ungefähr vierzehn Jahren endete dieses Leben.

Eine neue Nachtoderfahrung öffnete sich vor Wanja nach dem Tod als Junge. Der frühere Ehemann, der im Felde gefallene Offizier, stand wieder vor ihr, aber seine Macht hatte sich verringert. Irgendwie zog er Wanja an; sie musste immer wieder zu ihm hinschauen. Aber beide kamen nicht mehr miteinander in einen direkten Kontakt.

Es war wieder in einer Nacht. Wanja wachte auf, wieder hatte sie ein intensives Herzklopfen. Es musste jemand neben ihr stehen, den sie jedoch nicht sehen konnte. Aber sie hörte eine Stimme ihr etwas zuflüstern. Sie identifizierte dieses Stimme als die des früheren Offiziers und Ehemannes. Er sagte ihr, daß er in der anderen Welt keinen Frieden finden könne. Er müsse etwas in Ordnung bringen:

> *„Ich will nicht, daß Du weiter von mir gequält wirst, Du sollst nicht mehr durch mich leiden. Kannst Du mir verzeihen?"*

Wanja gewann den Eindruck, als ob sie die Lebensgeschichte dieses Offiziers, ihres früheren Ehemannes, vernehmen würde. Er war verbittert, daß er im Kriege früh hatte sterben und auf ein weiteres Leben mit seiner Frau, die er liebte, aber nicht verstand, verzichten musste. Er wollte sie in Besitz behalten. Gleichzeitig hatte er erkannt, daß er als Offizier auch am Tod vieler Menschen mitschuldig geworden war.
Wanja hörte, wie ihr früherer Mann sie um Verzeihung bat. Deutlich wurde sie an das Gebet des „Vater-unser" erinnert, ... „und vergib uns unsere Schuld, wie auch wir vergeben unseren Schuldigern ..." Sie erinnerte sich an ihr damaliges Leben, wie sie sich gelähmt und unfähig zu leben gefühlt hatte.
Nach dem Aufwachen dachte sie an einen guten Brauch der katholischen Kirche. Obwohl sie evangelisch erzogen worden war, besuchte sie eine ihr bekannte katholische Kirche, deren angenehme Atmosphäre sie schon früher einmal gespürt hatte. Sie näherte sich einem Seitenalter, wo schon eine Reihe Kerzen brannte. Bewußt zündete auch sie eine Kerze an und verband dieses Kerzenopfer mit der Fürbitte für den längst verstorbenen Ehemann, der nach ihrer Erkenntnis nach seinem Tod keine Ruhe gefunden hatte. Sie stellte sich in ihrer Fürbitte meditativ darauf

ein, dieser noch zwischen Diesseits und Jenseits hin und her gerissenen Seele eine Lichtbrücke wie in einer Art Regenbogen zu bauen, über die sie in Frieden in die andere Welt hinübergehen könnte. Und wie in einer Vision sah sie, noch betend, vor ihrem inneren Auge diesen früheren Ehemann ihr zuwinken, sich von ihr verabschieden und in helles Licht getaucht entschwinden. Von leuchtenden Wesenheiten, die ihm wohlgesinnt waren, wurde er drüben erwartet. Er hatte Verzeihung erlangt und damit Erlösung aus früheren Verstrickungen gefunden.

Wanja konnte von nun an ruhig schlafen, sie fühlte sich entspannt, der Druck wich von ihrem Herzen. Sie gewann wieder an Zutrauen zu sich, ihren beruflichen Fähigkeiten und neuer Lebenskraft. Zwischen zwei Menschen, dem einen hier, dem anderen mit seiner Seele dort, waren Versöhnung und Frieden eingetreten.
Wanjas Fall steht nicht allein für sich. Ihr war nur bewußt geworden, daß sie von etwas ihr zunächst Unbekanntem bedrängt und geängstigt wurde. Sicher würde es vielen Menschen helfen, wenn sie mehr auf ihre Träume und traum-ähnlichen Erlebnisse, auf ihre Kör0perempfindungen und Gefühle, ihre Gedanken und Ahnungen achten würden. Frieden mit den Verstorbenen und wohl auch anderen Wesenheiten im Jenseits dient auch unserem Leben und der Auflösung von Angst und Krankheit.
Diese Überlegungen fügen sich nach meiner Ansicht voll und ganz in christliches Denken und Handeln ein. Unser Sehen, unser Verständnis, unsere Hilfe und unsere Fürbitte können auch weit in die Transzendenz hinüberreichen.

Die Trommeln bringen es an den Tag! Die zeitüberdauernde Wirkung des Voodoo-Kultes

Maggy hat Freude am Tanz. Wenn sie allein ist und im Radio Tranzmusik gespielt wird, zuckt es ihr in den Beinen, wird sie ganz kribbelig: Sie muß einfach tanzen! Deshalb kaufte sie auch vor einiger Zeit eine Kassette mit afrikanischen Buschtrommeln.

Die dreißigjährige, selbständig tätige Frau litt seit ihrem zwölften Lebensjahr an Symptomen, die zeitweise an eine Neuro-Dermitis, eine nervlich bedingte Hautkrankheit, denken ließen, darüber hinaus an wiederkehrenden Selbstmordgedanken. Freundschaften mit Männern endeten immer wieder mit Trennungen, weil Maggy unbewusst Partner wählte, mit denen eine dauerhafte Partnerschaft nicht möglich war. Sie suchte Zuwendung und Zärtlichkeit, aber gleichzeitig erlebte sie so etwas wie eine Wand zwischen sich und einem möglichen Gefährten. Intimität war ihr zwar möglich, jedoch fand sie keine vollständige Erlösung.

Immer wieder hatte Maggy das Gefühl, daß sie von etwas Dunklem umgeben wäre, das sie aber nicht fassen konnte. Sie hatte Zeiten, in denen sie sich „wie leergebrannt" vorkam.

Eines Tages hatte Maggy aus einer Laune heraus wieder ihre Kassette mit den afrikanischen Buschtrommeln aufgelegt. Plötzlich spürte sie rhythmische Bewegungen durch ihren Körper strömen. Sie musste sich aus ihrem Sessel erheben und sich tänzerisch bewegen, gerade so, wie sie es schon in Filmen mit Szenen über afrikanische Eingeborene gesehen hatte.

Mit geschlossenen Augen wiegte sie ihren Körper, und zunehmend geriet sie in fast exstatische Bewegungen. Je mehr Maggi tanzte, desto deutlicher spürte sie die Nähe einer Person mit einer Maske, mal vor ihr, mal neben oder hinter ihr. Sie hatte sogar ein Gefühl, wie wenn jemand Unsichtbares ihren Körper benützen und sie zum weiteren Tanzen zwingen würde.

Maggy war schon einige Tage in unserem Gästehaus zur reinkarnations-therapeutischen Arbeit. Anlaß waren die seit Jahren immer wieder auftretenden partnerschaftlichen Schwierigkeiten

und Selbstmordgedanken gewesen, durch die sie sich zunehmend bedroht und um ihre Lebensfreude gebracht fühlte.
Wir nutzten Maggys bisherige Erfahrungen, gingen in die Tiefenentspannung und hörten uns die Kassette mit den Buschtrommeln an. Maggi konnte nun mit ihrem inneren Auge einen Medizinmann sehen, der mit einer Maske vor dem Gesicht um eine Feuerstelle herum tanzte und eine Art Opferzeremonie aufführte. Ein kleines Kind sollte getötet und einer Gottheit dargebracht werden. Zuvor wurde an ihm ein Ritual ausgeführt. Das durch Drogen betäubte Kind wurde mit einer Art Pfeilspitze an bestimmten Stellen des Körpers berührt. Der Medizinmann zeichnete auf die Stirn, das Sonnengeflecht, die rechte und linke Schulter so etwas wie ein Kreuzzeichen. Maggy äußerte dazu:

> *„Ich habe den Eindruck, daß der Medizinmann selbst erschrickt, als er die Kreuze, so wie ein christliches Kreuz, auf die Haut des kleinen Kindes gedrückt hat."*

Maggy sah mit ihrem inneren Auge, daß sie selbst das Kind eines Missionars-Ehepaars war, das auf einer nahegelegenen kirchlichen Krankenstation lebte. Maggi setzte ihren Bericht fort:

> *„Sie wollen das Kreuz Christi zu den Eingeborenen bringen, und jetzt leuchtet das Kreuz mehrfach auf dem Körper des Kindes auf! Der Medizinmann kann sein Ritual nicht fortsetzen, das Kind wacht aus seinem Trance-Zustand auf. Er entlässt es wie fassungslos aus seinen Armen, und das Kind scheint zu seinen Eltern zurückkehren zu wollen."*

Nach dieser Szene ging der Medizinmann in den Busch und baute eine kleine Hütte. Er schnitzte dort eine Puppe und band ihr die beiden Unterschenkel fest zusammen. Maggy spürte dabei einen Schmerz in ihren eigenen Unterschenkeln. Sie hörte den Medizinmann Worte murmeln wie:

> *„Du läufst mir nicht mehr weg!"*

Maggis Schmerzen dehnten sich inzwischen von den Knöcheln bis zu den Knien aus:

> *„Es spannt mir in den Beinen, wie wenn da kein Blut mehr durchfließen könnte ...*

Ich habe das Gefühl, daß er diesen Zauber über so viele Leben aufrechterhalten kann, bis er mich in irgendeinem Leben erwischt, mit abgedrückten und wie abgequetschten Füßen, so daß ich dann nicht mehr weglaufen kann. Als Kind des Missionars kommt er nicht an mich heran, weil ich das christliche Kreuzzeichen in mir trage ...

Es sieht so aus, als ob er sich durch ein Ritual an mir gegen diesen andersartigen Glauben zur Wehr setzen wollte ... Jetzt werden meine Füße ganz hart, es spannt, sie werden mir eiskalt, als ob alles abgedrückt wäre, es ist alles so eng, als ob die Füße und Unterschenkel mit viel Schnur umwickelt wären ...“

Wir müssen davon ausgehen, daß Maggy in einem früheren Leben als kleines Mädchen dem Zauber des afrikanischen Voodoo-Kultes ausgeliefert war. Voodoo gilt heute als eine Art Volksreligion, nicht nur in Afrika, sondern auch auf Haiti und in anderen Ländern mit farbiger Bevölkerung. Nach dort gebracht worden war der Glaube von den Negersklaven aus Afrika und ihren Nachfahren. Die religiösen Rituale sollen heute mit afrikanischen, katholischen und örtlichen Kultformen verbunden sein (147).

Voodoo-Kult bedeutet an sich die Hingabe an die oberste Gottheit und niederer stehender Götter. Im Trance läßt sich der Schamane oder ein für diesen Zweck ausgebildetes Medium von den Göttern besetzen. Trommeln spielen hierbei eine große Rolle. Holger Kalweit schrieb in seinem höchst lesenswerten Buch „Urheiler, Medizinleute und Schamanen“ (148) darüber:

„Der Rhythmus ist entscheidend für die Trance-Stimulierung. Maria-José (eine brasilianische Macumba-Priesterin. D. Verf.) sagt:

Unsere Götter reagieren vor allem auf den Rhythmus. Ändert sich dieser, ändert sich auch das Verhalten der Götter. Die Trommeln treten bei den Göttern für uns ein. Sie sind unsere überzeugendste Stimme. Unsere Instrumente sind keine gewöhnlichen, keine weltlichen Trommeln. Wir betrachten sie als Lebewesen. Die

Trommeln werden gefüttert, sie verzehren die Opfergaben, und man darf mit ihnen als Frau während der Regel nicht in Kontakt kommen; das nimmt ihnen die Kraft, verfälscht die Stimme der Trommeln."

Maggy war also durch die Diskette mit den afrikanischen Trommeln in ein früheres Leben zurückversetzt worden, ohne daß sie es zunächst bemerkt hatte.
Einige Tage später tauchte nochmals eine ähnliche Puppe vor Maggys innerem Auge auf. Sie erlebte sich jetzt jedoch als ein Mädchen von ungefähr achtzehn Jahren:

„Es wird mir ganz warm in Nacken und Schultern. Das ist wie eine rote Farbe, das glüht richtig. Ja, Nacken und Schultern erlebe ich ganz gerötet, gleichmäßig heiß, es sieht wie ein feuerroter Blutschwamm aus ...
Ich sehe, wie ich zu einer alten Frau in einem Wald gehe und ihr meinen roten Nacken und Rücken zeige. Es sieht so aus, wie wenn einer Puppe von hinten ein Kreuz aufgelegt worden wäre, vom einen Schulterblatt zu anderen. Jetzt ist es so, wie wenn ich eine Puppe bin wie Christus am Kreuz ...

Maggy erlebte nun ein Leben als Missionarstochter, die eines Tages im Dschungel überfallen wurde. Ein Eingeborener hatte versucht, sie zu vergewaltigen. Sie ließ es jedoch nicht zu und ohrfeigte ihn. Damit hatte er „sein Gesicht verloren".
Als Folge davon flocht er eine Puppe mit Kopf und Gesicht und nähte ihr ein christliches Kreuz auf. Dann nahm er die fertige Puppe mit dem aufgenähten Kreuz und machte eine merkwürdige Handbewegung, ähnlich wie zu der Zeit, als er die damalige Maggy auf den Boden geworfen hatte und sie vergewaltigen wollte.

„Jetzt nimmt er die Puppe und hängt sie an einen Baum, so wie man ein Kreuz an einer Wand befestigen kann. Es sieht so aus, als ob sich unter der Puppe Insekten einnisten könnten ... Jetzt erlebe ich, wie die kleinen Tierchen an mich gehen. Es schüttelt mich richtig, ich

spüre, wie sie sich in mich hineinfressen. Die Puppe, die wohl mit mir zu tun haben muß, wird wie zu einem Brutplatz. Sie muß mit so etwas wie Heu oder Gras ausgestopft worden sein ...“
Jetzt sehe ich die Missionarstochter. Bisher war sie wie von einem Lichtmantel umgeben. Aber jetzt wird es so, wie wenn die ganze Haut auf dem Rücken aufbrechen würde. Er sieht aus wie eine offene Wunde, die brennt und nie mehr zuheilt. Ich sehe mich unter einem Moskitonetz liegen, damit mein Rücken vor den Insekten einigermaßen sicher ist.“

Die junge Frau erlebte ein früheres Leben als Tochter eines Missionars nach, auch die Ratlosigkeit, die dort nach Ausbruch ihrer Krankheit herrschte. Auf sie hatte der junge Schwarze, der sie als Frau haben wollte und nicht bekam, die schwarzmagische Form des Voodoo-Kultes angewendet: Über eine von ihm hergestellte Puppe wollte er an dem Mädchen Rache üben, weil er durch dessen Schläge sein Gesicht verloren hatte.
Eine Eingeborene im Hause der Missionarsfamilie empfahl, zu einer ihr bekannten kräuterkundigen Frau zu gehen. Ihr Rat wurde befolgt, wie die oben erwähnte Rückerinnerung zeigt, aber der krankmachende Zauber konnte nicht mehr entkräftet werden. Der Medizinmann sollte helfen! Es war der gleiche, der vor vielen Jahren versucht hatte, durch das Ritual an dem damals kleinen Kind die ganze Missionsstation zu vertreiben. Er schaffte es aber damals nicht, weil er gegen die Kraft des Kreuzeszeichens, das er selbst über dem Mädchen gemacht hatte, nicht aufkam.
Die Missionarsfamilie wusste nicht recht, ob sie den Medizinmann konsultieren sollte. Der Pfarrer war sich inzwischen sicher, daß er vor einiger Zeit – ohne es zu wollen – den Schamanen brüskiert hatte, als er die Krankenstation aufbaute. Aber jetzt ging es um die eigene Tochter; und der Missionar und seine Frau waren mit den zu erwartenden alten Bräuchen des weisen Mannes einverstanden, wenn nur ihrer Tochter geholfen würde.

Die Patientin erlebte in der Tiefenentspannung die damalige kultische Heilung des Medizinmannes nach. Sie sah den Medizinmann in Trance tanzen und etwas anzünden, das einen starken Qualm entwickelte. Dann murmelte er Beschwörungsformeln. Maggy nahm an der in ihr ablaufenden Szene intensiven Anteil und beobachtete, wie er eine Art magisches Dreieck zwischen sich, der Puppe und der Missionarstochter aufbaute.
Maggy bekam jedoch das Gefühl, daß auch der Medizinmann ihr nicht mehr helfen könnte. Er brach von sich aus die Zeremonie ab. Er schien zu wissen, daß da eine ausgestopfte Puppe an einem Baum hinge. Er musste sie suchen, um den Zauber zu lösen.
Maggy erlebte wie in einem Film mit, wie der Schamane wegging und die Puppe fand. Unzählige Insekten waren an ihr und in ihrem Inneren zu finden, die Puppe war von ihnen durchfressen worden.
Die Puppe wurde mit dem Qualm aus einer unbekannten Substanz ausgeräuchert, damit die Insekten von ihr abfielen. Dann nahm der Medizinmann die Puppe vom Baum ab, löste von ihr das Kreuz auf ihrer Rückseite und nahm sie mit. Danach ging er wieder an seine Feuerstelle zurück, warf die Puppe ins Feuer, setzte seine Beschwörungen fort, die Trommeln dröhnten wieder, und er begann zu tanzen ...
Alle Bewohner des Eingeborenendorfes, zu dem die Missionsstation gehörte, nahmen an der Zeremonie teil. Maggy sah sich auf einer Art Bahre liegen, die auf einem Tisch stand. Der damalige Vater, der Missionar, stand neben seiner Tochter und versuchte, den Eingeborenen mit einem Blick zu streifen, der den Voodoo-Zauber ausgelöst hatte.
Maggy erkannte den Eingeborenen, der sie vor einiger Zeit hatte vergewaltigen wollen und von ihr geohrfeigt worden war. Er war, angelockt von den Trommeln, in sein Dorf zurückgekehrt und erschrak, als er sah, was sein Zauber Entsetzliches ausgelöst hatte.

Die Patientin sah sich in ihrer früheren Inkarnation wie in einer tiefen Ohnmacht liegen. Wir gewannen den Eindruck, daß sie die damaligen Schmerzen und die zunehmende Vergiftung ihres Körpers, den wunden, blutenden und nicht mehr heilbaren Rücken

nicht überstanden hatte. Sie hörte nur noch das Dröhnen der Trommeln, dann löste sie sich mit ihrer Seele vom damaligen Körper.
Erst in der Nachtod-Erfahrung konnte Maggy noch miterleben, wie dem Eingeborenen, der die Puppe mit dem Kreuz hergestellt hatte, später einfiel, eine weitere Puppe gefertigt zu haben, die er jedoch vergraben hatte. An ihr hatte er mit einer Art Nadel einen Stich in die Herzgegend vorgenommen und sie dann vergraben. Voller Schuldgefühle grub er die Puppe aus und verbrannte sie.
Als Maggy das als Rückerinnerung nacherlebte, spürte sie in ihrem gegenwärtigen Körper einen stechenden Schmerz in der Herzgegend, der sich jedoch nach einigen Minuten völlig auflöste. Sie bekam ein Gefühl der Entspannung und Befreiung.
In den folgenden Tagen fing Maggys Haut an, sich abzuschuppen. Sie kaufte sich eine Bürste und schrubbte sich mehrfach ab, um diesen Vorgang zu unterstützen.
Von da an erhielt sie einen zunehmend besseren Teint ihrer Haut. Die weit zurückliegende Schädigung ihrer Haut begann zu heilen. Die Schmerzen und körperlichen Leiden durch die schwarzmagische Form des Voodoo-Kultes hatten sich verloren, lange nachdem dessen Rituale die damalige Missionarstochter totkrank gemacht hatten.

Die Zerstörung der Puppen und die Auflösung des schwarzmagischen Voodoo hatte Maggy zu ihren Lebzeiten als Missionarstochter nicht mehr miterlebt. Erst in der Rückerinnerung konnte sie es sehen. Nun konnte sie mit dem nun bewussten Wissen ihrerseits dem damaligen Medizinmann verzeihen, der sie als kleines Kind opfern wollte, und sich gleichzeitig bei ihm bedanken, weil er ihr zu Jungmädchenzeiten hatte helfen wollen.

Interessant ist in diesem Zusammenhang ein weiterer Bericht der Patientin. Sie war nämlich vor einigen Jahren auf einer Urlaubsreise in Sri Lanka, dem früheren Ceylon, gewesen. Sie hörte damals von dortigen Teufelstänzern und hatte als Souvenir

eine kleine Marionette mitgebracht, die einen solchen Teufelstänzer darstellte. Dazu hatte sie eine Holzmaske mit Eingravierungen von ihr unbekannten Symbolen erstanden. Beide Gegenstände hingen jahrelang an einer Wand im Wohnzimmer.
Mit dem in der Tiefenentspannung erworbenen Wissen entstand das Gefühl, als ob diese beiden fremdartigen Souvenirs etwas Wichtiges erzählen wollten:

> *„Ich habe das Gefühl, daß ich in diese Marionette schlüpfe, und jemand anderes nimmt die Holzmaske, und wir tanzen zusammen in meinem Wohnzimmer. Wir stehen uns gegenüber und wiegen unsere Körper so wie in Ceylon, tief in den Knien mit der dort üblichen Beinstellung beim Tanz ...“*

Maggy erlebte, wie sie in der Rolle einer Tempeltänzerin mit ihrem Körper wie in Trance grazile rituelle Handbewegungen ausführte.

Diese Geschichte kann ein Beispiel dafür sein, wie Wunden, Schmerzen, Krankheiten, Narben, aber auch Bewegungseinschränkungen aus längst vergangenen Zeiten in die Gegenwart hineinwirken und psychosomatische Beschwerden, Allergien, für uns meist unverständliche Symptome auslösen können bis zu Angstzuständen und Lebensüberdruß.
Mitbringsel wie Marionetten, Masken, Bilder, Bücher, Schmuck, Steine und vieles andere können uns darüber nachdenken lassen, ob Gegenstände, die uns irgendwann ins Auge fallen und erworben werden wollen, Rückerinnerungen an frühere Existenzen auslösen und in unsere Bewusstsein dringen wollen.

„Ich habe ständig Schmerzen, ich halte es einfach nicht mehr aus!“

Thea ist der Typ der ordentlichen, sauberen, fleißigen schweizerischen Hausfrau. Seit ihrer Heirat lebt sie mit ihrem deutschen Mann und zwei Töchtern auf der Schwäbischen Alb. Thea hatte eine Odyssee an Reisen zu dem einen anderen Arzt oder Heilpraktiker hinter sich. Seit ihrem fünfunddreißigsten Lebensjahr vor fast dreizehn Jahren litt sie immer wieder unter rheuma-artigen Schmerzen, vor allem im Bereich der Schultern und Arme.

> *„Ich meine manchmal, ich müsse vor lauter Schmerz etwas hinausschreien, um es loszuwerden!“*

Morgens wachte Thema schon kraftlos auf. Tagsüber traute sie sich nicht auszuruhen, denn sonst würde sie sofort wieder Schwindelzustände bekommen, wie sie meinte. Weiter berichtete sie.

> *„Morgens habe ich stets ein Angstgefühl, dann geht es vielleicht eine halbe Stunde gut, und dann sackt mein Körper wieder zusammen ...*
> *Die Angst läuft mir über die Wirbelsäule und den Kopf, ich kann dann gar nicht recht denken, sehen oder hören. Dann befürchte ich auch immer wieder, nicht mehr laufen zu können, und gleichzeitig fühle ich eine starke Unruhe in mir, und manchmal ist mir so, als ob ich im Kopf nicht mehr recht wäre ...“*

Thea war das älteste von vier Kindern und erinnerte sich, daß sie immer Schläge bekam, wenn die Geschwister etwas „ausgefressen“ hatten. Als Älteste sollte sie eben entsprechend vernünftig, verständig und nachgiebig sein! Thea erinnerte sich sogar, daß sie von ihrem Vater noch geschlagen wurde, als sie mit ihren ersten Kind schwanger war. Lob gab es nie, Tadel dagegen ständig.

So war Thea ein Mensch geworden, der stets meinte, an allem schuld zu sein und gleichsam die Last der Welt tragen zu müssen.

Von ihren Eltern fühlte sich Thea von klein auf abgelehnt. Ein Grund dafür konnte sein, daß sie vielleicht ein Junge hätte werden

sollen. Durch ihre Erziehung wurde sie in die Rolle des Sündenbocks hineinmanövriert, und bis in die Gegenwart hinein konnte sie sich davon nicht lösen.
Schon als Kind hatte Thea Angst, eine Kellertreppe hinunter zu gehen, und die Mutter hatte ihr vor Jahren auch erzählt, daß sie tatsächlich einmal von der Treppe gestürzt wäre. Ihre Schwester Traudel war sogar einmal aus einem Fenster im ersten Stock gestürzt, und seither soll sie schwerhörig sein.
Thea ist unablässig auf den Beinen, im Haushalt und im Garten; sie wäscht auch die zwei Autos der Familie und putzt regelmäßig das Büro des Mannes, obwohl die finanziellen Verhältnisse des selbständig tätigen Partners als sehr gut bezeichnet werden können. Aber Thea meinte:

> *„Was sollen denn die Leute denken, wenn ich immer die Putzfrau kommen lasse? Die meinen doch, ich wäre faul und wolle nichts schaffen! Aber das gibt es bei mir nicht!"*

Der Garten ist Theas Hobby, aber sie macht auch sehr geschickt Handarbeiten und Blumengestecke, und einmal in der Woche geht sie zur Übungsstunde des Kirchenchores, wo sie als eine der besten Sopranstimmen gilt.
Thea hat zwei Töchter. Die Schwangerschaft mit dem ersten Kind war bis zum siebten Monat sehr schwierig; ständig bestand die Gefahr eines Abgangs. Sie hatte auch ständig Angst, das Kind nicht austragen zu können. Eine zweite Schwangerschaft endete tatsächlich vorzeitig. Thea hatte im vierten Monat einen Abgang. Die dritte Schwangerschaft mit der zweiten Tochter verlief dann komplikationslos.
Es gab noch einige weitere Symptome, die Thea zu schaffen machten.

> *„Nachts habe ich vom Hinterkopf über den ganzen Körper ziehend immer wieder das Gefühl, als wenn ich gar nicht mehr da wäre, als ob ich mich auflösen würde."*

Im partnerschaftlichen Kontakt mit ihrem Mann war es oft so, als ob sie sich nicht rühren könnte, innerlich wie verkrampft sei und überhaupt nicht zur Ruhe komme.

Außer diesen und anderen Symptomen, die noch zu besprechen sein werden, hatte Thea auch den Tod ihrer Schwiegermutter vor zwölf Jahren noch nicht verarbeitet.
Die alte Dame hatte wegen eines Oberschenkel-Halsbruches lange im Krankenhaus gelegen. Thea hatte stets eine gute Beziehung zu ihr gehabt, wie sie meinte, und sie war es auch, die Thea nach der Geburt des ersten Kindes im Haushalt geholfen hatte.
Einige Tage vor dem Tod der Schwiegermutter durfte sie heimgeholt werden. Aber ihre Genesung war nur von sehr kurzer Dauer. Am Tage ihres Todes wollte Thea sie mit ihrem Mann besuchen, aber das Ehepaar traf zu spät ein. Thea litt sehr darunter, nicht rechtzeitig zum Abschied anwesend gewesen zu sein, ja, sie machte sich deshalb jahrelang Selbstvorwürfe.

> *„Sie war noch warm, als wir eintrafen, aber doch schon tot. Ich küsste sie zum letzten Mal."*

Nach ihrem Tod konnte Thea jahrelang ihre Schwiegermutter als Geistwesen in ihrer Nähe sehen, für die Schwiegertochter eine schlimme Zeit, weil es ihr unheimlich war und sie mit ihrer Sensibilität für die Transzendenz nicht umgehen konnte.
Im Rahmen einer mehrmonatigen psychotherapeutischen und später reinkarnationstherapeutischen Arbeit tauchten immer wieder wechselnde Symptome auf. Lassen wir die Patientin mit ihren eigenen Worten sprechen:

> *„Heute Nacht bin ich aufgewacht, ich meinte, ich verbrenne ...."*
>
> *„Mir kommt es vor, als ob ein Pilz in meinen inneren Organen sitzen würde ..."*
>
> *„Ich trinke, kann aber später nicht Wasser lassen ..."*
>
> *„Seit drei Tagen wird es in meinem Arm immer schlimmer, als ob ich im Arm etwas losgemacht hätte, als ob jemand in meinen Arm schneiden würde ...*
>
> *„Mein Arm ist manchmal gar nicht mehr da ... ich träumte auch, daß man mir den Arm abgeschlagen hätte ..."*
>
> *„Als ich kürzlich meine Eltern besuchte und meinem Vater begegnete, verkrampfte sich mein ganzer Bauch ..."*

„Ich bekomme immer wieder Atemnot, als ob ich einen Stein auf der Brust hätte ...“
„Mein linkes Schultergelenk wird ganz heiß ... beide Schultergelenke sind wie gefesselt, mein linker Arm schmerzt, der Schmerz zieht sich zum Herzen hin ...“
„Ich habe das Gefühl, als ob man mir meinen Arm amputiert hätte ...“
„Es drückt mich etwas in den Sessel hinein, ich spüre Arme und Beine nicht mehr ... ich bekomme keine Luft mehr ...“
„Seit einigen Tagen ist meine Haut gerötet, es ist, als ob sie brennen würde ...“
„Die Härchen meiner Haut stellen sich kerzengerade auf, sie sind ganz empfindlich ...“
„Ich fühle mich ganz kraftlos, es ist, als ob mich jemand zerdrücken und mich nicht mehr hochkommen lassen wollte ...
„Es ist, als ob ich irgendwo auf etwas draufgebunden wäre ... eine Art Nagelbrett ... jemand muß mir etwas an meinem Arm gemacht habe ... ich habe das Gefühl, wie wenn ich in einer Ohnmacht wäre ...“
„Da sehe ich einen Kopf, der sich über mich gebeugt hat. Es ist eine Frau mit langen Haaren ... Jetzt habe ich das Gefühl, als ob ich in einer Gruft liegen würde, und von oben würden irgendwelche Menschen auf mich herunter schauen ...“
„Jetz erlebe ich mich wie in einem Sarg. Erde wird zugeschüttet ... jetzt werden meine Arme und Beine ganz leicht, es wird hell, ich fühle mich wohler ...“
Über einige Wochen hinweg traten immer wieder solche und ähnliche körperliche Empfindungen auf, verbunden mit Gefühlen der Angst, der Wehrlosigkeit, des Ausgeliefertseins.

Wer diese Zeilen liest, mag den Eindruck nicht loswerden, daß Theas Zustand sich im Bereich einer Psychose, einer Geisteskrankheit befunden habe. Solche Symptome können tatsächlich

bei Menschen auftreten, die an der Grenze zur Schizophrenie angekommen sind.
Thea war aber nicht geisteskrank, nur waren ihre Symptome vom üblichen medizinischen und psychologischen Standpunkt aus als schwer seelisch krankhaft anzusehen. Hinzu kam, daß nach den Befunden des Hausarztes und des von ihm aufgenommenen Elektrokardiogramms (EKG), den Untersuchungen des Orthopäden und des Röntgenologen immer deutlicher wurde, daß die von Thea geschilderten Symptome ohne irgendeinen klinischen Befund waren. Es zeigten sich zwar einige Kalkablagerungen im linken Schultergelenk, aber die zahlreichen Beschwerden der Patientin ließen sich daraus nicht ableiten. Sie hatte auch weder Herzrhythmusstörungen, noch die Neigung zu einem Herzinfarkt. Es mussten Symptome sein, die mehr aus dem seelischen Bereich heraus erklärt werden mussten, aber wie?

Zunächst bot sich ein psychosomatisch orientiertes Behandlungskonzept an, bestehend aus Massagen und durchblutungsfördernden Medikamenten einerseits, psychotherapeutischer Arbeit andererseits.
Im seelischen Bereich zeigten sich aus Kindheit und Jugend deutliche Störungen in der Eltern-Kind-Beziehung, die sich in schweren Schuldgefühlen und ständiger Unruhe und Angst vor Leistungsversagen niedergeschlagen hatten. Auch die erotisch-sexuelle Ebene war durch eine sehr tabuierte Erziehung im Elternhaus noch immer blockiert. Thea konnte sich einfach nicht entspannen und loslassen, Zärtlichkeiten konnte sie nicht annehmen, Zuwendung nicht genießen, erotisch-sexuelle Erlösung nur höchst selten gewinnen.
Aber es blieben Beschwerden, die mit der üblichen Psychotherapie nicht allein angehbar waren. Sie mussten aller Wahrscheinlichkeit aus früheren Inkarnationen stammen.
In den für die Reinkarnations-Therapie notwendigen Formen der Tiefen-Entspannung tauchten immer wieder eine ganze Reihe von körperlichen Symptomen auf:

„Ich habe einen Druck im Kopf auf der linken Seite ... auch auf der Wirbelsäule ... Es ist mir so, als ob jemand meine Oberarme niederdrückt ... Mein Kopf wird mir zurückgedrückt, als ob mich jemand in die Kissen hineindrücken würde ... Jetzt habe ich in meinen Waden Krämpfe, und mein linker Arm schmerzt immer mehr ... auch mein Gesicht schmerzt jetzt ... ich habe so etwas wie Migräne im Kopf ... Jetzt ist es so, als ob man mich von unten her hochdrückt ... Der Schmerz wandert in meinen Arm zurück ... unter meiner Haut wird es so wellig, als ob unter meiner Haut etwas schweben würde ... und nun spüre ich einen Schnitt im Armmuskel ... ich habe einen Schmerz, als ob mir ein Messer in den Körper schneidet ... jetzt habe ich wieder ein Ziehen in der Kniekehle ... in der Herzgegend ein Druck- und Schweregefühl ...“

Das waren eine lange Reihe von Empfindungen und Gefühle, häufig wechselnd, schmerzhaft, obwohl man nicht davon ausgehen konnte, daß jemand in der Gegenwart der Patientin ihr einen erkennbaren Schmerz zugefügt hätte.
Nach der reinkarnationstherapeutischen Arbeit traten da und dort noch Nachwirkungen auf, beispielsweise Kopfschmerzen oder Weinkrämpfe, jedoch schlafen konnte die Patientin danach gut. Nach dem Weinen war sie immer wieder wie erlöst. Ansonsten verging kaum ein Tag ohne Beschwerden, wie Thea immer wieder versicherte. So traten auch Angstgefühle auf, daß sie einmal an einer schweren Krankheit sterben und vorher viel leiden müsste.
Über drei Wochen hinweg zeigten sich auf der Haut allergische Reaktionen mit deutlicher Rötung und Juckreiz. Dann waren diese Symptome plötzlich wieder verschwunden. Darauf spielten Empfindungen an den Augen eine Rolle, ein Druck in und hinter den Augen, die Angst vor dem Verlust des Augenlichts. Die Augen brannten ohne erkennbaren Grund. Allerdings gab es eine Erinnerung an einen schweren Scharlach in der Kindheit, so daß Thea für sechs Wochen in ein Krankenhaus eingeliefert werden

musste. Dort konnte sie im Verlauf der Krankheit einige Tage nichts sehen und hatte panikartige Zustände, blind zu werden.
Die genannten Symptome wurden im Laufe von einigen Wochen immer verständlicher. Thea erinnerte sich an frühere Inkarnationen, in denen sie Strafen, Foltern, Messerstiche, den Verlust eines Armes erlitten hatte. Einmal war sie auch als angebliche Hexe auf dem Scheiterhaufen verbrannt worden. Im Verlauf einer fürchterlichen Folter war ihr das Augenlicht genommen worden.

Nachdem Thea diese früheren Geschehnisse nochmals nacherlebt hatte, vergingen die Schmerzen zunehmend. Aber ihr Befinden wechselte: mal ging es ihr sehr gut, mal rutschte sie wieder in die alten Schmerzzustände zurück. Wir hatten also noch nicht alles, was Thea bedrängte, gefunden und verarbeiten können.
Eines Tages erlebte Thea eine besondere Bereicherung. Mit ihrem inneren Auge sah sie eine Gestalt, umgeben von roter und weißer Farbe:

> *„Sie ist so, wie ich mir die Mutter Gottes vorstellen würde ... genau so habe ich sie auch erlebt, als ich in anderen Umständen war ...oh, da fällt mir gerade etwas ein ...“*

Im Laufe der nächsten Wochen trat diese lichte Gestalt mehrfach auf. Ich will offen lassen, ob es sich um eine Marienerscheinung handelte. Auf jeden Fall möchte ich jedoch annehmen, daß es sich um eine Wesenheit handelte, die der Patientin gut gesonnen war. Vielleicht war es ihr Schutzengel oder geistiger Führer.
Diese Szenen ließen in Thea die Hoffnung reifen, daß ihr engelhafte Wesen der anderen Welt helfen würden, aus ihren Schmerzen herauszufinden.
Überhaupt gewann ich in den vielen Jahren heilkundlicher und psychotherapeutischer Tätigkeit immer mehr den Eindruck, daß sich diese Schutzengel oder geistigen Führer da und dort zeigen und zu erkennen geben, zur Hilfe aus der Transzendenz bereit sind, so weit ihnen das erlaubt ist. Andererseits konnte ich aber auch feststellen, daß es transzendente Wesenheiten gibt, die man als negative Kräfte, als eine Art Dämonen ansprechen muß. Auch

solche erlebte und sah Thema mit ihrem inneren Auge. Sie schilderte das so:

> *„Da liegt mir etwas schwer auf der Brust ... Da will sich etwas zeigen. Ich möchte am liebsten die Augen aufreißen ... ja, da sitzt mir etwas auf der Brust, hat ein komisches Gesicht, schwarze, dunkle Augen ... Jetzt sehe ich ein Gesicht, es sieht so aus wie meine verstorbene Schwiegermutter, zu deren letzter Lebensminute ich zu spät kam ... sie starb vor ungefähr dreizehn Jahren ... und da ist jetzt ein Mann zu sehen mit einer langen großen Nase ... Auf einmal bekomme ich einen Schlag auf den Hinterkopf ... jetzt wieder das Gesicht wie vorhin, wie das meiner verstorbenen Schwiegermutter ... ich war damals sehr traurig, weil ich in ihren letzten Stunden nicht mehr mit ihr reden konnte ... jetzt bekomme ich wieder Atemnot, es wird mir ganz schwarz vor den Augen ... jetzt sehe ich meine Schwiegermutter ganz deutlich vor mir, sie hat jetzt weißes Haar, damals war sie noch rotblond ... sie sieht anders aus, als ob sie halbverwest wäre ...“*

Thea erzählte noch einmal, daß sie mindestens zwei Jahre lang ihre verstorbene Schwiegermutter immer wieder im Hause gesehen habe. Das sei ihr eine große Belastung gewesen und habe in ihr viel Angst und ein Beengungsgefühl auf der Brust ausgelöst. Thea glaubte, daß ihr die Schwiegermutter mitteilen wollte, es solle ihr als Schwiegertochter auch mal nicht besser gehen, als ihr zu Lebzeiten.

Die Aufarbeitung der Beziehung zwischen Thea und ihrer Schwiegermutter ergab, daß sich die beiden Frauen keineswegs so gut verstanden hatten, wie man aus dem Bericht über den versäumten Abschied von der Sterbenden hätte vermuten können. Es muß wohl wein erhebliches Maß an Ressentiments und versteckten Aggressionen gegeben haben, denn Thea hatte ihren Mann zunächst gar nicht heiraten wollen. Nur durch die erste Schwangerschaft war es zur Ehe gekommen. Thea hatte jedoch im vierten Monat einen Abgang, so daß - nachträglich gesehen - die

Heirat gar nicht mehr notwendig gewesen wäre. Erst als Thea in der Ehe wieder schwanger wurde, konnte sie das Kind austragen. Nach dieser Lebensgeschichte war es durchaus möglich, daß die verstorbene Schwiegermutter Thea mit negativen Gedanken verfolgt und keineswegs daran interessiert war, daß es ihr gut ging!

Als wir unsere therapeutische Arbeit fortsetzten, traten immer wieder gleiche und ähnliche Empfindungen am Körper auf:

> *„Ich habe Hände wie Stummel, meine linke Hand ist wie abgeschlagen, ich habe jetzt auch Schmerzen im Genick ... aber jetzt kommt wieder dieses feine Gesicht, das wie die Maria aussieht ...“*

Das innere Auge der Patientin öffnete sich immer mehr. Sie erlebte Misshandlungen, Schläge, Folterungen, einen Tod durch Ertrinken und einen anderen durch Verhungern, Sturz in einen Brunnen, Verbrennen auf dem Scheiterhaufen.

Besonders auffallend war jedoch, daß Thea in der Tiefenentspannung das Gefühl hatte, als ob jemand, den sie zunächst nicht sehen konnte, neben ihr stünde. Dann konnte sie eine schwarze Gestalt entdecken, die sie als Abt bezeichnete. Als Thea am nächsten Tag zuhause mit Bügeln beschäftigt war, entdeckte sie die gleiche Gestalt bei sich im Zimmer. Beim nächsten Mal sagte sie zu mir:

> *„Ich weiß nicht, warum ich ihn in `Abt` nenne, aber ich habe das Gefühl, als ob er meine zweite Haut wäre. In seiner Nähe war es mir, wie wenn er mich in den Tod treiben wolle ... durch Depressionen, Erschöpfungszustände, die juckenden allergischen Reaktionen auf meiner Haut ...“*

Als wir wieder miteinander arbeiteten, konnte Thea den Abt wieder neben sich sehen. Es war so, als ob er ihr den Kopf herunterdrücken wollte. In der folgenden Nacht tauchten im Traum hässliche, missgestaltete Tierköpfe auf. Auch die Gestalt des Abtes konnte sie wieder erkennen, neben sich an ihrem Bett stehend. Dabei hatte Thea die Vorstellung, daß dieser Abt von

damals in einer früheren Inkarnation ihr heutiger Mann sein könnte.
Weitere Rückerinnerungen zeigten, daß Thea in einer früheren Inkarnation als Nonne mit diesem Abt ein Kind gehabt, man es ihr aber weggenommen hatte. Der Abt verleugnete das Kind und suchte später einen Grund, die Nonne als angebliche Hexe verbrennen zu lassen.
Einige Tage später tauchten wieder gravierende Ängste auf, die von Thea beschrieben werden konnten:

> *„Da ist etwas, das mich behindert ... mein Kopf und Hals sind wie gelähmt. Ich bin nicht fähig herauszubekommen, was es ist."*

Thea erlebte ihre Händen wie angebunden, sie schauderte, bekam keine Luft mehr. Masken traten vor ihrem inneren Auge auf. Sie jagten ihr Angst ein:

> *„Es ist, als ob mich etwas blenden würde, damit ich nichts sehen kann!"*

Einige Tage später wachte Thema wieder nachts auf, es war gegen ein Uhr dreißig. Sie sah wieder den Abt neben sich stehen. Was wollte er nur von ihr? Thea konnte es nicht herausfinden, sie geriet wie in Panik.
Da entstand ein Traumbild. Der Abt stand hinter einer Truhe, und plötzlich wusste Thea: In einer solchen Truhe wurde damals ihr kurz vorher von ihr geborenes und dann umgebrachtes Kind versteckt, und danach diente diese Truhe als sein Sarg. Und im gleichen Traum tauchte noch eine Frau auf. Thea hörte aus ihrem Mund Worte wie:

> *„Du sollst in alle Ewigkeit verdammt sein!"*

Dann ein weiteres Traumbild, es hatte mit einer schweren früheren Krankheit zu tun:

> *„Ich habe die Pest! Ich spüre, daß ich einen langen wahnsinnigen Leidensweg vor mir habe. Ich sehe so etwas wie eine zerfressene Hand, fühle mich sterbenskrank, und ich will auch nicht mehr leben ..."*

In den nächsten Tagen wurde Theas Gesicht knallrot, die Drüsen am Hals schwollen ihr dick an. Sie bekam Schmerzen am Hinterkopf, sie fühlte, wie der ganze Rücken zu jucken anfing. Der Hals fühlte sich an, als ob Thea eine eitrige Angina hätte. Sie erlebte nach, wie sie immer schwächer wurde und letztlich an ihrer unheilbaren Krankheit starb. Die Symptome der Pest waren nochmals in ihr aufgeflammt. Und wieder hörte sie eine Stimme:

> *„Du darfst nicht gesund werden!“*

Diese Stimme stammte von einer Frau, die Thea in ihrem Traumbild sehen konnte. Sie trug eine Maske, damit ihr Gesicht nicht erkennbar war.

Die aufgebrochenen früheren Leidenswege Theas erhielten in den folgenden Tagen eine weitere Ergänzung. Thea fiel ein früh verstorbener Vetter ein, der in jungen Jahren einen tödlichen Autounfall erlitten hatte. Er war damals verheiratet und hatte drei kleine Kinder. Dazu Thea:

> *„Ich meine, er ist mit seiner Seele in meiner Nähe. Vor jetzt zwölf Jahren war es, daß er von einem betrunkenen Autofahrer überfahren worden war. Mit ihm verstand ich mich sehr gut, er war ein feiner Kerl!“*

Merkwürdigerweise hatten die körperlichen Symptome, wie sich Thea jetzt erinnerte, damals in der Zeit um den Tod des Vetters angefangen!

In der Tiefenentspannung tauchte das Grab des Vetters mit der Beerdigungszeremonie auf, und dazu bekam Thea Kopfschmerzen. Plötzlich änderte sich die Szene, und sie erkannte, daß sie in einem früheren Leben die Frau dieses verstorbenen Vetters war, er aber in einem Duell wegen ihr tödlich getroffen wurde. Seine damalige Mutter litt sehr unter dem frühen Tod ihres Sohnes, der ihr als völlig unnötig erschienen war. Sie gab die Schuld dafür ihrer Schwiegertochter:

> *„Du bist schuld, daß mein Sohn nicht mehr lebt!“*

Thea spürte deutlich, daß sie seinerzeit Schuld auf sich geladen hatte, als sich wegen ihr zwei Männer bekämpften und einer von ihnen tödlich getroffen wurde. Thea hatte damals von dem anderen Mann ein uneheliches Kind. Nun konnte sie das Gesicht der Frau, die sich vorher verhüllt hatte, deutlich erkennen. Es war

die damalige Mutter des jungen Mannes, der im Duell erschossen worden war.
Ihre Worte von Schuld am Tode des Sohnes hatten in der damaligen Thea so starke Schuldgefühle gesetzt, daß sie bis zur Gegenwart darunter litt, es ihr aber nicht bewußt war.

Theas Geschichte mag wie ein Kriminalroman klingen. Die Erfahrung aus der reinkarnationstherapeutischen Arbeit zeigt jedoch immer wieder, daß nicht nur Rückerinnerungen an frühere eigene Fehler sich als Angst und Schmerz niederschlagen können, sondern auch die bösen Wünsche, Verwünschungen, Flüche anderer Menschen bis hin zu dämonischen Kräften.
Auch muß man heute immer noch annehmen, daß es Formen von Besessenheit gibt. In diesem Falle sind es oft Wesenheiten, die nach ihrem eigenen persönlichen Tod nicht in die andere Welt hinüber gehen können oder wollen, so etwas wie erdgebundene Seelen sind und sich sensible oder sonstwie geschwächte Menschen suchen, durch deren Körper sie zeitweise wirken können.

Warum eine Mutter nicht zärtlich sein konnte - Verstrickungen um eine Totgeburt

Irmgard war neunundvierzig Jahre alt, von Beruf Sportlehrerin an einem Gymnasium. Sie ist verheiratet, der Ehemann wohnt die Woche über in der gemeinsamen Wohnung, Irmgard hat aber noch eine Wohnung am Schulort, wo sie unterrichtet. Das Wochenende verbringt das Ehepaar im Allgemeinen gemeinsam. Die beiden Töchter sind bereits erwachsen und haben ihren eigenen Hausstand.

Vor einigen Monaten hatten sich erhebliche Schmerzen an der Brust- und Lendenwirbelsäule eingestellt, die Irmgard beruflich fast lahm legten. Manchmal meinte sie, sie müssen vor Schmerz aufschreien. Medizinisch war ein Bandscheibenschaden diagnostiziert worden.

Irmgard stammt aus einer Pastorenfamilie. Die beiden Kinder, Irmgard und ihr sechs Jahre jüngerer Bruder Sven, wurden streng erzogen. Schließlich saß man ja in der Gemeinde „auf dem Präsentierteller" und wurde ständig beobachtet.

Der Vater war in der Nachkriegszeit als Pfarrer in drei Gemeinden tätig und mehr als überlastet, so daß er für seine Frau, Irmgard und Sven nur sehr wenig Zeit erübrigen konnte. Sein Arbeitszimmer war für ihn aber auch eine „Fluchtburg", weil er mit seiner Ehe erhebliche Schwierigkeiten hatte.

Irmgards Mutter, ursprünglich strenggläubige Katholikin, war mit der Eheschließung zum evangelischen Glauben konvertiert. Mit der lebens- und leibfeindlichen katholischen Tradition in ihrer Familie war sie schon lange nicht mehr zurechtgekommen. Vom evangelischen Bekenntnis erwartete sie mehr Offenheit, Toleranz und persönliche Freiheit, vor allem jedoch Entlastung von der sexuell tabuierten Erziehung ihres Elternhauses. Dort hatte sie gelernt, sich mit ihren Gefühlen zurückzuhalten und stets die ihr auferlegten Pflichten gegenüber Gott und Kirche in den Vordergrund ihres Lebens zu stellen.

Die Ehe von Irmgards Eltern war nach außen hin in Ordnung, aber insgeheim muß es zwischen ihnen, vor allem im Schlafzimmer, oft

Streit gegeben haben, der vor den Kindern versteckt wurde. Zunehmend fühlte sich die Mutter vom Leben betrogen. Irmgards Eltern hatten ursprünglich drei Kinder. Irmgard selbst war 1938 geboren, dann kam eine Schwester 1942, die eine Totgeburt gewesen sein soll, auf die Welt und zuletzt der Bruder 1944. Über die totgeborene Schwester verloren die Eltern kein Wort. Irmgard gewann jedoch den Eindruck, daß sich um sie eine Art Geheimnis gebildet hatte.

Das Verhältnis zwischen Irmgard und ihrer Mutter war im Laufe der Jahre immer angespannter geworden., vor allem durch den stets autoritären und zwingenden Erziehungsstil der Mutter. Wenn die Tochter sich gegen den Willen der Mutter auflehnte, konnte sie hören:

> *„Du ist ja so egoistisch, Du könntest über Leichen gehen!"*

So wurde Irmgard immer vorsichtiger, zurückhaltender, stiller, um ihre „alte Dame" nur ja nicht zu provozieren.

Auch als die Tochter längst erwachsen war und ihr Studium beendet hatte, gab es die Mutter nicht auf, Irmgard ihren Willen aufzuoktroyieren. Das ging so weit, daß die Mutter einen Selbstmordversuch unternahm, als die junge Lehrerin aus dem Elternhaus ausziehen und sich eine eigene Wohnung nehmen wollte.

Die Mutter war 1977 gestorben. Zuvor hatte sie einen Schlaganfall mit nachfolgender halbseitiger Lähmung erlitten und danach noch sechs Wochen im Koma gelegen. In den letzten Tagen ihres Lebens war sie so viel wie nicht mehr ansprechbar. Irmgard war damals neununddreißig Jahre alt.

Die letzten Lebenswochen der Mutter waren für Irmgard sehr belastend. Sie sah, daß sie für die Mutter nichts mehr tun konnte, aber auch kein Gespräch mehr zwischen beiden möglich war.

Während Irmgard ihre Mutter im Krankenhaus mit versorgte und oft bei ihr wachte, erinnerte sie sich nochmals an ihre Kindheit und Jugend. Wie ein Film zogen die früheren Erlebnisse an ihr vorbei. Und da gab es ein Ereignis, das besonders intensiv in Irmgard haften geblieben war:

Als ein Jahr nach der Eheschließung das erste Kind unterwegs war und Irmgard ihrer Mutter die freudige Nachricht überbrachte, war Mutters Ausruf:

„Ach, Du lieber Gott!“

Dieses erste Kind kam jedoch nicht lebend zur Welt! Irmgard hatte im dritten Monat einen Abgang. Man hatte ihr in der Klinik gesagt, daß der Fötus schon ganz schwarz gewesen wäre. Als Irmgard wieder schwanger wurde, hatte sie große Sorge, das Kind wieder nicht austragen zu können.

Irmgard wartete dieses Mal einige Wochen länger, bevor sie ihrer Mutter von der erneuten Schwangerschaft erzählte. Irmgard berichtete in der Sprechstunde, daß ihre Mutter sie daraufhin richtig fertig gemacht habe. Sie schrie die werdende Mutter an:

„Wie kannst Du nur ein Kind in die Welt setzen, wo es so viele Kinder ohne Eltern gibt!“

Von da an zog sich Irmgard immer mehr von ihrer Mutter zurück und beschränkte sich auf konventionelle Kontakte zu Geburtstagen und sonstigen Familienfeiern.

Mit Schrecken erinnerte sich Irmgard an eine Auseinandersetzung mit ihrer Mutter, als sie einmal mit ungefähr achtzehn Jahren ihre Vorstellungen vom Leben verteidigte. Der Mutter rutschte vor Zorn über die freiheitlichen Ideen ihrer Tochter der Satz heraus:

„Wenn das Deine Meinung ist, verfluche ich Dich!“

Irmgard nahm diesen Fluch zwar von ihrem Bewusstsein her nicht an, aber der Ausspruch der Mutter saß tief in ihrem Unbewussten.

Als ich Irmgard kennenlernte, war die Mutter bereits über zehn Jahre verstorben, aber immer noch wirkten die damaligen Worte in ihr nach. Sie erinnerte sich, daß eigentlich schon, als sie erst zwölf Jahre alt war, erstmals Schulter- und Rückenschmerzen auftraten, vor allem, wenn sie sich aufgeregt hatte und ihren Ärger in sich aufstauen und den Mund halten musste.

Einmal war sie von der Mutter so hart geschlagen worden, daß sie an einem Auge eine blutunterlaufene Stelle bekam. Trotzdem musste Irmgard in die Schule gehen. Sie erinnerte sich:

„Sie hat blindlings auf mich eingeschlagen. Ich war damals ungefähr 16 Jahre alt."

In der Tiefenentspannung visualisierte Irmgard während unserer psychotherapeutischen Arbeit das damalige Krankenzimmer der Mutter in der Klinik. Sie konnte die gelähmte Mutter deutlich erkennen, hatte ihren Körpergeruch in der Nase, bemerkte, wie die Mutter nochmals mit ihr sprechen wollte, es ihr aber nicht mehr gelang.

Für Irmgard wurde es von Tag zu Tag qualvoller, das Zimmer der Mutter zu betreten. Sie befürchtete sogar, daß die Mutter noch einmal zu Bewusstsein kommen und ihr irgendein böses Wort entgegenschleudern könnte.

Als wir wieder auf die Mutter-Tochter-Beziehung zu sprechen kamen, hatte Irmgard plötzlich ein Gefühl, als ob ihre verstorbene Mutter neben ihr stehe und ihr irgendetwas mitteilen wollte. Und tatsächlich, in der Tiefenentspannung gewahrte Irmgard mit ihrem inneren Auge die Gestalt ihrer Mutter. Irmgard durfte das Leben ihrer Mutter zurückverfolgen. Sie zeigte ihr einige wesentliche Ausschnitte ihres vergangenen Lebens.

Die Mutter hatte einen Zwillingsbruder, der jedoch bei der Geburt gestorben war. Der gewünschte Stammhalter wurde wieder abberufen, während sie – „nur ein Mädchen" – am Leben blieb. Die eigene äußerst strenge Erziehung war von den Eltern auf ein Leben als Nonne ausgerichtet, in das die Mutter ab ihrem sechzehnten Lebensjahr eintreten sollte, sich jedoch dagegen verwahrte.

Irmgards Mutter war allem Anschein nach vor ihrer Ehe schwanger. Deren Eltern kamen dahinter, und das Kind musste abgetrieben werden. Wahrscheinlich erlebte Irmgards Mutter das in ihrer Ehe zweite totgeborene Kind als Strafe Gottes für die von ihr erzwungene Abtreibung.

Entscheidend für Irmgard war nun, daß sie mit ihrem inneren Auge sehen konnte, was es mit der angeblich totgeborenen Schwester auf sich gehabt hatte. Dieses Baby hatte nämlich bei der Geburt gelebt, war aber missgestaltet mit nur einem richtig ausgeformten Bein, während das andere klumpfüßig aussah.

Dem Pastor und Vater des Kindes wurde nahegelegt, das Kind unversorgt zu lassen, damit es in Ruhe sterben könnte und nicht das Leben eines missgestalteten Menschen führen müsste. Für die Eltern sicher ein verständlicher medizinischer Rat, zumal in der Zeit des Dritten Reiches, wonach irgendwie behinderte Kinder sowieso eliminiert und getötet wurden.

Der Vater konnte mit dieser Belastung fertig werden, nicht jedoch die Mutter. Sie erlebte das missgestaltete Kind, das nun nicht leben konnte und durfte, als persönliche Strafe für sich selbst. Ihre Weiblichkeit wurde dadurch noch mehr belastet als vorher schon. Weder ihrem Mann, noch ihrer Tochter Irmgard und dem später geborenen Sohn Sven konnte sie Zärtlichkeit geben oder deren Zuwendung beantworten. Sie verhärtete, erkaltete regelrecht mit ihren Gefühlen und reagierte immer autoritärer, um dahinter ihre eigene verwundete Seele zu verbergen.

Irmgard hatte nun Mitleid mit ihrer Mutter und konnte für sie mehr Verständnis als ursprünglich aufbringen. Die verstorbene Mutter an Irmgards Seite bat ihre Tochter um Verzeihung. Sie habe ihr oft wehgetan, und es tue ihr leid, was sie falsch gemacht habe.

Irmgard fiel es nicht leicht, allen Groll gegen ihre Mutter aufzugeben, aber sie machte sich auf den Weg des Verstehens und Verzeihens.

Irmgard folgte einem Vorschlag, den ich schon vielen Patienten machte: Sie zündete als Zeichen der Versöhnung in einer Kapelle eine Kerze an.

An dieser Stelle ist vielleicht ein persönliches Wort angebracht. Ich stamme väterlicherseits aus einer schlesischen Familie mit Hugenotten als Vorfahren, während meine Mutter in Bamberg in katholischer Tradition aufwuchs. So lernte ich früh die beiden religiösen Auffassungen der evangelischen und katholischen Kirche kennen.

Nach dem letzten Weltkrieg als Schüler der Oberschule in Aalen/Württemberg hatte ich viele Gespräche mit meinen katholischen Banknachbarn und manche kritische Diskussionen mit den evangelischen Pfarrern in meinem Religionsunterricht. Zur Feier

des Abiturs saß ich abends zwischen dem evangelischen und katholischen Geistlichen, im Nachhinein ein fast symbolischer Sitzplatz!
Die beiden Sichtweisen der evangelischen und katholischen Kirche wurden mir erst viele Jahre später sowohl im privaten als auch im beruflichen psychotherapeutischen Bereich schmerzhaft bewußt, als ich mich noch über das Versagen des einen oder anderen Geistlichen und dessen enge Auslegungen der Kirchgesetze aufregte.
Mein heutiger Standpunkt ist, daß wir die Institutionen der offiziellen Kirchen und die religiösen Überzeugungen nicht gleichsetzen sollten. Überall im Leben gibt es „solche und solche“ und finden wir Stärken und Schwächen der Menschen; und das gilt auch für kirchliche Gemeinschaften, gleich welcher Couleur. Letztlich sind wir alle „auf dem Wege“ und wollen dem göttlichen Willen gerecht werden, jeder auf seine Weise.
Die katholische Kirche konnte nach meiner Auffassung viel spirituelles Gedankengut aus der Vergangenheit in die Gegenwart retten, ohne daß ihre Vertreter es vielleicht selbst zur Kenntnis nehmen wollen oder können. Ich denke beispielsweise an den tiefen Sinn der beiden Feiertage Allerheiligen und Allerseelen mit der Fürbitte für die Verstorbenen, den Gedanken an die erdgebundenen Seelen bis hin zur Besessenheit, die Kraft des Weihwassers, über dem ein Gebet gesprochen wurde, die schützende Kraft des Kreuzeszeichens, das die Chakren vor dem Gebet öffnet, nach dem Gebet wieder schließt.
Zurück zu den Kerzen: Sie sind ein Symbol des Lebens, sie helfen von außen her ein inneres Licht zu entzünden; sie sind Zeichen des Friedens.
Irmgard entzündete einige Tage nach der oben dargelegten Thematik in einer Kapelle eine Kerze. Sie sollte Ausdruck des Verzeihens und der Fürbitte für ihre verstorbene Mutter sein.
Als Irmgard das nächste Mal in die Tiefenentspannung hinein geglitten war, erschien vor ihrem inneren Auge nochmals ihre Mutter und bedankte sich für Verständnis und Hilfe. Wir gewannen den Eindruck, daß sie nunmehr nicht mehr erdgebunden

war, sondern frei von hier in die andere Welt hinüber gehen konnte.
Für Irmgard selbst löste sich der Fluch der Mutter auf! Diese verabschiedete sich von ihrer Tochter sogar mit Worten des mütterlichen Segens. Die früheren Rückenschmerzen sind heute verschwunden. Irmgard fühlt sich befreit von Bürden, die sie jahrelang auf ihren Schultern mit sich herumgetragen hatte.

„Warum hast Du uns verlassen, warum hast Du das getan?“

Über ein Tal im südlichen Schwarzwald schwingt sich eine hohe Eisenbahnbrücke. Wer auf ihr steht, könnte einen intensiven Sog nach unten spüren ...

In den zwanziger Jahren des letzten Jahrhunderts stand eine junge Frau, Maria mit Namen, auf dieser Brücke. Sie war von einem im Tal liegenden Dorf hinaufgehetzt und wollte von oben in die Tiefe schauen, vielleicht auch durch einen Sturz hinunter ihrem sinnlos gewordenen Leben, wie sie meinte, ein Ende setzen.

Maria war verzweifelt von zuhause weggelaufen. Ihre beiden kleinen Töchter, die siebenjährige Barbara und die fünfjährige Nadja, hatte sie bei der Großmutter gut versorgt zurückgelassen.

Maria hatte großen Kummer. Ihr Mann hatte sie, Barbara und Nadja, einer anderen Frau zuliebe verlassen. Maria, gerade fünfunddreißig Jahre alt geworden, wusste nicht mehr weiter. In ihrer Not suchte sie Vergessen, sie stürzte sich von der hohen Brücke in die Tiefe ... sie war sofort tot.

Maria hatte ein Nachtod-Erleben, das sie Jahrzehnte später, als sie sich wieder inkarniert hatte, als Rückerinnerung in ihr Bewusstsein holen konnte.

Sie sah sich wie in einem Traum leblos unten im Tal liegen, ihre Seele hatte sich vom Körper gelöst und schwebte darüber. Kaum dem damaligen Leben entflohen, plagten sie Skrupel, Selbstvorwürfe, Schuldgefühle. Es wurde ihr grausam bewußt, daß sie ihre beiden Kinder bei der Großmutter und nun ohne Mutter zurückgelassen hatte. Maria erkannte ihre damalige Umwelt wieder:

> *„Ich sehe meine beiden Mädchen vor dem Haus spielen. Sie wissen noch nicht, daß ich von ihnen weggegangen bin. Es muß gleich frühmorgens gewesen sein, als ich zur Brücke hinaufstieg und mich von oben hinunterstürzte.“*

Margrit, so heißt heute die damalige Maria, weinte bitterlich, als sie diese Szene mit ihrem inneren Auge nacherlebte. Sie lag in der Tiefenentspannung im Therapiezimmer. Ihre Rückerinnerungen als Maria, die sich im Jahre 1924 in einer Depression das Leben genommen hatte, liefen wie ein Film ab. Sie war nochmals ganz von der Not ihres damaligen Lebens und der Zeit danach gefangen:

> *„Die Großmutter, meine Mutter, erklärt den Kindern, daß ihre Mutter nicht mehr lebe, weil sie verunglückt sei. Sie sind ganz verzweifelt, mit ihren fünf und sieben Jahren hätten sie mich so dringend gebraucht, und die Oma ist auch nicht mehr die Jüngste ...“*

Margrit erlebte nach, wie sie als Maria „von drüben aus“, immer wieder in der Nähe ihrer Kinder war, ohne sich ihnen bemerkbar machen zu können. Sie konnte keine Ruhe finden, so lange sie nicht wusste, daß es ihren Töchtern in Zukunft gut gehen würde. Sie fühlte sich auch wie festgebunden an ihre frühere Umgebung und das Haus der Großmutter, in dem sie mit den Kindern und ihrem Mann gelebt hatte:

> *„Die Großmutter versorgt meine beiden Kinder, aber sie sind weiterhin niedergeschlagen, werden mit dem frühen Tod ihrer Mutter nicht fertig ...*
> *Nun kann ich meinen damaligen Ehemann sehen und erkennen, wie es ihm lästig ist, seine Töchter und meine Mutter zu besuchen. Für ihn ist es nur Pflicht. Es ist keine seelische Bindung mehr da zwischen ihm und den beiden Mädchen ...*
> *Nadja und Barbara hängen nun mit abgöttischer Liebe an ihrer Oma und leben, als sie älter werden, ständig in der Angst, daß auch sie ihnen bald durch den Tod genommen werden könnte. Sie sind nun schon fünfzehn und siebzehn Jahre alt und sorgen jetzt mehr für meine Mutter, als diese sich um sie kümmern kann.“*

Über viele Jahre hinweg blieb Maria in der Nähen ihrer Kinder und ihrer Mutter; sie konnte sich von ihnen nicht trennen. Maria konnte miterleben, wie ihre älteste Tochter Barbara einen sehr lieben Mann heiratete, während Nadja noch bei der Oma lebte und sie nun verpflegte.

Die alte Frau, vielleicht inzwischen um die siebzig Jahre alt, war kränklich geworden, musste meist das Bett hüten und wurde von Nadja liebevoll versorgt. In ihren letzten Tagen prägte sie ihren beiden Enkelinnen ein, daß sie ihre Mutter niemals vergessen dürften, denn sie hätte ihre beiden Kinder immer sehr geliebt.
Als die Großmutter ihrem körperlichen Ende entgegen ging, war Maria in ihrer Nähe und erwartete sie. Als sich die Seele der Sterbenden von ihrem Körper gelöst hatte, trat Maria auf ihre Mutter zu, empfing sie in der jenseitigen Welt und bedankte sich bei ihr für die aufopfernde Betreuung ihrer Kinder. Mit spürbarer Erleichterung erlebte die heutige Margrit nach, wie die damalige Mutter ihr als Tochter Maria nach dem Tode den damaligen Selbstmord verzieh.
Für die beiden Mädchen, die inzwischen zu jungen Frauen herangewachsen waren, war der zweite Tod eines von ihnen geliebten Menschen wieder ein gravierendes Ereignis, das sie ernster und stiller werden ließ.
Nach dem Tod der Großmutter war die ältere Tochter Barbara zwar in ihrer Ehe versorgt, aber die jüngere Nadja wurde mit dem Tod der Mutter und der Großmutter nicht fertig. Im Laufe von wenigen Jahren wurde sie kränklich, fühlte sich immer schwächer werden, musste sich oft hinlegen und ausruhen.
Maria blieb weiterhin an die Gegend ihres früheren Lebens gebunden. Sie spürte immer wieder Reue, weil sie ihre Kinder allein gelassen hatte, obwohl sie inzwischen längst erwachsen waren:

> *„Wenn sich meine jüngere Tochter hinlegt, um sich auszuruhen, setze ich mich neben sie und bin bei ihr. Manchmal lächelt sie auch, als ob meine Nähe beruhigend auf sie wirken würde ... jetzt sehe ich, wie sie auf ihr eigenes Lebensende zugeht*
> *Nadja blieb unverheiratet und ist wohl erst vierzig Jahre alt ... Sie freut sich, als wir uns nach ihrem Tod wiedersehen, wir fallen uns in die Arme. Sie freut sich, daß sie wieder bei mir ist, auch die Oma ist nunmehr zu uns gekommen ...“*

Die frühere Maria ist heute als Margrit verheiratet und hat eine Tochter. Vor zwölf Jahren eröffnete sie eine heute gut gehende Boutique.
Als Margrit fünfunddreißig Jahre alt war, trat immer wieder eine Migräne auf, die von Monat zu Monat schmerzhafter wurde. Hinzu kamen Angstzustände. Margrit konnte in ihrem Laden nicht mehr allein sein, und sie war auch nicht mehr in der Lage, ohne Begleitung zum Einkaufen zu gehen oder mit dem Wagen zu fahren. Die Angstzustände hatten ihren Lebensnerv getroffen. Immer wieder traten depressive Zustände auf. Manchmal hatte sie Zeiten, in denen sie am liebsten ihrem Leben ein Ende gesetzt hätte, wenn nicht die Familie gewesen wäre.
Die Ängste waren es vor allem, die Margrit vor einigen Jahren in eine psychotherapeutische Behandlung führten, die ihr aber keine endgültige Hilfe bringen konnte. Auch bestens ausgewählte Medikamente halfen langfristig nicht, weder bei ihrer Migräne, noch bei ihren depressiven Phasen.

Für Margrit war es notwendig, eine Reihe ihrer früheren Inkarnationen nachzuerleben, bis Körper und Seele miteinander in Einklang kommen konnten. Sie musste erst noch wichtige Erkenntnisprozesse durchlaufen, bevor ihre Seele bereit war, den Körper wieder ganz gesund werden zu lassen.
Es zeigte sich, daß es nicht allein der Selbstmord im Jahre 1924 war, der sie mit Schuldgefühlen belastete, sondern eine wie ein Fluch wirkende Verwünschung der damaligen Tochter Barbara.
In der weiteren reinkarnationstherapeutischen Arbeit erlebte Margrit das Leben ihrer damals älteren Tochter Barbara nach. Diese war zwar glücklich verheiratet gewesen, aber durch den tödlichen Unfall des damaligen Mannes wurde sie früh Witwe und haderte deshalb mit ihrem Schicksal. Es war nach dem Tod der Mutter, der Großmutter und der jüngeren Schwester der vierte Verlust eines ihr nahegestandenen Menschen. Es verdroß sie, daß alle ihre Lieben ihr genommen worden waren und sie niemanden bei sich behalten durfte. In Selbstgesprächen machte sie ihrer verstorbenen Mutter Vorwürfe, daß sie damals ihre Kinder

verlassen und vor ihrem gewaltsamen Tod nicht an sie gedacht hätte. Ein Verzeihen des mütterlichen Suizids war ihr unmöglich.
Margrit erlebte als die verstorbene Maria nach, wie auch das Leben Barbaras zuende ging. Traurig musste sie mit ansehen, daß es auch nach dem Tod der Tochter kein Verständnis für sie gab:

> *„Meine ältere Tochter kann mir auch hier drüben nicht verzeihen. Sie gibt mir die Schuld, daß ich zuerst davongegangen wäre und damit die Reihe derjenigen angeführt hätte, die sie im Laufe der Jahre verließen.*
> *Und nun schleudert sie mir entgegen, daß ich kein glückliches Leben mehr führen solle, denn ich hätte ihr zu großen Schmerz zugefügt ...*
> *Ich werde immer stiller und einsamer. Meine Tochter freut sich darüber, sie lacht mich sogar aus ...*
> *Zu einem späteren Zeitpunkt höre ich, wie Barbara in der Nachtod-Situation zu mir sagt, sie ginge jetzt ganz weg von mir, und sie fügt hinzu, daß ich immer meine Schuld behalten und nie mehr glücklich werden solle. Ich erlebe ihre Worte wie eine Verwünschung oder einen Fluch ...“*

Margrit war tief betroffen, als diese Szene vor ihrem inneren Auge ablief. Sollten die Migräne und die Angstzustände der letzten Jahre die Folge einer Verwünschung, vielleicht sogar eines Fluches sein? Wenn ja, dann hätte sie nichts dagegen tun können, wäre wie ausgeliefert gewesen.
Die ältere Tochter Barbara hatte sich relativ schnell wieder inkarniert. Margrit konnte sie sehen als ein junges, ausgelassen tanzendes Mädchen. Sie hatte sich zwei einfache Menschen als Eltern ausgewählt, denen sie zunehmend mit ihrem Verhalten „auf der Nase herumtanzte“.
Margrit musste mit ansehen, wie die damalige Barbara, die jetzt Tina hieß, eine regelrechte Vergnügungssucht entwickelte, ihre Lebenskraft bis zum Letzten ausschöpfen und keinerlei Verantwortung für andere Menschen übernehmen wollte. Ihren Mann ließ sie ohne Zärtlichkeit neben sich dahinleben.

Wir versuchten während Margrits Tiefenentspannung herauszufinden, wie sich Tinas Leben fortsetzte. Margrit konnte es deutlich wahrnehmen:

> *„Ich sehe sie in einem Bett liegen, ganz allein, sie scheint schwer krank zu sein. Sie beginnt, über sich und ihr Leben nachzudenken, empfindet es nun als leichtsinnig und wertlos. Ich sehe, wie sie ihre Eltern und ihren Mann um Verzeihung bittet. Sie spürt, daß sie nicht mehr lange zu leben hat, und sie schläft dann auch ein ...*
> *Ich sehe sie sterben, ohne daß sie sich nach ihrem Tode zurechtfinden kann. Ich beobachte sie aus der Ferne. Sie entdeckt mich, erkennt mich aber nicht mehr ...*
> *Es ist einige Zeit vergangen. Sie schaut immer wieder zu mir her, versucht zu lächeln, winkt mir zu ...*
> *Eines Tages kommt sie zu mir, fragt mich, wie es mir ginge, wir seien doch alte Bekannte. Sie nimmt mich am Arm, ich freue mich riesig ... ich sage nichts, weil ich mir zu armselig vorkomme. Ich meine, daß ich ihr nicht sagen darf, daß sie einmal meine Tochter war ... auf einmal ist sie wieder verschwunden ...“*

Der Kontakt zwischen Maria und ihrer früheren Tochter Barbara, die sie nach dem Leben als Tina nur als irgendeine alte Bekannte bezeichnet hatte, war abgebrochen. Das hing damit zusammen, daß sich Maria zu einer weiteren Inkarnation entschlossen hatte:

> *„Ich bin ein kleines Mädchen, sehr scheu und ängstlich, wachse allein auf ... es muß Krieg sein ... ich lebe in einer Stadt, die vom Krieg bedroht wird ... es kann Freiburg sein ... mein Name ist Karin ...“*

Maria erlebte als Karin, die in die erste Schulklasse ging, den Bombenangriff auf Freiburg am 27. November 1944 nach. Die Menschen rannten zu den Bunkern, auch Karin mit ihrer Mutter. Schüchtern und zögerlich, wie sie damals war, ließ sie sich von den Menschenmassen, die in einen der Bunker drängten, zur Seite schieben und ließ ihnen den Vortritt. Letztlich wurde in Eile die Stahltür geschlossen, und Karin blieb, von den anderen unbemerkt, draußen in der Dunkelheit stehen, den Bomben,

Splittern, brennenden und zusammenbrechenden Häusern ausgeliefert:

> *„Da ist ein Haus eingestürzt, es brennt, ich muß einen glimmenden Balken auf den Kopf bekommen haben. Ich merke noch, wie meine Kopfhaare angesengt werden, dann stürze ich zu Boden, werde ohnmächtig, mein Körper verbrennt ... Ich weiß, daß mein Vater an der Front ist. Meine Mutter hatte mich im Gedränge verloren. Sie sucht mich nach dem Angriff, findet mich aber nicht mehr ...“*

Eine weitere Aufgabe unserer reinkarnationstherapeutischen Arbeit galt Barbara/Tina und der Frage, ob die damalige Verwünschung noch nachwirken könnte.
Wir verfolgten den Weg der im letzten Krieg umgekommenen Karin hinüber in die andere Welt, und wir wollten herausfinden, ob die damalige Tochter Marias ihre ablehnende Haltung beibehalten hatte. Margrit erlebte nach, wie die im Krieg umgekommene Karin von Barbara in der anderen Welt erwartet wurde und berichtete, was sie mit ihrem Auge sehen konnte:

> *„Es ist, als ob sie mich erwarten würde. Ich erlebe mich als ängstlich und gespannt, wie sie mir begegnen würde, ob sie mich wieder beschimpft ... ich sehe, wie ich drüben bin, ich stehe verschüchtert da, ich kann mich nicht orientieren. Ich weiß nicht, was ich machen soll ...*
> *Jetzt werde ich erkannt. Ich höre Worte wie `Du bist nicht meine Mutter ... Du hast mich allein gelassen ... ich mag dich nicht mehr ... wie konntest du so etwas tun? Du sollst auch nicht mehr glücklich werden ... Du sollst immer ein schlechtes Gewissen behalten ... Du sollst eine schwere Last zu tragen haben ... Du warst eine richtige Rabenmutter ... Gott soll Dich dafür strafen, daß Du Deine Kinder verlassen hast! Man läßt doch nicht zwei Kinder zurück und macht sich aus dem Staub ...*
> *Ich gehe jetzt; ich will nichts mehr mit Dir zu tun haben!`*
> *Ich bin traurig. Diese Worte haben mich im tiefsten Inneren getroffen.“*

Als Margrit zu den nächsten Therapiestunden erschien, wollten wir versuchen, Barbaras wie auch Tinas verwünschende Worte aufzulösen, die Margrit bis in dieses gegenwärtige Leben hinein zu bedrängen schienen.
Wir gingen davon aus, daß die damalige Tochter drüben in der anderen Welt sicher auch keine Ruhe finden könnte, wenn sie die jahrelangen Beschwerden ihrer Mutter mit ansehen müsste. Margrit ihrerseits hatte ein Gefühl, als wenn ihre frühere Tochter darauf warte, sich ihr zeigen und ihr etwas mitteilen zu können.
In der Tiefenentspannung konnte Margrit tatsächlich ihre frühere Tochter sehen. Margrit weinte vor Ergriffenheit. Sie sah Barbara/Tina ganz deutlich und wurde von ihr gebeten, ihr nichts mehr nachzutragen. Sie sei ergriffen von dem, was sie gesehen habe. Es schmerze sie, daß sie ihre damalige Mutter so lange mit Rachgedanken verfolgt habe. Margrit möge für sie beten. Ganz sicher würden sie sich in Frieden und Freude begegnen, wenn Margrit eines Tages von dem gegenwärtigen Leben Abschied nehmen würde.
Barbara/Tina bat Margrit auch darum, mit ihrer gegenwärtigen Mutter Frieden zu schließen, auch wenn sie von ihr nie voll angenommen worden wäre. Sie würde bald von ihrem Leiden erlöst werden. In der Tat, Margrits Mutter hatte vor einigen Monaten eine schwere Operation durchstanden und sich davon lange nicht erholen können.
Margrit erkannte eine Schicksalsverkettung, die sich vor allem zwischen ihr als Maria und der Tochter Barbara abgespielt hatte. Ihren Verbrennungstod als Karin während des Bombenangriffs auf Freiburg erlebte Margrit als ein Opfer ihres jungen Lebens. Aber dieses Opfer war von Barbara nicht angenommen worden. Sie hatte keine Erlösung von ihren Schuldgefühlen als Maria, die sich 1924 von der Brücke gestürzt hatte, gefunden.
Erst jetzt, nachdem Margrit ihre Vergangenheit erfahren hatte und verarbeiten konnte, war alter Druck von ihr gewichen.
Margrit selbst trug ihrer Tochter Barbara nichts mehr nach, und Barbara konnte ihre Aggressionen gegen Maria, ihre frühere Mutter, abbauen. Beide, Margrit hier in der Welt, Barbara noch

drüben, konnten sich einschwingen auf die tiefe Bedeutung der Bitte im „Vater-unser“ ...“und vergib uns unsere Schuld, wie auch wir vergeben unseren Schuldigern ...“

Margrits Seele hatte sich jahrelang gegen die Gesundung ihres Körpers gewehrt, bis der Bann gebrochen, die Verwünschung durch Verzeihen und Vergeben ihre fatale Wirkung verloren hatte. Übrigens, Marias Mann, der sie und die Kinder damals verlassen hatte, ist Margrits heutiger Ehemann. Er liebt seine Frau und will sie auf keinen Fall (nochmals) verlassen.

Was ist nur mit unserem Haus los?

Gerhard und Liselotte bauten vor fünfzehn Jahren ein Einfamilienhaus mit einem Ladenanbau für eine Buchhandlung. Das Ehepaar mit der zwölfjährigen Tochter Angela hatte ein größeres Grundstück neben Gerhards Elternhaus erwerben können, das auch den besonderen Vorteil hatte, nur wenige Kilometer von seiner Arbeitsstelle entfernt zu sein. Bevor mit dem Bau begonnen werden konnte, musste jedoch das in dem verwahrlosten Garten stehende alte Bauernhaus mit einem unterkellerten Schuppen abgebrochen werden. Die Familie freute sich riesig, als sie in das neue Haus im Schwarzwaldstil einziehen und die auf Taschenbücher spezialisierte Buchhandlung eröffnet werden konnte.
Nicht lange nach dem Einzug wunderte sich Gerhard, daß seine Frau nicht mehr allein mit dem Hund spazieren gehen und mit dem Auto einkaufen fahren wollte. Auch fiel ihm auf, daß Liselotte ihre Kunden im Laden immer wieder in längere Gespräche verwickelte. Die in der unmittelbaren Nachbarschaft wohnende Schwiegermutter bat Liselotte immer öfter mit nach Ausrede klingenden Worten, ihr dies und jenes im Haushalt zu helfen oder nur einfach im Laden mit anwesend zu sein.
Auffallend war für Gerhard auch, daß seine bisher sehr aktive Ehefrau immer langsamer ihre täglichen Aufgaben in Haushalt und Geschäft verrichtete, ja, er hatte das Gefühl, wie wenn sie bleischwere Hände bekommen hätte und ihr alles besondere Mühe machen würde. Todmüde sank sie dann abends ins Bett, nachdem sie mehr oder weniger kraftlos den Tag verbracht hatte.
Nachdem der Zustand seiner Frau nicht nur ihm, sondern auch der Tochter und der Schwiegermutter aufgefallen war, unterzog sich Liselotte mehreren medizinischen Behandlungen. Erfreulicherweise verschwanden die in letzter Zeit mehrfach aufgetretenen Herzstiche und Kopfschmerzen, auch konnte Liselotte wieder besser schlafen und wachte morgens frischer als in letzter Zeit auf. Trotzdem blieben Unruhe, Nervosität, Angst in ihr, sowie sie allein im Haus oder in der Buchhandlung war:

„Ich bekomme Zustände, wenn niemand da ist, ich fühle mich dann wie bedroht, ja, wie wenn mich jemand bedrängen wollte, obwohl ich doch weiß, daß niemand da ist und ich nichts zu befürchten habe!“

Als ich mit Liselotte ihre bisherige Anamnese aufnahm, wurden einige Belastungen aus ihrer Kindheit und Jugend deutlich. Die Eltern hatten sie auch noch als Erwachsene immer wieder wie ein unerfahrenes, unmündiges Mädchen behandelt, dem man noch sagen müsste, „wo es langgeht“.

Diese Eltern-Kind-Problematik, an der viele Erwachsene leiden, konnten wir aufarbeiten, aber es musste noch andere Hintergründe ihrer Angst geben. Nachdem diese eindeutig mit dem Haus verbunden war, ohne daß irgendetwas auffiel, was mit dem Verstand zu fassen gewesen wäre, machten wir uns mit Visualisierungsmethoden auf die Suche.

In ihrer Vorstellung tastete sich Liselotte durch den Gartenteil und das Haus. Wir sensibilisierten ihre Hände so, daß sie für feinste Schwingungen gespürig wurden.

Vor Liselottes innerem Auge tauchte plötzlich das Grundstück in seinem früheren Zustand mit dem alten Bauernhaus und dem unterkellerten Schuppen auf. Dieser Schuppen stand da, wo sich heute der Anbau mit dem Laden und einem Zugang zum Garten befindet.

Behutsam tasteten wir uns mit Liselottes Vorstellungskraft in den damaligen Schuppen und den darunter befindlichen Keller. Liselotte entdeckte mit ihrem inneren Auge die gekrümmte Gestalt einer am Boden liegenden Frau, die eine Fehlgeburt gehabt hatte und am Verbluten war. Neben ihr stand wie zur Salzsäule erstarrt ein Mann, der ihr aber keineswegs half, sondern nach einiger Zeit den Raum verließ.

Liselotte erlebte nach, daß die schwangere Frau und dieser Mann sich jahrelang immer wieder in Hütte und Keller heimlich getroffen hatten. Über längere Zeit hatten sie heimlich, ohne Wissen ihrer Ehepartner, ein Verhältnis miteinander gehabt.

Die Frau wurde in der sich weiter entwickelnden Szene immer schwächer und geriet in eine Ohnmacht. Der neben ihr stehende

Mann flüchtete aus dem Keller, als er bemerkte, daß die am Boden liegende Frau in Todesnähe war. Der Mann verschwand und wollte mit der sterbenden Frau nichts zu tun haben.
Seine Schuldgefühle führten ihn aber in den folgenden Wochen und Monaten immer wieder an den früheren Ort ihrer gemeinsamen Liebe. Er fühlte, daß er so nicht mehr weiterleben konnte, obwohl ihn niemand mit dem Tod der Frau in Zusammenhang gebracht hatte. Eines Tages schlich er sich die schmale Treppe hinunter und erhängte sich an der Stelle, wo die Frau, seine frühere Geliebte, verblutet war.
Liselotte erlebte mit, daß dieser Mann wie mit Fesseln an das Grundstück gebunden war. Er konnte sich von dort nicht lösen, weil die Frau, die er einmal geliebt hatte, dort durch seine Schuld verblutet war und er sich bald darauf das Leben genommen hatte.
Diese Ereignisse, deren Zeugin Liselotte wie in einer Vision wurde, lagen nur ungefähr drei bis vier Generationen zurück. Liselotte hatte sie mit ihrer Sensibilität erfasst. Deutlich konnte sie mit ihrem inneren Auge sehen, wie dieser längst verstorbene Mann in ihrem heutigen Garten herumlief und dort die Blumen pflegen wollte.
Ich bat Liselotte in ihrem entspannten Zustand, diesen Mann, der sichtlich von diesem Stück Erde nicht loskam, anzusprechen. Sie tat es, und er ließ sie daraufhin wissen, daß er den Rasen und die Blumen für seine frühere Geliebte, die er dort habe sterben lassen, versorgen müsse. Er fühle sich nach wie vor an ihrem Tode schuldig, er könne nicht einfach weggehen.
Wir gewannen den Eindruck, daß der Verstorbene seinen Tod nicht hatte annehmen können, orientierungslos war und sich wie ein Lebender verhielt. Liselotte und ich stellten uns darauf ein, der sichtlich erdgebundenen Seele diese Mannes zu helfen.
Er musste unser Gespräch „von drüben her" mit angehört haben. Jetzt erst erkannte er, daß er mit seiner Gegenwart aus der Transzendenz, ohne es zu wollen, Liselotte jahrelang beunruhigt hatte. Sie hatte immer wieder das Gefühl gehabt, als ob jemand, den sie nicht sehen konnte, in ihrer Nähe war. Aber wie hätte sie es formulieren können? Ehemann und Verwandtschaft hätten sie

sicher „für verrückt erklärt", wenn sie von ihrem Gefühl gesprochen hätte.
Als Liselotte ihren Entspannungszustand wieder verlassen hatte, saß sie aufrecht im Sessel und schaute in eine Ecke. In einer weiteren Vision konnte sie plötzlich entdecken, daß sie selbst einmal diese Frau war, die vorzeitig ihr Baby bekommen hatte und dann hilflos verblutet war.
Liselotte hatte in ihrem gegenwärtigen Leben zu einem Stück Erde gefunden und mit ihrem Mann da ein Haus gebaut, wo sie schon einem lebte und dann verblutend gestorben war. Der damalige Freund hatte jahrzehntelang seinen Weg in die andere Welt nicht gefunden, so wollte er wenigstens die Blumen im Garten pflegen, die von seiner Geliebten damals so sehr geschätzt wurden.
Inzwischen hat die erdgebundene Seele des Mannes die Realität annehmen können. Er wird Margrit nicht mehr ängstigen. Gegenseitige Schuldverstrickungen fanden ihr Ende.

Vom Nachdenken zum Handeln

„Denken und Tun,
Tun und Denken,
das ist die Summe aller Weisheit,
von jeher anerkannt, von jeher geübt,
nicht eingesehen von einem jeden" (149)

Diese Worte lesen wir bei Johann Wolfgang von Goethe. Der Sinn dieser Worte ist, unserer Einsicht entsprechend zu handeln. Das ist übrigens ein Gedanke, den der Philosoph Sokrates mit seinen Schülern bereits gedacht hatte, nämlich, daß der Einsicht auch das richtige Handeln folgen müsste.

Leider sieht unsere tägliche Erfahrung jedoch anders aus: Wir essen und trinken häufig, was ungesund und damit unserer Lebenskraft nicht förderlich ist. Wir lassen uns zu Handlungen überreden, die bei genauer Betrachtung falsch sind. Wir pflegen Gewohnheiten, die künftige Lebensfreude einschränken und sogar verkürzen. Wir riskieren Krankheiten, weil in uns Antriebe wirken, die jegliche Überlegung überrollen ja, wir bringen uns sogar in Todesnähe, weil wir manche Realität übersehen.

So können wir auch sagen, der Weg von unserem Kopf zu unserem Herzen, von unserem Verstand zu unseren Gefühlen und Wünschen, kann sehr lang, manchmal unendlich lang sein.

In den ersten Kapiteln ging es darum, Denkanstöße zu setzen. So kann das Aufschreiben der bisherigen Lebensgeschichte anregen, über das bisherige Leben nachzudenken und Initiativen für die künftige Lebensgestaltung zu entwickeln. Das Ankreuzen und Unterstreichen eigener Erfahrungen in den Übersichten

„Was empfinden und fühlen Sie, wenn Sie gesund sind?"
„Was empfinden und fühlen Sie, wenn Sie krank sind?"

kann dazu anregen, intensivere Denkprozesse anlaufen und wichtige Entscheidungen für die künftige Lebensgestaltung treffen zu lassen. In diesem Sinne ist es erwünscht, wenn es dem Leser immer wieder „wie Schuppen von den Augen fällt" und eine

„gesunde Unzufriedenheit" entsteht. Wer mit sich nur zufrieden ist, sieht auch kaum neue Aufgaben und Chancen für sich selbst!

Übliche Betrachtungsweisen überschritten wir in vierfacher Hinsicht:

1. Die somato-psychischen Erkrankungsphasen sind eine Weiterentwicklung der Homotoxin-Lehre von H. – H. Reckeweg und lassen die eigene Position zwischen den Polen von Gesundheit und Krankheit herausfinden.
2. Weithin unverständliche und im Allgemeinen schwer oder nicht verständliche Zustände von Seele und Körper wie Stimmenhören, Erscheinungen, „unbegründete" Angst, „kuriose" körperliche Empfindungen, vermutete Wahnvorstellungen werden nachvollziehbar, wenn der Gedanke der Reinkarnation und das „Modell des Reinkarnations-Bewußtseins" angenommen werden können.
3. Schädliche Wünsche, Verwünschungen, Flüche können unsere Lebenskraft schwächen und sogar Krankheiten entstehen lassen oder verstärken.
4. Verstorbene im Sinne der erdgebundenen Seelen können Lebenskraft abziehen und sich die Vitalität eines geschwächten Lebenden zunutze machen.

Wer die geschilderten Lebensgeschichten gelesen hat, wird ein Gefühl für die hier vorgestellte Sichtweise bekommen und vielleicht bei sich selbst oder bei anderen ihm bekannten Menschen die eine und andere Parallele finden können.
Wir alle sind aber auch in der Lage, mit unseren Gedanken außergewöhnliche Energien zu entwickeln. In dieser Hinsicht sollten wir uns selbst etwas ernster nehmen:

„Ich werde an Dich denken!"

Das ist ein Satz, den wir gern einem uns liebwerten Menschen sagen, der sich einer Prüfung, einer Operation oder einer schwierigen Aufgabe unterziehen muß. Wir möchten ihm kundtun, daß wir in Gedanken und mit allen guten Wünschen bei ihm sind, ihn über die Entfernung hinweg stützen und ihm beistehen wollen.

In die gleiche Richtung, volkstümlicher ausgedrückt, zielen Worte wie:

„Ich drücke Dir die Daumen – ich wünsche Dir alles Gute!“

Unseren Freunden, die ein riskantes Unternehmen planen, wünschen wir etwas flapsig:

„Hals- und Beinbruch!“

Bewahre! Das ist keineswegs wörtlich gemeint. Nein, wir wünschen ihnen gerade, daß sie sich nichts brechen. Ohne es vielleicht zu wissen, wenden wir einen uralten „Trick“ an: Um die in früheren Jahrtausenden als feindlich und rachsüchtig geglaubten Götter auf menschliches Glück nicht aufmerksam zu machen und sie damit zu reizen, tat man so, als ob man Unglück wünsche – was die Götter auch hören sollten -, aber in Wirklichkeit wollte man die Götter übertölpeln. Man wollte sie dadurch, daß man anderen Gutes wünschte, nicht zu strafenden Handlungen anregen. Sie sollten unter sich bleiben und die menschlichen Unternehmungen nicht stören oder gar zerstören!

Noch inniger werden gute Wünsche, wenn wir einem anderen Menschen versichern, daß wir für ihn beten und es auch tun. Im Christentum ist die Fürbitte für Lebende und Verstorbene bestens bekannt.

Das deutsche Volk hat in besonders eindrucksvoller Weise 1989 erkennen dürfen, daß die jahrelangen wöchentlichen Friedensgebete in den Kirchen der früheren DDR eine Kraft entwickelten, die zu einer gewaltlosen Befreiung der Menschen vom Kommunismus führte und Deutschland die Wiedervereinigung brachte.

Kehren wir zu dem einzelnen Menschen zurück. Wenn wir die Erfahrungen von Joseph Murphy in seinem Buch „Die Macht Ihres Unterbewusstseins“ (150) lesen, können wir nur überrascht sein, welches Potential an geistiger Kraft in uns ruht und danach streben, es in positiver Weise für uns selbst wie auch für andere Menschen, die uns nahe stehen, einzusetzen.

Mit dem Erkennen unserer Möglichkeiten ist noch lange nicht der endgültige Lebensweg gefunden, der in Zukunft zu den höchsten

Lebenszielen führen soll. Helfen kann uns da ein Hinweis aus dem Zen-Buddhismus:

„Der Weg ist das Ziel!"

So befinden wir uns lebenslang auf dem Weg, denn wir be-weg-en uns. Wenn wir Glück haben, finden wir dazu auch einen Weg-Gefährten. Ein altes und vielen Menschen bekanntes Sprichwort lautet:

„Alle Wege führen nach Rom!"

Nun, sind wir vorsichtig mit Worten wie „alle", „immer", „nie" und formulieren lieber:

„Viele Wege führen nach Rom!"

Gemeint war mit dem ursprünglichen Satz die römische Stadt Rom, das Jahrhunderte lang bestandene Zentrum des Imperium Romanum., weniger das Zentrum der katholischen Kirche. Wir sind uns heute sicher einig darin, daß es durchaus mehrere oder sogar viele Wege geben kann, um ein bestimmtes Ziel zu erreichen.

Für den individuellen Lebensweg gibt es kein endgültiges und wohl auch kein einzig richtiges Rezept. Wir sind auf dem Wege, wir bewegen uns, und so lange wir das tun, können wir diese oder jene Richtung einschlagen, eines oder mehrere Ziele ins Auge fassen, sie unterschiedlich bewerten und gegeneinander abwägen.

Ein spielendes Kind ist ständig in Bewegung, es setzt seine Bauklötze neben- und aufeinander, fährt mit seinen Autos hin und her, läuft hierhin und dorthin, bis es ermüdet und entspannt in Schlaf fällt.

Wir Erwachsenen haben in vielen Fällen verlernt, in spielerischer Bewegung zu sein. Wir stehen in der Gefahr zu resignieren ... Was heißt eigentlich resignieren? In des Wortes ursprünglicher Bedeutung können wir vom Sinn her aus der lateinischen Sprache resignare, re-signare übersetzen:

„Seine Zeichen zurücksetzen!"

Mit anderen Worten: Anhalten, stehen bleiben, nachdenken, Risiken vermeiden, mit weniger zufrieden sein.

Können wir nicht auch lernen, unsere Zeichen „nach vorn zu schieben“, auszugreifen, auszuschwärmen, vielleicht sogar da und dort auszuscheren?
Wie oft hören wir von Menschen, die sich dem Ende ihrer beruflichen Laufbahn nähern, daß sie sich mit Neuerungen nicht mehr befassen wollen: „Vor einem Computer sitzen, sich noch einmal auf eine neue Technik einstellen? – Nein Danke!“
Man mag sich durchaus darüber streiten, ob es sich noch „lohnt“, sich dem Stress neuen Lernens auszusetzen. Tatsache ist jedoch, daß wir alle heute eine längere Lebenserwartung haben als die Generationen vor uns und damit auch nach der Pensionierung noch viele Jahre gesund und rüstig bleiben können.
Aber was sollen wir denn mit der noch vorhandenen Energie anfangen, wenn wir nicht mehr arbeiten und lernen dürfen oder sollen? Ist es sinnvoller, sich eine Krankheit „auszusuchen“ oder eine schon bestehende zu kultivieren, zum „Chroniker“ zu werden?
Natürlich hätten wir damit einen ohne weiteres nachvollziehbaren und „legitimen“ Grund, bestimmte Aufgaben nicht mehr erfüllen zu müssen, ohne an Prestige einzubüßen!
Tätig sein, sich mit etwas Sinnvollem beschäftigen und einer Arbeit nachgehen, müssen keineswegs mit Unlust und Zwang gleichgesetzt werden, wie uns bestimmte Gruppierungen einreden und weismachen wollen; vielmehr fördern die bewusste körperliche Anstrengung, die Motivation zu gestalten, der Wille zu leisten, Selbstsicherheit und Selbstvertrauen. Es entstehen Lebensfreude und Anerkennung durch die Mitmenschen, gleichgültig ob wir noch im Beruf stehen oder uns für das Pensionsalter neue Felder der Kreativität suchen.
Schon in den sechziger Jahren des letzten Jahrhunderts wurde beobachtet, daß der Intelligenzquotient – ein aus psychologischen Tests gewonnener Zahlenwert für die Leistungsfähigkeit der Intelligenz – keineswegs feststehend ist, sondern sich nach unten und nach oben hin verschieben kann. Mangelnde Anforderungen an unser Gehirn machen uns dümmer, höhere Anforderungen an unsere geistige Leistungsfähigkeit machen uns intelligenter!

Der bei uns in Deutschland seit Jahrzehnten geübte Dauerlauf wurde in den letzten Jahren durch die in Amerika entdeckte Freude an der Bewegung zum „Jogging", und seit Anfang der achtziger Jahre wurde aus dem Intelligentraining das „Gehirn-Jogging", abgekürzt „Ge-Jo" (152). Was ist denn das nun eigentlich?
Gehen wir einmal davon aus, daß viele Menschen gern Karten spielen wie Skat, 66, Rommé, Bridge. Andere haben Freude an Brettspielen wie Mühle, Dame, Halma, Schach. Eine wichtige Voraussetzung für derlei Spiele ist ein gutes Gedächtnis. Welche Karten wurden ausgespielt? Wer könnte welche Karten haben? Ein guter Spieler muß sich konzentrieren, auf die Mimik seiner Mitspieler achten, mitzählen, kombinieren. Nicht zuletzt wird der Ehrgeiz geweckt. Letztlich will man ja gewinnen!
Auch Silbenrätsel, Kreuzworträtsel, Puzzlespiele stellen erhebliche Anforderungen an unsere geistigen Fähigkeiten, wobei das Schachspiel die Kombinationsfähigkeit besonders intensiv herausfordert.
Das „Gehirn-Jogging" geht über die Anforderungen spielerischer Tätigkeiten hinaus. Es werden Anregungen zu täglichen Übungen gegeben. Da geht es um das Erkennen von Zeichnungen und Bildern, das Korrigieren von Fehlern, das Durchstreichen bestimmter Buchstaben oder Zahlen, die Fortsetzung von Zahlenreihen (2 – 4 – 6 - ...), alles anregende und den Geist beanspruchende Aufgaben!
Unsere Bevölkerungspyramide zeigt, daß in der Bundesrepublik um die 8 Millionen Menschen leben, die über fünfundsechzig Jahre alt sind. Davon hat jeder fünfte eine Störung der Hirnfunktionen. Das äußert sich in Vergesslichkeit, Lustlosigkeit, Depressionen, Kopfschmerzen und überhaupt einem Nachlassen der geistigen Fähigkeiten (153). Aus medizinischen Untersuchungen wissen wir heute, daß die Denktätigkeit eines Menschen deutlich den Stoffwechsel und die Durchblutung der Gehirnzellen fördern.
Andererseits wirken sich der Faulenzerurlaub – z. B. das stundenlange Liegen in der Sonne - , aber auch längere Klinikaufenthalte

intelligenzlähmend aus (154). Im Bett liegen, geringer Außenweltkontakt, Abstand von den täglichen privaten und beruflichen Problemen machen matt, lustlos und müde, und das mit steigender Tendenz. Geistes Training durch Gespräche, reichlich Lesestoff, Geduldspiele und das schon genannte „Gehirn-Jogging" sind wichtige Hilfen, sich über die Behandlungsmaßnahmen hinaus zu regenerieren und sich geistig fit zu halten.
Wir stoßen über die spielerische und geistige Tätigkeit des Menschen wieder auf psycho-somatische Zusammenhänge! Die geistige Tätigkeit stärkt die Durchblutung des Gehirns und die Stoffwechselfunktionen. Die körperliche Anspannung, tiefe Atmung und rege fließendes Blut befähigen zu konzentriertem Lernen und optimaler geistig-intellektueller Produktivität.
Die schon besprochene Doppel-Ursachen-Doppel-Wirkungs-Hypothese des Philosophen Erich Becher aus dem Jahr 1911 erweist sich auch an dieser Stelle immer noch als gültig.

In den letzten Jahren wurde eine Reihe Gesellschaftsspiele, vor allem vom renommierten Otto Maier-Verlag in Ravensburg, neu entwickelt, die vom Mitspieler ein hohes Maß an Aufmerksamkeit, Konzentration, Kombinationsfähigkeit und Allgemeinbildung verlangen. Sie fordern auch den Ehrgeiz und die Rivalität heraus. Genannt seien „Börsenspiel", „Think", „Columbus", „Cash", „Bumerang", „Malefizspiel", „Labyrinth", „Mastermind". Gesundheit muß also keineswegs mit ernster Miene und Kampfgeist erobert werden, auch schon über die Freude am Spiel werden Energien geweckt, die der Gesundheit oder der Regeneration der Vitalität zugute kommen.
Wer sein Gedächtnis erfolgreich trainieren will, sei auf das Kursprogramm „Mega-Memory" (155) und die darin entwickelten Lerntechniken aufmerksam gemacht. Sie sind nicht nur von jungen, sondern auch von älteren Menschen besonders erfolgreich und mit Freude verbunden anzuwenden.

Ältere Menschen, Pensionäre, Rentner, haben im Allgemeinen weniger Zeit als die berufliche Tätigen. Für sie, aber vor allem auch für alle Altersgruppen im Berufsleben sei das Buch von Lothar Seiwert, „Mehr Zeit für das Wesentliche“ (156) empfohlen, das inzwischen eine Fortsetzung gefunden hat: „Noch mehr Zeit für das Wesentliche“ (157)

Krankheit als Weg zu sich selbst?

In unserer Zeit erleben wir Krankheit vorwiegend als eine Lebensphase, in der wir geschwächt und in unserer Leistungsfähigkeit reduziert sind; möglichst schnell wollen wir wieder „auf dem Damm sein“ und unseren gewohnten Tätigkeiten nachgehen. Krankheit wird häufig auch als Feind des Menschen gesehen, der mit allen Mitteln „bekämpft“ werden müsse. Dazu werden „Waffen“ entwickelt, damit die Gesundheit wieder „siegen“ kann. Wir haben heute eine Menge „Waffen“, um Gesundheit zu „erringen“, wir sprechen gar von „Medikamenten-Bomben“. Schon viele Krankheiten wurden „besiegt“, ausgerottet oder zumindest eingegrenzt, denken wir nur an Pest, Lepra, Cholera, Malaria; aber andere „neue“ Krankheiten konnten „durchbrechen“, zum Beispiel AIDS, Krebs, Diabetes, Adipositas (Fettleibigkeit). Krankheit als solche kann, wie es aussieht, im Kampf nicht vollkommen „unschädlich“ gemacht werden.
Die Erfahrung zeigt, daß Krankheit auch einen Sinn haben kann. Unzähligen Menschen verhalfen zeitweise aufgetretene Schwächephasen, Unpässlichkeiten, „Bett-Zeiten“ nach Unfällen oder Operationen, über sich und ihre bisherigen Lebensziele nachzudenken, um eine neue Richtung künftiger Lebensgestaltungen finden zu können.
Pfarrer Sebastian Kneipp wäre ohne die damals aussichtslose Erkrankung seiner Lungen kaum auf die Wasserbehandlung gestoßen. Sein Vorgänger Vinzenz Prießnitz hätte wahrscheinlich nicht die heilenden Kräfte des Wassers kennengelernt, wenn er durch seine ungestüm durchgegangenen Pferde vor dem bäuerlichen Leiterwagen nicht unter eines der Räder gekommen, lebensbedrohlich verletzt und dabei fast gestorben wäre.
Are Waerland, der schwedische Ernährungsreformer, war schwer krank, bis er über die biologisch sinnvolle Vollkorndiät genesen konnte und danach die bekannte „Kruska“ und das „Waerland-Brot“ entwickelte.

Von der Heiligen Hildegard von Bingen ist bekannt, daß sie jedes Mal dann krank wurde, wenn sie zögerte oder zweifelte, den ihr anvertrauten Auftrag des göttlichen Willens durchzuführen.
Über den Heiligen Franz von Assisi wird berichtet, daß er keineswegs immer in seiner Armut voll Freude gewesen sei. In diesem Sinne können wir über ihn lesen:

> *„So gehört nicht nur der Tod, sondern auch jedes Leid, ja, selbst der körperliche Schmerz für Franz zu jenen Dingen dieser Welt, in denen er so etwas wie eine göttliche Geheimbotschaft an seine Seele entdeckt und entschlüsselt ... Wie er den Tod als Bruder begrüßt hat, so wollte er auch seine körperlichen Schmerzen (und er hat unbeschreiblich viel gelitten) nicht Peinen nennen, sondern Schwestern" (18)*

In unserem Kurort Bad Wildbad stoßen wir häufig auf menschliches Leid, auf Schmerz und Krankheit, wann immer wir im Kurpark spazieren gehen. Menschen mit Gehstörungen, oft mit Stöcken oder Krücken oder im Rollstuhl unterwegs, fallen auf. Wer gelernt hat, auf die Haltung und Mimik seiner Mitmenschen zu achten, wird immer genauer beobachten lernen, wer wirklich wieder gesund werden will oder wer einfach resigniert und „alles schleifen" läßt.
Es bleibt dabei sicher ein Geheimnis um die von vornherein unheilbaren oder unheilbar gewordenen Krankheiten, die es in jedem Jahrhundert und jeder Kultur gegeben hat. Gerade die contergan-geschädigten Menschen könnten ein solches Geheimnis in sich tragen, denn sie waren dieser Krankheit schon während der Schwangerschaft ihrer Mutter ausgeliefert. Nur der Kranke selbst wird ihre Hintergründe, die nicht nur im gegenwärtigen Leben, sondern auch in früheren Inkarnationen liegen können, allein oder mit therapeutischer Hilfe entschlüsseln können.
Wir werden davon ausgehen können, daß jede Krankheit für den an ihr Leidenden so etwas wie innehalten bedeutet. Groll, Hader und Protest scheinen nicht zu helfen, sondern nur den Blick einzuengen, Körper und Seele zu verhärten.

In sich hineinhören, lauschen, fühlen, das wird wohl der sinnvollste Weg sein, die Bedeutung von Krankheiten für sich selbst und vielleicht auch den Partner und die Familie zu erfassen.
Oben wurde erwähnt, daß Krankheit mit Schwäche zu tun haben kann. Und sicher ist es auch so, daß der Kranke weniger Widerstandskraft besitzt als ein Gesunder.
Widerstandskraft? Wogegen? Im landläufigen Sinne doch wohl gegen Bazillen, Bakterien, Krankheitskeime, Umweltgifte und was auch immer. Aber kann Widerstandskraft nicht auch im übertragenen Sinne verstanden werden? Kann es vielleicht heißen, der Einsicht, dem besseren Wissen, der „inneren Stimme“ widerstehen?
In der Schule haben wir gelernt, daß „wider“ ein anderes Wort für „gegen“ oder „dagegen“ ist. So kennen wir Wörter wie widersetzen, widersprechen, widerlegen, „jemanden in Widersprüche verwickeln“ oder bei Gericht „Widerspruch einlegen“.
Widerstandskraft hat irgendwie mit Kämpfen, ankämpfen gegen etwas zu tun. Wir wollen uns nicht besiegen lassen, nicht unterlegen sein. Gehen wir noch ein Stück weiter, dann können wir sagen, daß es letztlich um das Überleben geht. Wer keine Widerstandskraft mehr hat, muß aufgeben. So meinen wir.
Aber denken wir doch einmal an Sportarten wie Judo oder die Kunst der Selbstverteidigung, das Jiu-Jitsu. Beide Arten sind ein Beispiel dafür, daß Widerstand nicht unbedingt sinnvoll ist. So geht es beispielsweise bei einigen Stellungen und Bewegungen darum, keinen Widerstand zu bilden, sondern den Gegner ins Leere rennen zu lassen und ihn mit seiner eigenen umgelenkten Kraft zu besiegen. Ein chinesisches Sprichwort drückt das bildhaft aus:

> *„Je stärker der Wind weht, desto mehr muß sich der Baum biegen!“*

Eine Erfahrung, die jeder von uns machen kann, ist: Wenn wir uns auf etwas versteifen, geht es selten gut. Wenn wir dagegen loslassen, abwarten, nachdenken und den Widerstand aufgeben, bietet sich oft die bessere Lösung an!

Widerstand heißt auch so etwas wie sich entgegenstemmen; aber wogegen denn?
Von Schwerkranken wissen wir, daß sie viel dahindämmern und schlafen, Ruhe brauchen, keinen Besuch empfangen wollen. Sie sind ganz auf sich selbst bezogen. Im psychiatrischen Bereich kennen wir als extremen Ausdruck der Ruhe den Stupor. Patienten mit einem solchen Krankheitsbild sind gleichsam „abgeschaltet". Man könnte meinen, daß sie unbeachtet bleiben, übersehen werden wollen. Emotionslos stehen sie herum und schauen ins Leere. Wenn man sie anspricht, reagieren sie nicht oder nur minimal. Was geht in diesen Menschen vor? Wir wissen es nicht!
Vielleicht leben sie eine Zeitlang wie in einer anderen Dimension, mit ganz anderen Kontakten, als wir erkennen und nachvollziehen können. Manche Stuporöse kehren unbehandelt nach einiger Zeit in das Hier und Jetzt zurück. In früheren Jahrzehnten holte man sie mit dem schon genannten Elektroschock in die Gegenwart zurück. Ein einsichtiger Therapeut wird jedoch Geduld haben und warten, bis ihre Zeit in der anderen Dimension abgelaufen ist und sie wieder in unsere Gegenwart zurückkehren.
Wir sprechen dann davon, daß sich jemand „gesund schläft". Ohnmächtige sind eine Zeitlang „völlig weggetreten", bis sie sich erholt haben. Eine besondere Form des geistigen Wegtretens zeigen Menschen, die sich in einem Wach-Koma befinden. Nach spirituellen Erfahrungen können wir davon ausgehen, daß ihre Seele während dieses Zustandes sich außerhalb des Körpers aufhält und sich „überlegen" kann, ob sie nochmals in ihn zurückkehren will oder „nach drüben" entschwebt.
Kehren wir wieder in die Realität zurück: Bewußt zurückziehen können wir uns in ein Zimmer, eine Ecke, in die Natur. Eine wertvolle Hilfe dazu kann die Meditation sein. Die heute wohl bekannteste Meditationsform dürfte die Anfang der sechziger Jahre des letzten Jahrhunderts in die USA und nach Westeuropa gelangte „Transzendentale Meditation" (TM) von Maharishi Mahesh Yogi (159) sein. Er löste innerhalb weniger Jahre eine Massenbewegung aus, so daß die Zahl der Meditierenden heute weltweit mehrere Millionen Menschen umfassen dürfte.

Meditation ist keineswegs neu in der Menschheitsgeschichte. In den buddhistisch geprägten Ländern ist sie eine Jahrtausende alte Tradition. Aus der philosophisch-religiösen Betrachtungsweise der christlichen Scholastik des Hochmittelalters kennen wir den Betriff der contemplatio (lat.), zu übersetzen mit Betrachtung, Versenkung. Sicher kann auch das Gebet als eine Form der Meditation aufgefasst werden.
In der Meditation tauchen Gedanken und Bilder auf. Maharishi Mahesh Yogi schrieb dazu (160):

> *„Ein Gedanke entsteht in der tiefsten Bewusstseinsschicht, in der tiefsten Schicht des Ozeans des Geistes, so wie eine Luftblase am Grund des Meeres entsteht ... bis er endlich als bewusster Gedanke an der Oberfläche erscheint.*
> *Ein richtiger Gedanke ist ein solcher, der seiner Natur nach harmonisch und dem Denken und seiner Umgebung nützlich ist. Jeder Gedanke hat, wie jedes gesprochene Wort, einen gewissen Einfluß auf den Denkenden und seine Umgebung. Wie ein Stein, den man in einen Teich wirft, Wellen hervorruft, die alle Ecken und Enden des Teiches erreichen, so verursacht jeder Gedanke, jedes Wort, jede Handlung Wellen in der Atmosphäre, die sich in jeder Richtung ausbreiten und auf alles in dieser Atmosphäre treffen ...“*

In den Kreisen des „Spiritual Healing“, der Geistheilung, spielt die Lichtmeditation eine große Rolle. Dabei wird das Licht als hell, strahlend, kosmisch, göttlich erlebt. Das meditierte Licht schützt im Sinne eines Lichtkegels aus göttlichem Licht; dieses Licht kann mit dem Atem ein- und ausströmen, göttliche Energien in den Körper einfließen und verbrauchte, kranke Schwingungen ausscheiden helfen (161).
Die Meditation kann als eine wertvolle Lebenshilfe angesehen werden, sie ist jedoch nicht ganz ungefährlich. Wenn tiefsitzende Ängste vorhanden sind, können diese in der meditativen Versenkung mit solcher Kraft aktiviert werden, daß der Meditierende sie nicht allein bewältigen kann. Sollten vor dem

inneren Auge Szenen ablaufen, die man nicht mehr durchstehen kann und will, sollte man sofort mit kräftigen Atemzügen und Strecken der Muskulatur aus der Meditation aussteigen und Beratung bei solchen Menschen suchen, die mit der Meditation reichhaltige Erfahrung haben und fachlich qualifiziert sind.

Ich habe in den vorstehenden Kapiteln zu zeigen versucht, daß es Hintergründe von Krankheiten geben kann, die wir mit unserem Bewusstsein allein nicht ohne weiteres herausfinden können. Ich bin aber auch der Auffassung, daß wir auf die Lösung der Rätsel stoßen werden, wenn die Zeit dazu reif ist und wir bestrebt sind, uns neuen Erkenntnissen zu öffnen.

Die geistigen Führer und die Schutzengel

Wer kennt es nicht, das Gebet an die vierzehn Engel aus der Oper „Hänsel und Gretel" von Engelbert Humperdink? Gehören die Engel nur in die Märchen? Wie ist es mit den plötzlich auftauchenden Unfallgefahren, die uns leicht den Ausspruch vom „Schutzengel" von den Lippen gleiten lassen, wie schon eingangs erwähnt wurde?

Gerade in der Arbeit mit Patienten in extremen Situationen ihrer Rückerinnerungen gewann ich immer wieder den Eindruck, daß sie „von drüben" geschützt wurden, so daß sie sich in der Tiefenentspannung geborgen fühlen konnten. Ich erlebte auch Menschen, die deutlich vor ihrem inneren Auge Wesenheiten der „anderen Welt" wahrnahmen.

Der evangelische Theologe Claus Westermann brachte als Professor den Mut auf, ein Buch mit dem Titel „Gottes Engel brauchen keine Flügel" zu schreiben. Er versteht Engel als Boten Gottes (162) und führte dazu aus:

> *„Die Engelgeschichten in der Bibel stellen uns nicht so sehr vor die Frage, ob wir sie glauben oder nicht, als daß sie uns stillschweigend auffordern, bereit zu sein für Gottes Botschaften. Wie diese Botschaften zu den Menschen kommen, das bleibt ganz allein in Gottes Fügung."*

Penny McLean beschreibt in ihrem Buch *„Kontakte mit Deinem Schutzengel"* (163) ihr Zusammentreffen mit einem Herrn und einer Dame. Nach einem kurzen Gespräch mit ihr war dieses Paar plötzlich verschwunden, einfach weg! Aber das Gespräch klang in ihr nach. Sie hatte eine wichtige Information erhalten. Eine solche Situation könnte in der Richtung von C. Westermanns Interpretation der Engel liegen: Boten, die zu den Menschen kommen, egal wann und auf welche Weise.

Dorothy McLean bekennt sich in ihrem Buch *„Du kannst mit Engeln sprechen"* (164) eindeutig zur Kommunikationsmöglichkeit mit diesen Wesenheiten. Für sie sind sie eine Realität.

Engel als helfende und heilende Wesenheiten spielen in der White Eagle-Bewegung eine große Rolle. White Eagle (Weißer Adler) war zu seinen Lebzeiten ein indianischer Häuptling. In dem „Großen White Eagle Heilungsbuch“ (165) lesen wir:

> *„Das White Eagle Heilen ist seit seinen frühesten Anfängen auf das engste mit dem Lebensstrom der Engel verbunden ... White Eagle hat viele Male von dem Wirken der Engel gesprochen und vorausgesagt, daß im kommenden Zeitalter des Wassermann zahlreiche Möglichkeiten einer Zusammenarbeit zwischen Engeln und Menschen neu erkannt und zu einer schöneren Welt und einem harmonischeren Gemeinchaftsleben der Menschen führen werden.“*

Der holländische Arzt H. C. Moolenburgh befragte vierhundert seiner Patienten, ob sie jemals in ihrem Leben einen Engel gesehen hätten und berichtete über seine Ergebnisse in seinem Buch „Engel als Beschützer und Helfer des Menschen“ (166). Erstaunlich war für ihn, der eine naturwissenschaftliche Ausbildung absolviert hatte, daß einunddreißig Personen, knapp acht Prozent der Befragten, seine Frage mit „ja“ beantworteten. Dazu ein Auszug (167):

> *„Eine von meinen Patientinnen erzählte mir, daß sie als Kind auf einem großen Grundstück auf dem Land wohnte. Auf diesem Grundstück stand auch ein Bauernhof.*
> *Eines Tages erfuhr ihre Mutter vom Arzt, daß die Tochter der Bäuerin im Sterben liege. Ihre Mutter ging sofort zu der Bäuerin, um mit ihr zu beten. Aber während des Gebetes wurde an die rückwärtige Tür geklopft. Die Mutter meiner Patientin ging, um nachzusehen, und vor ihr stand ein noch recht junger Mann, der sie fragte: `Frau, was ist los?`*
> *Sie antwortete: `Ein Kind liegt im Sterben.`*
> *Der Mann ging zielstrebig zum Schlafzimmer des Kindes, legte ihm die Hände auf und trieb in Jesu Namen die Krankheit aus. Dann verließ er das Haus durch die rückwärtige Tür, und niemand hat ihn je wieder gesehen.*

Auf dem Lande, wo jeder jeden kennt und alle alles von einander wissen, ist das sehr merkwürdig.

Unmittelbar darauf erwachte das Kind aus seinem Koma und war nächsten Morgen sogar böse, daß es nicht zur Schule durfte. Das geschah vor etwa dreißig Jahren. Das Mädchen ist jetzt eine erwachsene Frau und lebt noch immer.“

Wenn es Engel gibt, erscheinen sie den Menschen nicht nur in einer Art Vision, sondern ganz real in zeitgemäßer Kleidung. Moolenburgh schilderte in seinem genannten Buch eine ganze Reihe solcher „Auftritte“ aus der transzendenten Welt.

Jeder von uns wird da und dort einer bedrohlichen oder gar gefährlichen Situation ausgesetzt gewesen sein. Ich vermute, daß viele Menschen schon mit dem erleichterten Ausruf „Gott sei Dank!“ der einen und anderen Notlage entschlüpfen konnten.

„Nochmal Glück gehabt!“

„Mein Schutzengel hat mir geholfen!“

„Es war wie ein Wunder, daß ich aus dieser Situation herausgekommen bin. Wenn ich da nicht einen Schutzengel gehabt hätte!“

Das sind Äußerungen, die oft nach kritischen und bedrohlichen Situationen gemacht wurden. Ich meine, wir sollten für solche Hilfen, die uns noch unverständlich sein mögen, offen und vor allem dankbar sein.

Am Ende dieses Buches sollen die Worte aus dem Buch des Predigers (Kohelet) 3, 1 des Alten Testaments (168) stehen:

„Ein jegliches hat seine Zeit, und alles Vorhaben unter dem Himmel hat seine Stunde.“

Dazu gehören Gesundheit und Krankheit, Leben und Tod und ihr persönlicher Sinn für jeden von uns. Mögen wir die Zeit haben, zu heilen, was in uns krank ist, mögen wir körperliche und seelische Gesundheit gewinnen. Voraussetzung ist dazu, daß wir verzeihen und vergeben lernen, vor allem auch uns selbst, denn erst dann sind wir bereit, göttliche Gnade anzunehmen.

Fachausdrücke und Literaturhinweise

001 Die **Manie** kann man verstehen als Ausdruck überschäumender Stimmungen und Gefühle. Da und dort wird in manischen Phasen unkontrolliert eingekauft, ein übertriebener Optimismus gelebt.
Der Manie steht die **Depression** gegenüber als eine zeitweise oder ständig auftretende niedergedrückte Lebensgrundstimmung.
Es gibt eine Reihe von **Zwängen**, zum Beispiel Waschzwang, Zählzwang, Putzzwang. Der Zwangskranke kann sich dagegen nicht oder nur sehr begrenzt wehren.
Unter **Wahn** versteht man eine irreale Vorstellungswelt. So kann man sich verfolgt fühlen, ohne es tatsächlich zu werden.
Die Epilepsie ist ein Krampfleiden, das schwach oder stark (petit mal, grand mal), selten oder häufig auftritt. Der Kranke erleidet durch den Krampf Absencen, das sind Phasen der geistigen Abwesenheit, und in schweren Fällen wird er für mehrere Minuten ohnmächtig. Das Leiden wird in der heutigen Psychiatrie im Allgemeinen medikamentös behandelt, um die Krämpfe, die zu körperlichen Schäden führen können, zu unterdrücken. Durch die Neuroleptica kann im Laufe von Jahrzehnten eine gewisse „Versandung" der Persönlichkeit einsetzen, also die Intelligenz zunehmend eingebüßt werden.
Katatonie ist eine Bewegungssperre, so daß der Patient längere Zeit bewegungslos sein, auch in unbequemen Körperstellungen verharren kann.
Der **Stupor** ist mehr eine Sperre in den Empfindungen und Gefühlen. Die Grenzen zwischen Katatonie und Stupor können als fließend angesehen werden.
Die **Schizophrenie** gilt als die extremste Geisteskrankheit. Der Patient kann in einer abgespaltenen, anderen Welt leben, zu der man „normalerweise" keinen Zugang hat. Nach meiner Auffassung hängen zumindest ein Teil der Geisteskrankheiten mit gravierenden Erlebnissen in früheren Inkarnationen zusammen, zum Beispiel Folterungen, Quälereien, Einkerkerungen, Hinrichtungen.

002 Kloos, G., Grundriß der Psychiatrie und Neurologie 5.A., S. 425, München 1960.

003 a.a.O., S. 414.

004 a.a.O., S. 415.

005 a.a.O., S. 415.

006 Kolle, K., Psychiatrie – Ein Lehrbuch für Studierende und Ärzte, 6. A., S. 190. Stuttgart 1967.

007 a.a.O., S. 190f.
008 Ebertin, B. R., Gehirn und Seele. Neue Forschungsergebnisse und Erkenntnisse zu dem von Erich Becher 1911 behandelten gleichen Thema. Aalen 1961.
009 Freud, A., Einführung in die Technik der Kinder-Analyse. Internationaler psychoanalytischer Verlag. Wien 1929.
010 Zulliger, H., Bausteine zur Kinderpsychotherapie und Kindertiefenpsychologie. Bern/Stuttgart 1957.
011 Montessori, M., Kinder sind anders. 12. A., Stuttgart 1988.
012 Unter Mutismus versteht man eine extreme Kontaktstörung bei Kindern. Sie können keine Gefühle und Stimmungen äußern. Im Umgang mit ihnen erlebt man so etwas wie eine Glaswand, die keinen Zugang zu ihnen zulässt. Deshalb wird auch das Wort Schweigesucht verwendet.
013 Pekny, L., Fingermalen als diagnostisches und therapeutisches Hilfsmittel in der Heilpädagogi. 2. A., Zürich 1966.
014 Zulliger, H., Heilende Kräfte im kindlichen Spiel. 3. A., Stuttgart 1959.
015 Ebertin, B. R., Spielen hilft heilen. Anregungen für die Eltern behinderter Kinder. Aalen 1967.
016 Schiller, Fr. v., Über die ästhetische Erziehung des Menschen.
017 Artikel „Einer gegen Rumsfeld“, in Wochenzeitung „Zeit“, 9. 11. 2006.
018 amnesty international Deutschland. http://www.2.amnesty.de.
019 Freud, S., Die Traumdeutung .....
020 Jung, C. G., Die Beziehungen zwischen dem Bewusstsein und dem Unbewussten, S. 13, 9. A., Olten 1972.
021 Szondi, L., Schicksalsanalyse. 2. A., S. 20. Basel 1948.
022 Kolle, K., a.a.O., S. 190 f.
023 Rote Liste. Hinweise auf Ritalin und seine Nebenwirkungen.
024 Schopenhauer, A., Aphorismen zur Lebensweisheit, Kp. 2.
025 Weizsäcker, V. von, Pathosophie, S. 81. Göttingen 1956.
026 Bloomfield, H. HJ., in Zusammenarbeit mit Felder, L., Das Achilles-Syndrom – Wie man Schwächen in Stärken verwandelt, S. 106f., Reinbeck 1986.
027 Demokritos, Fragmente bei Diels, Doxographie Graeci, 234. Zitiert aus Peltzer, K., Das treffende Zitat, S. 264, 4. A., München 1957.
028 Weizsäcker, V. v., a.a.O. , S. 9f.
029 Roberts, J., Gespräche mit Seth, S. 203, 2. A., Genf 1982.
030 Lusseyran, J., Das wiedergefundene Licht. Hamburg 1971.
031 Ariès, Ph., und Duby, G., Geschichte des privaten Lebens, Bd I, S. 475. Frankfurt/Main 1989.

032 Barnard, Chr., Glückliches Leben – würdiger Tod, S. 43. Bayreuth 1981.
033 Gebser, J., Über Polarität, S. 37. Gesamtaufgabe V/2, Schaffhausen 1986.
034 Geber, S., a.a.O., S. 37. Zitiert war in der Zeitschrift *Wendepunkt* aus F.-P.-Reports on the World of Health. Toronto/Kanada, 28. 7. 1962.
035 Ebertin, B. R., Kinder wollen spielen. Ein Büchlein für Eltern und Kinderfreude. Aalen 1965.
036 Ebertin, B. R., Das karmische Gedächtnis – Reinkarnation und neues Bewusstsein. 4. A., Bad Wildbad 2002.
037 Reckeweg, H.-H., Homotoxikologie – Ganzheitsschau einer Synthese der Medizin. Baden-Baden 1975.
038 Reckeweg, a. a. O., S. 15.
039 Reckeweg, a. a. O., S. 53ff.
040 Reckeweg, a- a. O., S. 28f.
041 Campbell, H. J., Der Irrtum mit der Seele, 2. A., S. 10. Bern/München 1973.
042 Changeux, J.-P., Der neuronale Mensch. Wie die Seele funktioniert. Die Entdeckungen der neuen Gehirnforschung. Reinbek bei Hamburg 1984.
043 Bali-Olympic-Geräte und Informationen über deren Einsatz sind im Sporthandel erhältlich.
044 Gebser, J., Abendländische Wandlung. Gesamtausgabe, Bd I, S. 319. Schaffhausen 1986.
045 Schipperges, H., Der Garten der Gesundheit. Medizin im Mittelalter, 2. A., S. 22. München/Zürich 1987.
046 Ariès, Ph., und Duby, G., Die Geschichte des privaten Lebens, Bd I, S. 431. Frankfurt/M. 1989.
047 a.a.O., S. 431.
048 Die Bibel oder die ganze Heilige Schrift des Alten und Neuen Testaments. Nach der Übersetzung Martin Luthers. 1. Mose 3; 16. Stuttgart 1967.
049 Dick-Read, G., Der Weg zur natürlichen Geburt, 14. A., Hamburg 1984.
050 Piat, C., Frauen, die hexen, S. 158f. Freiburg/Br. 1985.
051 Piat, C., a.a.O., S. 187.
052 Piat, C., a.a.O., S. 191.
053 Messer, A., Geschichte der Philosophie im Altertum und Mittelalter, 5. A., S. 76. Leipzig 1920.
054 Messer, A., a.a.O., S. 76.

055 Messer, A., a.a.O., S. 108.
056 Messer, a.a.O., S. 129.
057 Zitiert nach http://www.raffiniert.ch/seckhaft.html.
058 a.a.O.
059 Becher, E., Gehirn und Seele. Heidelberg 1911.
060 Becher, E., Einführung in die Philosophie, München/Leipzig 1926.
061 Becher, E., Gehirn, a.a.O.
062 Ebertin, B. R., Gehirn und Seele. Neue Forschungsergebnisse und Erkenntnisse zu dem von Erich Becher 1911 behandelten gleichen Thema. Inaugural-Dissertation, S. 93. Aalen/Württ. 1961.
063 Epidemiologisches Bulletin 28/2003, Robert Koch-Institut Berlin.
064 Buchwald, G.. und Delarue, S., Impfungen – der unglaubliche Irrtum. 5. A., München 1995.
065 Mendelson, R., in Newsletter The Peoples` Doctor. 1984.
066 Empfohlen werden die Informationen im Internet unter dem Stichwort „Impfschäden".
067 Leymann, H., Mobbing - Psychoterror am Arbeitsplatz und wie man sich dagegen wehren kann. S. 7, rororo-Taschenbuch „AKTUELL" Nr. 13 351.
068 a.a.O., S. 8.
069 a.a.O., S. 21.
070 a.a.O., S. 23 – 32
071 a.a.O., S. 31f.
072 a.a.O., S. 35 - 56.
073 Brommer, U., Mobbing - Psychokrieg am Arbeitsplatz und was man dagegen tun kann. S. 51. Heyne-Sachbuch Nr. 345.
074 Stern, A., Group of Neuroses. Psychoanalytic Quarterly 7, S. 467-489. 1938.
075 Kernberg, O. F., Borderline Personality Organization, in Journal of the American Psychoanalytic Association 15 (3), S. 641-685.
076 Gunderson, J. G., & Singer, M. T., Defining borderline patients: An overview. American Journal of Psychiatry 132 (1), S. 1-10.
077 Bohus, M., Borderline-Störung, Bd 14 Fortschritte der Psychotherapie. Göttingen 2002.
078 Vauth, R., und Stieglitz, R.-D., Chronisches Stimmenhören und persistierender Wahn. Bd 30 Fortschritte der Psychotherapie. Göttingen 2007.
079 Manstein, B., Umweltdisharmonie als existenzgefährdender Störfaktor für die innere und äußere Soziologie der Organismen. Vortrag auf dem Herbstkongreß der Internationalen Gesellschaft für Homotoxikologie

und antihomotoxische Therapie am 28. und 29. Oktober 1972 in Baden-Baden. Veröffentlicht in H.-H. Reckeweg (Herausgeber), Krebsprobleme, S. 146 und 155., Baden-Baden 1978.
080 Schipperges, H., Der Garten der Gesundheit. Medizin im Mittelalter. 2 A., S. 73. München/Zürich 1987.
081 Ariès, Ph. und Duby, G., a.a.O., S. 22
082 a.a.O., S. 431
083 Manstein, B., Umweltdisharmonie als existenzgefährdender Störfaktor für die innere und äußere Soziologie der Organismen. Vortrag auf dem Herbstkongreß der Internationalen Gesellschaft für Homotoxikologie und antihomotoxische Therapie am 28. und 29. Oktober 1972 in Baden-Baden. Veröffentlicht in H.-H. Reckeweg (Herausgeber), Krebsprobleme, S. 146 und 155., Baden-Baden 1978.
084 Blech, Die Krankheitserfinder, S. 17.
085 Szondi, L., Ich-Analyse. Die Grundlage zur Vereinigung der Tiefenpsychologie, S. 22. Bern/Stuttgart 1956.
086 a.a.O., S. 231f.
087 Szondi, L., Schicksals-Analyse, 3. A., S. 39. Bern/Stuttgart 1965.
088 Golther, W., Handbuch der germinischen Mythologie, S. 97. Reprint der revidierten Ausgabe von 1908. Magnus-Verlag Stuttgart, ohne Zeitangabe.
089 a.a.O., S. 97.
090 Pawlow, I. P., Conditioned Reflexes. London, Oxford Univ. Press 1953-1956. Sämtliche Werke. Bd I – VI. Berlin 1927.
091 Blöschl, Grundlagen und Methoden der Verhaltenstherapie, 3. A., S. 23f. Bern/Stuttgart/Wien 1972.
092 Ebertin, B. R., Reinkarnation, a.a.O., S. 89f.
093 Miller, A., Am Anfang war Erziehung, S. 77ff., Frankfurt/Main 1980.
094 Kant, I., Kritik der praktischen Vernunft.
095 Bibel: Matthäus, 20, 40. Jesus zitiert dieses Wort aus 3. Mose 19, 18 des Alten Testaments.
096 Zulliger, H., Vom Umgang mit dem kindlichen Gewissen, 6. A., Stuttgart 1979.
097 Haendler, O., Unbewußte Projektionen auf das christliche Gottvater-Bild und ihre seelsorgerliche Behandlung“, in Vorträge über das Vaterproblem in Psychotherapie, Religion und Gesellschaft, 2. A., S. 187ff. Stuttgart 1958.
098 Weizsäcker, V., a.a.O., S. 54.
099 Wallimann, S., Brücke ins Licht. Ein Ratgeber für das Leben und das Leben danach. Freiburg/Br. 1986.

100 Die Dreigefährtenlegende des Heiligen Franziskus. Franziskanische Quellengeschichten, Bd 8, Werl 1972.
101 Bainton, R. H., Marthin Luther, 3. A., S. 159. Göttingen 1959.
102 a.a.O., S. 313f.
103 Barnard, Chr., Glückliches Leben ..., a.a.O.
104 a.a.O., S. 8.
105 a.a.O., S. 8
106 a.a.O., S. 154.
107 Wallimann, a.a.O., S. 92f.
108 Ebertin, B. R., Reinkarnation, a.a.O., S. 135ff.
109 Wallimann, a.a.O., S. 79ff.
110 Fiore, E., The unquiet Dead – A psychologist treats spirit posession, 2. A., New York 1988.
111 Fiore, E., Besessenheit und Heilung. – Die Befreiung der Seele, 2. A., Güllesheim 1999.
112 Campbell, a.a.O.
113 Küng, H., Ewiges Leben? S. 11, 4. A. München 1984 (Serie Piper Nr. 364.
114 Hummel, R., Reinkarnation – Weltbilder des Reinkarnationsglaubens und das Christentum, S. 17. Münz/Stuttgart 1988.
115 Resch, A. (Hrsg.), Fortleben nach dem Tode, 4. A., S. 5. Innsbruck 1987.
116 a.a.O., S. 5.
117 Küng, a.a.O., S. 36.
118 a.a.O., S. 105.
119 a.a.O., S. 37.
120 Ebertin, Das karmische Gedächtnis, a.a.O. , S. 118ff.
121 Weltgesundheits-Organisation, Internationale Klassifikation psychischer Störungen. ICD-10. Göttingen 1993.
122 Reich, H., Seelenbilder. Strukturanalyse der Seele durch gegenstandsfreie Bilder. Lehrbuch des TUA-Testverfahrens und einer experimentellen Malerei. Zürich 1960.
123 Reich, H., Durchleuchtung der Seele, in Ztschr. Der Psychologe, Hrsg. G. H. Graber, H 6, Bd 3, Bern 1951.
124 Ebertin, B. R., Persönlichkeitsforschung mit dem TUA-Test, in 33. Kosmobiologisches Jahrbuch 1962, S. 107ff. Aalen 1962.
125 Ebertin, B. R., Der TUA-Test. Interview durch Heilpraktiker W. Wehrmann über eine „Handliche Möglichkeit der Kleinen Psycho-Therapie in der täglichen Sprechstunde, in Ztschr. Naturheilpraxis, 24. Jg, Nr. 8, S. 338ff. München 1971.

126 Ebertin, B. R., Artikelserie Die kosmobiologische Sprechstunde in Ztschr. Meridian, Nr. 5, S. 8, Freiburg 1980; Nr. 3, S. 23ff. Freiburg 1981; Nr. 4, S. 50f. Freiburg 1983.
127 Ebertin, B. R., Im Dialog mit der Seele – mit dem Tu-Anima-Bildertest. Freiburg/Br. 1995.
128 Ebertin, B. R., Schlüssel zum Geheimnis der Seele – mit dem Tu-Anima-Bildertest. Bad Wildbad 2006.
129 Ebertin, Schlüssel, a.a.O., S. 9ff.
130 Ebertin, B. R., Vom kosmischen Symbol zur ganzheitlichen Deutung. Freiburg/Br. 1998.
131 Jaffé, A., Anna Kingsford – Religiöser Wahn und Magie. Aus der Reihe „Psychologisch gesehen". Fellbach 1980.
132 a.a.O., S. 17, Fußnote.
133 Venzmer, S., Die Wirkstoffe des Lebendigen, S. 12. Stuttgart 1948.
134 a.a.O., S. 11
135 a.a.O., S. 14
136 a.a.O., S. 15
137 Die Zusammenstellung der historischen Daten stammt aus: Hellig, G., und Linné, D., Daten der Weltgeschichte – Von der Altsteinzeit bis heute. München 1980.
138 Jaffé, a.a.O., S. 16.
139 a.a.O., S. 18.
140 a.a.O., S. 99.
141 a.a.O., S. 112.
142 a.a.O., S. 125.
143 Bibel, a.a.O., Matthäus 8, 18. In ähnlicher Weise auch Johannes 20, 23.
144 McLean, P., Kontakte mit Deinem Schutzgeist, S. 143ff. München 1988.
145 Wallimann, a.a.O., S. 43ff.
146 Garfield, P., Kreativ träumen. Knaur-Taschenbuch. München 1986.
147 Encyclopaedia Americana, Bd 28, S. 233f, New York, N.Y., 1975.
148 Kalweit, H., Urheiler, Medizinleute und Schamanen. Lehren aus der archaischen Lebenstherapie, S. 70. München 1987.
149 Goethe, J.v., Wilhelm Meisters Wanderjahre, 1, 2, 9.
150 Murphy, ...Die Macht Ihres Unterbewusstseins .....
152 Lehrs, S., Fischer, B., Koch, G., Loddenkemper, H., Gehirn-Jogging – Geist und Gedächtnis erfolgreich trainieren. 4. A., Wehrheim 1987.
153 a.a.O., S. 45.
154 a.a.O., S. 33.

155 Straub, G., Mega-Memory – In 20 Stunden zum guten Gedächtnis. Gedächtnistraining mit 8 Tonkassetten. Bergisch Gladbach 1996.
156 Seiwert, L., Mehr Zeit für das Wesentliche. 8. A., Landsberg/Lech 1988.
157 Seiwert, L., Noch mehr Zeit für das Wesentliche. Zeitmanagement neu entdecken. Kreuzlingen/München 2006.
158 Dreigefährtenlegende, a.a.O.
159 Maharishi, Mahesh Yogi, Die Wissenschaft vom Sein und die Kunst des Lebens. Stuttgart 1966.
160 a.a.O., S. 59 und 61f.
161 Wallimann, S., a.a.O., S. 140ff.
162 Westermann, C., Gottes Engel brauchen keine Flügel. S. 126. Stuttgart 1978.
163 McLean, P., Kontakte mit deinem Schutzgeist, S. 58ff. München 1988.
164 Mc Lean, D., Du kannst mit Engeln sprechen. Forstinning/München 1983.
165 Das große White Eagle Heilungsbuch, 2. A., S. 97. Grafing 1986.
166 Moolenburgh, H. D., Engel als Beschützer und Helfer des Menschen. Freiburg 1985.
167 Moolenburgh, a.a.O., S. 27f.
168 Bibel, a.a.O., Prediger 3, 1.
169 Verny, Th., und Kelly, J., Das unbekannte Seelenleben des Ungeborenen. Ullstein-Taschenbuch.
170 Coudrin. M. D., Ich kann sprechen. Die erstaunlichen Botschaften eines Ungeborenen. Goldmann-Taschenbuch Nr. 6890, München 1985.

Weitere Bücher von Dr. Baldur Ebertin

DAS KARMISCHE GEDÄCHTNIS

- Reinkarnation und neues Bewußtsein -

5. Auflage, 379 Seiten, 51 Abbildungen, kartoniert

Der Titel beinhaltet die Frage, aus welchem Speicher der Erinnerung heraus wir so etwas wie Rückerinnerungen an frühere Existenzen gewinnen können. Dabei steht ein wissenschaftlich vertretbarer Ansatz für das „Reinkarnationsbewußtsein" zur Diskussion, wobei die Denkmodelle von Freud, Jung und Szondi weiterentwickelt werden.

Es geht nicht darum, diese Jahrtausende alte Idee der Wiederverkörperung beweisen, verteidigen oder rechtfertigen zu wollen; vielmehr wird an einer Reihe von Beispielen aus dem täglichen Leben gezeigt, dass wir wesentlich mehr über unsere früheren Inkarnationen empfinden, fühlen, ahnen und träumen, als uns im allgemeinen bewusst ist.

Wille und Leistungsfähigkeit, unser Verhalten, der Zugang zu anderen Menschen, besonders im partnerschaftlichen Bereich, Vermeidungshaltungen, Ängste, psychosomatische Beschwerden und Erkrankungen, stammen oft viel mehr aus weit zurückliegender Vergangenheit, als aus Erlebnissen und Erfahrungen des gegenwärtigen Lebens.

Das Anliegen des Buches ist es, weit zurückliegende Ereignisse, Erfahrungen, Reifungskrisen sowie körperliche und seelische Verletzungen zu erkennen, aufzuarbeiten und zu bewältigen. Wenn es darüber hinaus notwendig sein sollte, den Weg der Reinkarnationstherapie zu gehen, werden Sie die Anregungen zur Vertiefung des Wissens, als Vorarbeit für die Wanderung in weit zurückliegende Zeiten einsetzen können.

Kompetent knüpft der Autor die Verbindung zwischen der gegenwärtigen Lebensgeschichte mit Träumen, die Rückerinnerungen beinhalten, und dem Geburtsbild.

SCHLÜSSEL ZUM GEHEIMNIS DER SEELE

mit dem

TU-ANIMA-Bildertest

2. erweiterte Auflage, 208 S., 14 Abb., gebunden

Die aus der Hand des Arztes und Malers, Dr. Heinrich Reich entstandenen Seelenbilder sind eine Momentaufnahme aus dem Herzen. Sie regen zur Erkenntnis an, die der Mensch bewusst und im Einklang mit seinem Selbst umsetzen kann.

Die auf Archetypen abgestimmten Symbole der vorliegend abstrakten Farb- und Formbilder wirken wie ein Spiegel. Über die Auswahl von sympathischen und unsympathischen Karten, beginnt ein innerer Dialog zwischen Symbol und Seele, der Zugang zu den tiefsten Schichten ermöglicht. Den 36 Karten sind bestimmte Deutungen zugeordnet, die aus jahrzehntelanger Erfahrung mit Testpersonen und Patienten gewonnen wurden.

Die Bilder machen auf Vorgänge in der Seele aufmerksam, die bisher unterschwellig, unbeachtet und unbewusst im Innern abliefen und noch nicht an die Oberfläche des Bewusstseins gelangten. Dazu gehören die Licht- und Schattenseiten des Lebens, die fließenden Grenzen zwischen dem aktuellen Wissen und dem Gedächtnis, die Erinnerungsfähigkeit, Träume und Verdrängungen im Bereich des Unbewussten. Unbekannte Verhaltensmuster werden an die Oberfläche getragen und Entwicklungsprozesse eingeleitet.

Die Seelenbilder sind ein unersetzlicher Schlüssel in der Beratung und Behandlung. Dem, der nach Selbsterkenntnis und spiritueller Entwicklung strebt, sind die TUA-Karten ein wertvoller Ratgeber. 688 Kombinationsbeispiele sind eine schlüssige Deutungshilfe.

KOSMOBIOLOGIE UND ASTROLOGIE

Die Kosmobiologie, eine astrologische Schule, sichtete im 20. Jh. das alte Weistum, prüfte unter den Aspekten der natur- und geisteswissenschaftlichen Erkenntnisse, ergänzte und erweiterte mit ihren Forschungsergebnissen die alte Disziplin. Das Spektrum der „Kosmobiologie heute“ wurde zunächst von Reinhold Ebertin und später von Dr. Baldur Ebertin wesentlich differenziert und geprägt.

DAS ABC DER KOSMOBIOLOGIE

352 Seiten, 108 Abbildungen, gebunden

Bevor aus einem Kosmogramm oder Geburtsbild Informationen im Sinne der Selbsterkenntnis, der bewussten Schicksalsgestaltung oder auch Lebensberatung entnommen werden können, muss man gelernt haben, zu sehen, zu vergleichen, zu strukturieren. Notwendig ist die Übersetzung der Symbolsprache des Geburtsbildes in unser übliches Sprachverständnis. Auch muss sich der Betrachter auf die Transformation von Erlebnissen und Erfahrungen in die Symbolik und Dynamik des Kosmogramms einstellen.

In bildhafter Weise zeigt der Autor, was die Besetzung der Tierkreiszeichen mit Sonne, Mond, Planeten, die Winkelbeziehungen dieser Faktoren untereinander, die Aspekt- und Halbsummenstrukturen über die Persönlichkeit eines Menschen aussagen können. Dazu dient im Deutungsteil eine Reihe von sorgfältig ausgewählten Schlüsselworten.
Es werden grundlegende Deutungstechniken vermittelt. Graphische Lernhilfen unterstützen das Selbststudium. Darüber hinaus wird der Leser informiert, wie Ephemeriden gelesen werden, wie ein Geburtsbild entsteht und wie es berechnet wird.

Die langjährige Unterrichtserfahrung des Autors spiegelt sich in diesem modernen, pädagogisch aufgebauten Lehrbuch. Der Stoff wird an aussagekräftigen Schaubildern und Übersichten optimal dargestellt. Dem Anfänger zeigen praktische Beispiele, wie sich ein Geburtsbild auffächern lässt. Der Fortgeschrittene wird eingeführt in die Kombinatorik, die ihm die Fäden zu einer ganzheitlichen Betrachtungsweise knüpft.
Der Leser erfährt ein fundiertes Grundlagenwissen, das sich für alle seriösen Astrologieschulen empfiehlt.

VOM KOSMISCHEN SYMBOL ZUR GANZHEITLICHEN DEUTUNG

- Modernes Nachschlagewerk -

672 Seiten, 40 Abbildungen, gebunden

Die vorliegende Arbeit ist ein modernes, inhaltlich prägnantes Nachschlagewerk über die Bedeutung kosmischer Symbole in einem Kosmogramm oder Geburtsbild.

Zehn Ebenen können aus der Besetzung der Tierkreiszeichen mit Sonne, Mond, den Planeten, der Stellung von Aszendent, Medium Coeli bis hin zum Mondknoten und den Zwischenhäusern erfasst werden. Es werden die Nuancen der Aspekte in ihrer Doppelfunktion entschlüsselt. Ebenso werden die Kombinationen von zwei und drei Deutungsfaktoren erarbeitet und zur Synthese geformt – einmalig in der internationalen Fachliteratur. Zudem wird die Frage beachtet, welche Rolle die bisherige Lebens- und Krankengeschichte beim Verständnis der kosmischen Symbolik spielt.

Die Differenzierung nach 10 Dimensionen der Persönlichkeit ist einmalig in der internationalen Fachliteratur:

1. Konstitution
2. Ausdruck und Verhalten
3. Psychosomatik
4. Tiefenpsychologie
5. Intelligenz
6. Wille und Leistung
7. Emotionalität
8. Kommunikation
9. Erotik und Sexualität
10. Interessen und Beruf

Das Buch soll sowohl dem Anfänger, als auch dem fortgeschrittenen Fachmann dazu dienen, ein Kosmogramm oder Geburtsbild mit seinen Aussagemöglichkeiten weitgehend zu erfassen. Deshalb wurden zwei Deutungsteile erarbeitet:

- **Deutungsteil A für den schnellen Überblick.**
  Für den Praktizierenden gedacht, der innerhalb weniger Minuten einen ersten Eindruck von einem Geburtsbild und seinem Eigner gewinnen will. Auch der Anfänger wird schnell einen praktikablen Einstieg in die Struktur einer Person erhalten.

- **Deutungsteil B für die differenzierte Diagnostik.**
  Dieser Abschnitt soll vor allem dem astrologischen und kosmobiologischen Berater, dem Arzt und Heilpraktiker, dem Psychologen und Psychotherapeuten für seine diagnostische und therapeutische Arbeit verfügbar sein.

Das professionelle Basiswerk ist inhaltlich so aufgebaut, dass Vertreter jeder seriösen astrologischen und kosmobiologischen Richtung damit arbeiten können. Die Art der Differenzierung wird höchsten Ansprüchen an die Aussagemöglichkeiten eines Geburtsbildes gerecht.